反刍效应

为什么产生反复的负面情绪和思维
以及如何避免和阻止它

［英］ 爱德华·R. 沃特金斯
Edward R. Watkins 著

Rumination-Focused
Cognitive-Behavioral Therapy

中国青年出版社

图书在版编目（CIP）数据

反刍效应：为什么产生反复的负面情绪和思维以及如何避免和阻止它 /
（英）爱德华·R.沃特金斯著；王建平等译. —北京：中国青年出版社，2024.3
书名原文：Rumination-Focused Cognitive-Behavioral Therapy for Depression
ISBN 978-7-5153-7225-9

Ⅰ.①反… Ⅱ.①爱…②王… Ⅲ.①精神疗法 – 通俗读物 Ⅳ.①R749.055-49

中国国家版本馆CIP数据核字（2024）第010857号

反刍效应：
为什么产生反复的负面情绪和思维以及如何避免和阻止它

作　　者：［英］爱德华·R.沃特金斯
译　　者：王建平　束晨晔　李京晶　邢可欣　王苏雨　赵冬钰　杨凯迪　钱文丽
策划编辑：刘　吉
责任编辑：刘　吉
美术编辑：张　艳
出　　版：中国青年出版社
发　　行：北京中青文文化传媒有限公司
电　　话：010-65511272 / 65516873
公司网址：www.cyb.com.cn
购书网址：zqwts.tmall.com
印　　刷：大厂回族自治县益利印刷有限公司
版　　次：2024年3月第1版
印　　次：2024年3月第1次印刷
开　　本：787mm × 1092mm　1 / 16
字　　数：300千字
印　　张：24
京权图字：01-2023-3823
书　　号：ISBN 978-7-5153-7225-9
定　　价：79.90元

本书译者名单

王建平　束晨晔　李京晶　邢可欣

王苏雨　赵冬钰　杨凯迪　钱文丽

目录

序言

这是一本为想要找到更好的方法来应对反刍和担忧的读者而撰写的书。它适用于从一般读者到反刍干预工作者等各个层次的朋友。

在过去的20年里，反刍和重复性负面思维逐渐被认定为引发与维持抑郁和焦虑的最重要的认知机制之一。尽管如此，迄今为止，应对反刍问题的方法仍然非常有限且常常不够详细。我写这本书是为了填补这个重要的空白，为广大读者提供详细、全面的指导手册。因此，本书的目标是呈现我发现的、在减少反刍方面最新的有效原则和策略。

本书的前身是我为一个以反刍为中心的认知行为疗法的研究所写的指导手册，因此它是一本循证的手册。本书在该手册的基础上发展而来，融合了过去15年开发与实施反刍干预过程中的临床经验教训。虽然我的干预研究最初仅关注了普通的反刍问题，但本书中的思想和技巧并不仅限于此。在2011年的实验中，反刍被作为心理干预的唯一焦点，以此来验证减少反刍是否会显著减轻抑郁症状。然而，令人兴奋的是，最近完成的实验证实了反刍干预相对于现有心理干预方法在抑郁干预方面的优势：在精神科门诊招募的131名抑郁的成年个体中，反刍干预组在减轻抑郁症状方面明显优于标准的认知行为干预组。其他研究也表明，反刍干预在预防青年人抑郁和焦虑方面，以及在减少有抑郁康复史的青少年的反刍和抑郁方面都有疗效。此外，已有良好的理论和实证依据支持更广泛地应用这种方法。

本手册中提供的方法和技巧可以独立运用于抑郁干预，也可以作为一个聚焦反刍或担忧的模块融入抑郁或其他障碍的反刍干预中，或作为其他干预方法的辅助。例如，如果你正在与一个因严重的反刍或担忧而无法取得干预进展的患者合作，不论患者的诊断结果是什么，本书中的干预措施都可能有助于打破这一僵局。我相信，无论这类症状出现在什么障碍之中，这本手册都能帮助干预师干预其中的担忧与反刍问题。

这本书的起源可以追溯到20多年前，当时我在伦敦精神病学研究所和莫斯利医院的情感障碍专科担任认知行为干预师。在这个职位上，我经常与被转诊到这个三级服务机构的抑郁症患者进行反刍干预工作，他们往往经受了较长时间的、较为严重的抑郁症困扰。尽管我们使用阿伦·贝克的经典抑郁症认知行为疗法获得了良好的疗效，但仍有相当比例的患者的症状仅有较少的改善或没有改善。当我开始更密切地观察这些患者，并与他们互动时，患者都报告了反刍这一主要问题，但这一问题之前没有被询问或者解决过。从这些观察中，我开始努力地理解反刍这一现象，并尝试用更好的方法来干预它。

在我进行研究的同时，有关反刍的研究文献也在迅速扩展。越来越多的证据表明它通常作为重要的易感性因素出现，研究中相当一部分来自苏珊·诺伦·霍克西玛的实验室。她的研究主要关注反刍的结果，而我自己的研究则聚焦于维持反刍的机制，其灵感源于我写博士学位论文期间对患者的偶然观察结果。这些研究会在书中进行描述，展现了临床研究与实践之间的联系，并为对研究感兴趣的科研人员和临床工作者提供了更详细的细节。

反刍干预是将多年的临床观察与干预方法的试点研究相结合的产物，这些研究致力于将实验发现转化为临床干预技术。本书就是对所有这些临床和研究工作的总结，意图让这些方法在心理干预领域得到更广泛的传播。

本手册中描述的干预方法起源于经典的抑郁症认知行为疗法，主要是因为这是我接受培训的方法。反刍干预的发展也受到过去10年来行为疗法在干预抑郁症方面的再度兴起的影响，特别是关于行为激活的有效证据不断增加。反刍干预与由克里斯托弗·马特尔、桑娅·迪米吉安及其同事们开发的行为激活疗法也存在共通点，二者都关注情境背景与功能分析。事实上，结合我的工作，马特尔和同事们一直在建议使用行为激活干预反刍。令人欣慰的是，他们的建议与本书中描述的方法非常相似。

　　由于反刍干预的发展还依赖于我的实验研究工作，这些研究表明转变加工方式可以使患者摆脱病理性反刍，因此该干预方法包含一些旨在转变加工方式的体验性方法。基于这种原因，反刍干预与一些较新的心理干预方法存在相似之处，有时也与正念和慈悲中心疗法一起被归类为"第三浪潮"。特别是，反刍干预包含了用于增加对此时此刻的参与，以及加强自我关怀的练习。与其他干预方法相比，反刍干预的关键区别在于，这些干预方法都源自坚实的实验性研究基础，并且严密地扎根于功能分析框架。例如，本手册中加强关怀的方法虽然受到了保罗·吉尔伯特强调关怀重要性的开创性工作的启发，但与他的方法不同，反刍干预中的方法基于患者识别和想象他们有关关怀的体验。

　　从本质上来说，本书致力于改进针对常见心理健康问题的干预方法。尽管我们已经有了许多有效的干预方法，例如经典的认知行为疗法，但它们仍然有很大的改进空间。发展更有效的、干预效果更持久的干预方法仍然是该领域的主要挑战。而识别像反刍这样的重要机制，并针对重要机制进行工作，是应对这种当下需求的方式。此外，越来越多的证据表明，反刍是一种跨诊断的易感性因素，开发更好的方法来跨领域地应对这种机制成为当务之急。这本手册便是朝着应对这些挑战的道路上迈出的一步。我希望读者会发现，本书不仅能够增强他们的临床实践能力，改善心理干预的效果，还能在这个过程中为他们带来心理干预与研究发展上的启发。

反刍的问题和干预

第1章

为什么要对反刍进行干预

本书详细介绍了认知行为疗法（CBT）的一种新形式，即通过针对反刍思维来干预抑郁症及其常见的共病障碍。在第一部分中，我们将介绍这项疗法背后的基本原理，并阐述支持该疗法的理论和临床原则。我们工作的一个指导原则是，在干预和预防抑郁症方面需要做得更好。理解并且关注抑郁症关键的致病机制是实现这一目标的有效手段[①]。

第1节　巨大的现实需求

抑郁症是一项重大的全球性挑战

抑郁是一种非常普遍的心理障碍，20%的女性和10%的男性会在一生中受到抑郁症的影响。此外，抑郁症还是一种慢性、使人身心衰弱且容易复发的心理障碍。抑郁症带来了巨大的医疗、社会、经济和个人成本，因为它会损害生活质量，降低工作效率，影响社会和家庭职责的履行，增加自杀和自残的风险，并且大大增加全

[①] 抑郁症的一个关键类型划分是单极性抑郁症和双相情感障碍。单极性抑郁症是以沉思为重点的干预工作的主要焦点，仅包括在没有当前或过去的躁狂或轻躁狂的情况下发生的抑郁状况。迄今为止，本手册中描述的干预方法仅在单极性抑郁症的背景下进行开发和评估。不建议躁狂或轻躁狂患者使用。

球疾病的负担。

抑郁症主要指根据公认的指南确诊的重性抑郁障碍，如《精神疾病诊断与统计手册》第5版（DSM-5）和《国际疾病分类》第10版（ICD-10）。重性抑郁障碍的基本特征包括以下方面：情感严重受损，表现为持续至少2周的抑郁情绪，或兴趣、动机的减退，如快感缺乏等。此外，患者必须至少出现4种额外的认知、行为或生理症状。这些症状需要几乎每天持续存在，或者占据大部分时间，至少持续2周。为了确立重性抑郁障碍的诊断，这些症状必须具有临床意义，即使患者感到痛苦，或影响了患者在社交和职业方面的正常功能。在进行重性抑郁障碍的诊断之前，医生还需要排除其他可能导致症状的原因，例如丧亲（尽管DSM-5中已删除了这一要求），或者直接由身体疾病（如甲状腺功能减退）、药物或物质滥用引起的生理影响。

重性抑郁障碍已成为全球第二大疾病负担，也是导致残疾的主要原因；据估计，在不久的将来，重性抑郁障碍将带来所有疾病中的第二高疾病负担。

抑郁障碍的其他形式包括持续性抑郁障碍，这种亚型的特点是抑郁症状持续至少2年，这期间可能会出现不超过2个月的短期的正常情绪。此外，持续性抑郁障碍的确诊需要考虑症状是否引起了显著的痛苦，或者是否对患者的重要生活功能造成了损害。对于轻性抑郁障碍诊断，症状需要持续至少2周，但与重性抑郁障碍相比，症状种类较少，不足以满足诊断所需的5种标准症状。复发性短期抑郁是指在一年内每月至少出现1次，持续2天至2周的抑郁症发作。这些抑郁障碍的不同亚型，构成了心理健康问题最常见的表现形式，占据美国所有门诊诊断的38%。每一种亚型都可能导致患者痛苦和残疾。

一个巨大的干预缺口

然而，尽管各类抑郁障碍发病率很高且影响很大，但我们面临一个巨大的干预缺口。大部分患有抑郁症的患者都没有接受干预，接受干预的患者当中有大约三分之一干预效果不明显，而首次出现重性抑郁发作的患者中有一半以上将经历一次或多次复发。因此，尽管我们有抗抑郁药物和认知行为疗法等有效干预方法，目前的干预方法仍然存在很大的改进空间。目前有效疗法的局限性包括：部分反应或无反应率高（大于40%），缓解率令人失望（小于三分之一）。此外，即使是有效的干预方法也有很高的疾病复发率（50%~80%），因此很少有患者能真正获得持续的康复状态。由于很大一部分患者会经历慢性或反复发作的抑郁病程，我们已经将改进预防复发措施确定为抑郁症干预研究的优先事项。我们需要提高干预方法的有效性和持续性。

例如，重性抑郁障碍患者在接受推荐剂量的抗抑郁药物干预后，约30%的患者能实现部分症状缓解，即不再符合重性抑郁障碍的标准，但仍有抑郁症状加重，引发患者巨大的痛苦和导致残疾。这种亚型抑郁症是以残留性抑郁症为特点，有时被称为难治性或耐药性抑郁症，是一种慢性和持久型的抑郁症。残留性抑郁症干预研究之所以重要，是因为它的发病率高，而且残留症状增加了抑郁症未来复发的可能性。在前瞻性纵向研究中，残留症状的加重是未来抑郁症复发的最佳预测因素之一。此外，减少残留症状的干预可以降低复发的风险。慢性抑郁症还与巨大的痛苦、高共病率、显著的功能损伤和医疗保健使用的增加有关。认知行为疗法的随机对照试验表明，如果认知行为疗法能有效减少急性抑郁的症状，那么也能有效减少后续的抑郁复发，但它对于慢性抑郁的缓解却不那么有效。当务之急是找到能更好地解决残留性抑郁症和难治性慢性抑郁症，并实现缓解和预防复发的抑郁症干预方法。

如何让干预有效而持久

显然，改善心理干预的疗效和持续性需要更好的方法来减少抑郁症的残留症状。抑郁症有许多常见的残留症状，包括易怒、焦虑、丧失信心、失眠以及对困难的担忧和反刍倾向。加强干预效果的一个潜在方法是识别并专门针对这些残留症状进行干预。

在针对关键残留症状干预研究的同时，最近提出的改进心理干预的建议强调了通过针对研究已确定的精神病理学机制来提高干预效果的价值。认知行为疗法干预抑郁症很有效，并且能够影响抑郁的信息加工，但经典的干预手册自问世以来改动甚微，即使后续进行了大量的精神病理学研究。相比之下，针对焦虑症的认知行为疗法随着精神病理学研究的深入而不断发展，产生了新的更有效的干预措施（例如，大卫·克拉克和安克·埃勒斯在惊恐障碍、社交焦虑和创伤后应激障碍方面的工作）。因此，正如美国国家精神卫生研究所最近的研究领域标准倡议中所建议的那样，通过关注潜在机制来改善抑郁症的心理干预是有潜力的。

本书中介绍的干预方法就是在做这样一件事，具体来讲，它所关注的是反刍的机制。可喜的是，聚焦于抑郁症中的反刍思维很有可能一举两得，因为它既针对抑郁症的残留症状，又针对与其发病和维持相关的关键机制。准确地说，反刍在这里被定义为对症状（例如，疲劳、情绪低落）、感受、问题、令人不安的事件和自我消极方面的反复出现的和重复性的思考，个体通常关注它们的原因、意义和影响。更具体地说，苏珊·诺伦·霍克西玛将反刍定义为"被动和重复地聚焦于个体的痛苦症状和与这些症状相关的情况"。

以反刍为主要干预目标

我们有充分的理由选择反刍作为主要干预目标。

第一，反刍是一种常见的残留症状，即使抑郁症实现了部分或全部缓解，反刍症状仍然显著。与从未抑郁过的人群相比，当前和曾经的抑郁症患者都报告了较高程度的反刍。此外，反刍程度高与抗抑郁药物和认知疗法的反应性降低有关，这表明它可能与症状没有完全缓解有关。

有大量有力的证据表明反刍与抑郁症的发病和维持有关。前瞻性纵向研究发现，通常使用反应方式问卷（RSQ）评估的自我报告的反刍，预测结果包括：（1）最初非抑郁的个体在随后一系列随访期内重性抑郁未来发作的出现。斯帕索耶维奇和阿洛伊还发现反刍在其他风险因素对抑郁症发作的影响中起到中介作用。（2）在控制基线症状后，最初非抑郁的个体在一系列随访期内的抑郁症状。（3）临床抑郁症患者在控制了基线抑郁后的抑郁症状。

此外，实验研究提供的一致证据表明，反刍和一系列与抑郁症相关的消极变量之间有着因果关系，包括增加负面情绪和消极想法。这些研究使用标准化的方法诱发了反刍思维，即使用语句来指导参与者用8分钟专注他们自己、他们当前的感受和身体状态以及他们这些感受的前因后果（例如，"想想你内在的感受"）。研究的控制组通常是诱导参与者分散注意力，通过一些语句指导参与者用8分钟想一系列与自我或当前感受无关的视觉场景（例如，"想象一堆火在壁炉中的一根木头上窜来窜去"）。

结果表明，与分散注意力相比，反刍往往对情绪和认知有负面影响。关键在于，只有当参与者在实验操作前已经处于悲伤情绪时，这两种操作的差异效应才会显现出来，这表明已有情绪在其中起着调节作用。在这些条件下，与分散注意力相比，反刍加剧了负面情绪；增加了负面思维；增加了负面自传体记忆的回忆；降低了自传体记忆提取的特异性；增加了对未来的负面思考；损害了注意力和中央执行功能；损害了受控记忆提取；并阻碍了社会问题的解决。

总而言之，前瞻性和实验性研究强有力地提示我们，反刍与抑郁症的发病和维持有关。

第二，抑郁性反刍部分解释了女性与男性之间2∶1的抑郁比率：一旦我们在统计学上调整了女性更容易有反刍倾向这一因素，男性和女性之间的抑郁率就不再有差异。

第三，临床经验表明，反刍是患者抑郁症现象学中一个关键且经常被忽视的组成部分。对患者来说，抑郁性反刍通常包括沉湎于过去的损失，分析过去的错误，并做出社会评价性的判断和比较。这种思考通常包括"为什么"的问题，比如"为什么这会发生在我身上？""为什么我会有这种感觉？""哪里出了问题？""为什么我不能把事情做好？"。抑郁性反刍通常以评价性思维为特征，患者在自己和他人之间（"为什么我有别人没有的问题？"），在他们目前的状态和期望的状态之间（"为什么我不能变得更好？"），以及现在的自己和过去的自己之间（"为什么我不能像以前一样工作？"）进行负面比较。患者报告反刍是无意图的、难以停止的、持续的和重复的。它是令人痛苦的体验，并伴随难以控制的感觉。患者有一种被驱使去反刍的感觉，有一种"不得不去做"的特点。反刍的常见后果包括悲伤、痛苦和焦虑增加、动力降低、失眠、疲劳、拖延、自我批评、悲观和绝望增加。

因此，本疗法的逻辑是：成功地针对反刍进行干预，既能解决抑郁症的残留症状，又能降低导致其发病和维持的一个重要机制的作用，从而改善干预结果。

反刍是一种跨诊断的过程

在心理干预中针对反刍进行工作还有一个潜在益处。反刍已经被确定为一种跨诊断的或交叉的过程，这意味着：（1）在多种障碍中都会出现；（2）与多种障碍的发生、维持、复发和康复都有因果关系。有证据表明，反刍常见于多种情绪障碍中，特别是抑郁症、广泛性焦虑障碍（GAD）、社交焦虑、创伤后应激障碍（PTSD）和进食障碍，并会导致抑郁和焦虑障碍。

例如，阿尔道等人通过114项研究，分析了情绪调节策略（包括反刍）与焦虑、抑郁、进食相关障碍和物质相关障碍的心理病理学症状之间的关系。在所有心理病理学中，反刍都有很大的影响效力。此外，两项大规模纵向研究发现，反刍解释了焦虑和抑郁症状之间的并发和潜在关联。其他研究中，在控制初始症状后，反刍前瞻性地预测了物质滥用、酒精滥用和进食障碍。诺伦·霍克西玛等人追踪了496名女性青少年的长期观察数据，探究了反刍与抑郁、暴食症和物质滥用的症状之间的关系。反刍预测了未来暴食症和物质滥用症状的增加，以及重性抑郁障碍、暴食症和物质滥用的发作。这一证据表明，将反刍作为一种跨诊断过程，很可能会对心理病理学研究有所贡献。

与跨诊断方法的原则一致，以反刍为目标也可能在处理共病表现上有着进一步的优势。毕竟，寻求帮助的抑郁症患者实际上患有多种疾病的情况更为常见，即出现两种或两种以上的共病问题。这类患者最典型的是同时出现焦虑和抑郁。这种共病现象的发生率相当高。据估计，共病焦虑和抑郁在12个月内的发生率高达

40%~80%。

在临床实践中，这意味着临床医生的一个关键性决策在于如何干预共病。作为一名干预师，你肯定会经常遇到各种症状和困难混合出现的患者。此外，你的最首要、通常也是最困难的决策之一就是确定首先针对哪种困难或障碍进行工作。如果患者同时患有社交焦虑和抑郁，你应该先集中干预社交焦虑还是抑郁？迄今为止，我们对于这种再常见不过的现象还没有真正有效的经验指导。我们的大部分干预模式，例如认知行为干预，都集中于对单一诊断的干预上，但有证据表明，这些干预方式对有多种共病的患者疗效不那么理想。

采用一种以跨诊断为聚焦的疗法，可以同时减少多种情绪障碍，这可能是解决共病的一种方法。一种方法是建立一个干预包，将一系列干预方法集成在一起，以应对多种障碍。这种方法的最好例子是由戴维·巴洛和他的同事开发的情绪障碍跨诊断干预的统一方案。这种干预基本上吸收了焦虑和抑郁症不同认知行为疗法的所有共同要素，并将它们结合到一个干预包中。例如，该疗法包括减少回避，直面外部恐惧刺激和内感性刺激，增加行为激活和思维挑战。初步证据表明，这种方法可能有疗效。类似地，克里斯托弗·费尔贝恩和他的同事开发了用于进食障碍的跨诊断干预包，并取得了一些成功。

哈维等人和曼塞尔、沃特金斯、沙弗兰提出了另一种跨诊断干预方法，即首先识别多种障碍中共同存在的跨诊断机制，然后再明确针对这些机制进行干预。有人认为，跨诊断干预方案可能提供了一种有效的方法来处理共病现象。曼塞尔等人指出了对已识别的跨诊断过程进行干预的几个潜在优势。首先，它使我们能够根据某个个体的具体脆弱性和相关的过程来匹配干预措施。例如，如果在评估后发现患者非常容易发生反刍，那么选择减少反刍的干预元素会是明智之举。其次，它直接针对基础的活跃机制，而不是症状群，理论上这能够提高干预效果。最后，它让干预方法更加灵活，可应用于不同的症状表现，包括共病的情况。事实上，这种跨诊断干预有潜力产生比基于诊断或疾病干预更有效的干预措施，从而更好地解决共病问题。

　　研究发现，反刍与焦虑和抑郁都存在因果关系，因此，我们有充分的理由选择反刍作为跨诊断干预的重点。反刍的有效缓解应当能够减少焦虑和抑郁。本书中描述的干预是对该跨诊断过程干预进行开发和评估的首次尝试之一。值得注意的是，迄今为止，这种疗法仅在抑郁症急性干预或预防的随机对照试验中进行了评估。然而，干预反刍背后的理论和跨诊断原理表明这种疗法能够提供一个有用的干预模块，该模块可以纳入那些对其他包含了重复性负面思维的障碍的心理干预中，包括广泛性焦虑障碍、创伤后应激障碍和社交焦虑。

第2节　反刍干预概述

　　在更详细地介绍反刍干预的原则、基本原理和技术之前，我会简要概述它所涉及的内容以及它与现有抑郁症心理疗法的比较。反刍干预是一种手册化的认知行为干预，通常由12个单独的会谈组成，每周或每两周进行一次。

　　该疗法以实验研究为理论依据，这意味着存在有益的和无益的不同反刍形式。这项研究表明，反刍有不同的反应风格，分别具有不同的功能属性和后果：以具体的、注重过程的和明确的思维为特征的有益型风格，和以抽象的、评价性的思维为特征的无益、不适应型风格。在这些发现的基础上，该疗法旨在通过使用功能分析（FA）、体验和意象练习以及行为实验，指导个体从无益反刍转变为有益反刍。功能分析的方法旨在确定出现期望行为和不期望行为的功能和情景，从而找到系统地增加或减少目标行为的方法。它侧重于研究个体的个人经验中行为的可变性和情景，并以此来指导干预措施。

　　这些变化将反刍干预与标准的干预抑郁症的认知行为疗法区分开来。反刍干预更重视改变思维的过程，而标准的认知行为疗法专注于改变个体思维的内容。尽管反刍干预的基础仍然是干预抑郁症的认知行为疗法的核心原则和技术（例如：合作经验主义，苏格拉底式提问，行为实验），它还包含了一些额外的、新颖的元素。

　　第一，它将行为激活疗法干预中发展起来的功能分析和情境方法纳入其中，而行为激活疗法是对认知行为疗法进行成分分析的结果。这种方法基于的观点是，反刍是一种习得的习惯性行为，是通过负强化发展起来的。反刍干预融合了行为激活疗法的功能分析和情境原则和技术，但明确地和专门地聚焦反刍。在行为激活疗法和反刍干预中，反刍被概念化为一种回避形式，而功能分析被用来促进更多有益的趋近行为。

第二，与标准认知行为疗法相比，反刍干预更少使用思维挑战。反刍干预中的苏格拉底式提问往往不关注思维的证据和准确性，也不关注产生不同的解释，而是关注思维和行为的功能、目的和有用性。它的关注点放在思维的模式和顺序，而不是个体思维的意义。这种改变了的关注点的优势在于避免与患者对思维、事件和情况的意义和解释产生争议和争论。

第三，反刍干预中的一个关键性创新元素是使用功能分析、意象和体验式的方法，将患者的加工方式从无益的思维方式转变为更有益的思维方式。反刍干预使用功能分析来帮助患者认识到他们对负面自我体验的反刍可能是有益的，也可能是无益的，并指导他们如何转向更有益的思维方式。此外，患者可以借助意象来重现此前更有益的思维方式，例如重现有关完全沉浸在某种活动中的记忆（如心流或高峰体验）。转变到这些状态中与反刍直接相反。

反刍干预的实验性证据

反刍干预已在三项临床研究中进行了调查：残留抑郁症患者的个体反刍干预系列病例研究，残留抑郁症患者的个体反刍干预的随机对照试验，以及为了在焦虑和反刍水平较高的高风险青年团体中减少和预防抑郁症而进行的团体反刍干预和网络化反刍干预的随机对照试验。此外还进行了三项具体化训练的试验，这是反刍干预干预包中的一个特定要素。这些对干预的评估都有积极的发现，这表明反刍干预及其组成部分在减少反刍和抑郁方面是有效的。本节简要总结了每一项相关研究的内容。

个体与反刍干预

在一项病例研究调查中，研究者连续招募了14名符合药物难治性残留抑郁症标准的患者，对他们进行了为期12周每周60分钟基于反刍干预的会谈。该疗法在改善抑郁症状和共病障碍方面产生了显著效果：Beck抑郁量表评分平均降低了20分，干预前后的受试者个体内效应大小为2.5，50%的患者实现了抑郁症的完全缓解，共病轴I障碍的诊断减少了71%。重要的是，反刍干预显著降低了自我报告的反刍水平。这些患者在干预前的反刍水平与当前罹患抑郁症的患者相同，但干预后反刍水平的评分范围与从未患过抑郁症的参与者一样。这项研究为反刍干预可能成为抑郁性反刍的一种有效疗法，并且可以解决抑郁症和共病障碍提供了初步证据。

个体与反刍干预叠加

这项研究获得了英国伦敦南部国民健康服务体系和莫利兹研究伦理委员会的支持，并在伦敦东南部和英国德文郡的社区心理健康小组和心理干预服务机构中进行。我们对因抑郁症而被转诊到门诊或在心理干预等候名单上的患者进行了研究，符合纳入标准并给予书面知情同意的患者被随机分配到单独的常规干预（TAU）或者常规干预和反刍干预叠加干预两个组中。常规干预包括持续的抗抑郁药物干预和门诊临床管理。随机化分组由场外研究人员使用计算机生成的随机数实施，并根据性别和重性抑郁障碍发作指数的持续时间进行分层。所有参与者在入组时由对干预分配不知情的研究人员进行基线评估，并且在6个月之后再次接受评估。如果患者年龄超过18岁，符合药物难治性残留抑郁症的标准，则纳入试验。药物难治性残留抑郁症的定义是在过去18个月内达到了重性抑郁障碍的诊断标准，但在过去2个月内不符合标准并且伴随抑郁残留症状加重，同时按照推荐的干预剂量服用抗抑郁药物。如果患者有双相情感障碍、精神病、当前物质或酒精依赖、智力缺陷或器质性脑损伤病史，或在研究开始时正在接受同步心理干预，则被排除在试验之外。对于诊断出共病焦虑症或轴II人格障碍的患者，则不需要排除。42名患者在试验中被随机分组并接受了随访。

与单独使用常规干预相比，在常规干预中加入反刍干预显著减少了残留症状并提高了缓解率。在贝克抑郁自评量表得分上，两种干预干预前后症状变化的平均差异为7.57（95%置信区间=1.86~19.08）。干预间效应量（标准化平均差异）为d=1.11，这有利于心理干预。此外，干预条件对干预反应率（常规干预26% vs 反刍干预81%）、缓解率（常规干预21% vs 反刍干预62%）以及基线和干预后评估之间的复发率（常规干预53% vs 反刍干预9.5%）有显著影响。因此，反刍干预的效果明显优于单独使用维持性抗抑郁药。

在相同定义的残留性抑郁的参与者样本中，对有残留抑郁症状的患者进行12次反刍干预会谈（缓解率为62%；干预间效应量为0.94~1.1）的结果优于20次标准的干预抑郁症的认知行为疗法会谈（缓解率为25%；干预间效应大小为0.3）。此外，我们发现与最近的其他试验相比，增加心理干预有利于增强药物干预的效果。虽然我们在比较不同的统计功效的研究时必须保持谨慎，但我们在常规干预条件下的结果与派克等人在1999年试验中的常规干预组结果非常接近。在还没有一项权威的大规模RCT，其中采用更大样本和更长随访期的反刍干预的情况下，以上这些结果提升了反刍干预中对认知行为疗法所做的修改会在残留抑郁症干预中产生更好效果的可能性。

在控制初始比率的情况下，研究结束时反刍干预组共病轴II诊断的数量显著低于常规干预组（TAU：M=0.67，SD=0.97；RFCB：M=0.24，SD=0.44）。在随访中，反刍干预组的轴I障碍共病也呈现少于常规干预组的相似趋势，但不显著（TAU：M=1.05，SD=0.97；RFCB：M=0.62，SD=0.86，p=0.68）。因此，与跨诊断的假设一致，有一些证据表明针对反刍问题可以减少抑郁症和其他共病障碍。

此外，尽管这是同时测量的，但是结果表明反刍干预比常规干预更显著地降低了自我报告的反刍水平，并且它们对抑郁症的干预效果是由反刍的变化中介的。这为该干预按预期减少了反刍提供了证据。根据宾州忧虑问卷（PSWQ）的评估结果，我们还发现反刍干预能显著减少焦虑。

具体化训练

一项原理验证性的随机对照干预试验发现，相对于未接受干预的对照组，对抑郁症患者进行训练，使其在面临困难时更加具体化，则可以降低他们的抑郁、焦虑和反刍水平，这与加工模式和个体反刍差异之间的因果关系一致。具体化训练包括反复练习问"怎么做？"，并在思考最近遇到的困难时关注具体细节。

在II期RCT中，具体化训练在减少初级护理中招募的重性抑郁障碍症患者的反刍、担忧和抑郁方面优于常规干预。因此，将抑郁症患者转移到更具体的加工模式可以减少反刍及相关症状。

反刍干预的两种改进形式

这项最近完成的干预试验研究了反刍干预的两种改进形式作为预防抑郁和焦虑的干预措施。由于大量证据表明反刍可以预测抑郁症的发作和维持，因此具有高反刍倾向的个体患抑郁症的风险更大。这使得以高水平反刍者为目标成为预防抑郁症初期发作的一个合理策略，因为反刍增加了个体发展出抑郁症的可能性，而且反刍不仅易于识别，还是一个易于处理的心理过程。托普等人最近通过一个强有力的案例，充分证明了专门针对反刍来预防抑郁症的潜在干预途径。此外，由于有证据表明反刍是一个跨诊断的过程，针对反刍进行干预也可能有助于预防焦虑障碍、进食障碍以及物质和酒精滥用。

一项完全随机试验通过比较团体反刍干预和网络化认知行为疗法发现，两种反刍干预的改良版本相对于等待队列的对照组来说，在减少抑郁、焦虑、担忧和反刍方面更为有效。这项试验在阿姆斯特丹进行，是针对易受忧虑和反刍作用的青年人进行的高危人群预防干预设计（n=251）。这项研究选择了15~21岁的男性和女性，他们的焦虑和反刍得分较高，但目前没有被诊断为重性抑郁或焦虑障碍。试验中将他们随机分配到网络化反刍干预、团体反刍干预或等待队列的对照组，然后随访12个月。意向干预分析显示，相对于等待队列的对照组，反刍干预干预措施的两种形式都显著降低了焦虑和反刍（控制效应量Cohen's d=0.53至0.89），以及焦虑和抑郁的症状水平（Cohen's d=0.36至0.72），这些效应量在1年随访期内得到维持。在所有结果指标上，反刍干预的团体形式和网络化形式之间都没有差异。

相比于等待队列（团队干预32.4%，网络干预42.2%），这些干预措施还显著降低了重性抑郁障碍（团队干预15.3%，网络干预14.7%）和广泛性焦虑障碍（团队干预18%；网络干预16%）的1年发病率。然而，这些发现是基于已有的自我报告测量结果的病例性临界值，而不是结构化诊断式访谈的结果。为了证实在预防抑郁症方面的发现，有必要使用诊断式访谈进行进一步的重复试验。尽管如此，这些结果原则上证明了反刍会增加重性抑郁障碍和广泛性焦虑障碍（GAD）发病风险，因为相对于一般人群，未接受干预的高忧虑/反刍水平的人群发病率明显增高。这些发现还进一步证明了反刍干预可以成为减少担忧和反刍的一种有效干预措施，并且可以以团体和网络化形式有效地实施。此外，这些发现与反刍的跨诊断假说一致，因为针对反刍过程的干预减少了抑郁和焦虑症状。

针对创伤后应激障碍的反刍干预研究

反刍干预的一种形式也被用于干预1994年卢旺达大屠杀中年轻幸存者团体的持续性创伤后应激障碍。与其假设的跨诊断作用一致，反刍已被确定为创伤后应激障碍的主要维持因素，这是在该人群中使用反刍干预的基本原理。在这项研究中，所有参与者都是1994年卢旺达大屠杀的孤儿，他们在大屠杀发生11年后和13年后都符合自评量表评估的创伤后应激障碍标准，这表明创伤后应激障碍是持续存在的。22名年龄在15~18岁之间的人接受了干预（54.5%为女性）。该干预纳入了反刍干预的元素，包括心理教育和反刍功能分析，以及对创伤提示物的叙事暴露，共持续10周，每周最长持续时间为2小时。干预措施与创伤后应激障碍症状的减轻相关，并在2个月后的随访中仍然有效。虽然这是一项非对照研究，需要谨慎解读，但它提供了针对反刍过程可能具有跨诊断效果的进一步证据。

团体反刍干预干预残留抑郁症

进一步的独立试验证实，在残留抑郁症患者中相对于等待队列的情况，团体反刍干预改善了抑郁情绪并减少了反刍现象，并且所获得的干预效果在1年随访期内保持不变。这个RCT将60名残留抑郁症患者分配到接受同时包含反刍干预和元认知干预元素的团体反刍干预干预组，和等待队列对照组进行比较。团体反刍干预的结果优于等待队列组（缓解率42%：10.3%），并且所获得的效果能够保持1年。这项重要的研究来自一个独立研究小组，研究结果证明了反刍干预所具有的潜在益处。

第3节　反刍干预与相关研究的比较

干预抑郁症的认知行为疗法

尽管越来越多的证据表明反刍是抑郁症的一个重要机制，但最初干预抑郁症的认知行为疗法方案并没有明确详细地关注干预反刍过程。在1979年的开创性著作《抑郁症的认知治疗》中，有一段简短地提到了反刍，但没有具体阐述如何解决它，大概是假设反复挑战负面思维就足够了。

在过去的20年里，我和我的同事在高反刍水平的慢性抑郁症患者临床干预中积累的临床经验表明，经典的干预抑郁症的认知行为疗法有时可能有效，但它有许多局限性和困难。当处理强烈的和习惯性的负面思维流时，专注于挑战其中单独的思维是无效的，这是抑郁性反刍的特征。试图停止一个想法并不能阻止整体的反刍链条，因为第一个消极的想法往往紧跟着思维链条中的另一个想法，通常形式为"是的，但是"的思维。

对反刍患者使用经典认知行为疗法的临床经验就像试图通过一次接住一滴水来阻止瀑布。改变反刍的困难完全符合将反刍概念化为习惯性反应，因为习惯很难通过挑战信念来改变。我们的经验是，思维挑战只有在两种特定情况下有利于减少反刍。当思维挑战抓住了反刍思维链条的起点并将其扼杀在萌芽状态时，它可以阻止反刍过程。或者，当患者自觉地练习思维挑战，使其本身成为一种习惯时，它可以取代反刍的思维习惯。

思维挑战本身可以进一步触发反刍。例如，一旦你成功地挑战了一个抑郁症患者的负性自动思维的证据，这个患者可能会纠结于"为什么我以前不能这样做？"或者"我为什么这么蠢？"的想法，重复思考的循环又被打开了。为了有效地干预反刍，我们假设对于患者来说，从想法过程本身中抽身出来，而不是陷入任何一种特定思维中。

由于患者非常容易陷入反刍，任何形式的讨论和争论都可能集中在谈论发生了什么以及这对患者可能意味着什么上。当这种情况发生时，干预师很容易陷入与患者一起反刍性对话的困境，负面思维的顺序被反复详细讨论，而没有任何干预性的改变。对于反刍的患者来说，也有一种巨大的压力驱使他们去思考和谈论自己症状及遇到困难的起因、意义和影响。这些很容易成为干预过程中会谈的焦点，患者每周都会提出来反思。这种"共同反刍"的一个标志是意识到大量的会谈已经结束，却没有任何进展感。这是我在最初干预一些以反刍为主要困难的患者时的经历。我们经常会就患者生活中的重大问题及其可能意味着什么进行有趣而令人愉快的讨论，但干预进展甚微，症状也没有改善。

从以往的研究证据发现，与低水平反刍者相比，标准的认知行为疗法干预在干预高水平反刍者抑郁症方面效果较差。此外，到目前为止，还没有来自随机对照试验的证据表明标准的认知行为疗法可以减少反刍。

反刍干预使用标准的认知行为疗法方法、结构和元素，如结构化的方式、关注此时此地、合作的经验主义、议程设置、反馈和总结的使用、家庭作业、引导式发现和行为实验。然而，如前所述，反刍干预对标准认知行为疗法方案作出了一些调整和改变。

行为激活

有一些新兴的干预措施比经典的认知行为疗法更直接地针对反刍，尽管仍然缺乏直接证据证明它们在减少反刍方面的有效性。行为激活疗法（BA）最初是完整的认知行为疗法干预的一个组成部分，包括活动监测和活动安排。一项比较认知行为疗法不同组成部分的试验发现，单独行为激活疗法在减轻症状方面与行为激活疗法叠加思维挑战、完整的认知行为疗法方案一样有效。因此，行为激活疗法被细化为一种独立的干预方法，专注于理解抑郁发生的功能和背景，并针对抑郁症中的回避行为。在一项大规模RCT中，行为激活疗法被发现是一种有效的抑郁症干预措施，对重性抑郁障碍产生的效果与药物干预一样好，并且优于认知行为疗法。然而，到目前为止，它对反刍的效果还没有被正式评估。

如前所述，本书中描述的反刍干预与行为激活疗法有许多相似之处，也有一些关键的不同之处。这两种方法都结合了行为的功能分析和情境方法。反刍干预的发展得益于行为激活疗法的工作以及与行为激活疗法主要支持者的对话。在行为激活疗法和反刍干预中，反刍被概念化为一种回避形式，功能分析被用来协助减少这种回避，并用更多有益的趋近行为来取代。像行为激活疗法一样，反刍干预将反刍视为一种行为，即使它相对隐蔽，也仍然可以从情境和功能上来理解它。但是，反刍干预在针对反刍的方法上比行为激活疗法有更多的阐述。此外，另一个行为激活疗法或标准认知行为疗法都没有的新颖元素是，聚焦改变反刍中的思维方式，这是从我的实验研究中得出的。反刍干预中旨在转变思维方式的体验练习（如具体化训练、沉浸训练、慈悲训练）在行为激活疗法中是没有的，尽管它们符合其功能—情境原则。

正念认知疗法

另一种明确旨在减少反刍的新型疗法是正念认知疗法（MBCT）。正念认知疗法将正念减压疗法的元素纳入认知行为疗法，为复发性抑郁症创造了一种预防复发的干预方法。正念认知疗法在每周的小组训练课程中进行，参与者通过使用正式和非正式的冥想练习，如观察呼吸和身体扫描，来练习和发展对感觉、思维和感受每时每刻的觉察。正念认知疗法背后的理论基础是，训练患者退后一步，将他们的思想和感受作为心理事件进行观察，并与当下的直接体验联系起来，这样可以减少评价性反刍思维。

在两项随机对照试验中，对有三次或三次以上重性抑郁障碍发作史但目前无症状的患者来说，相较于常规干预，正念认知疗法显著降低了1年内抑郁复发的风险。库肯等人研究表明，对于复发性抑郁症患者来说，正念认知疗法与持续抗抑郁药物干预在1年以上的随访中具有相似的复发率。

正念认知疗法已被发现能够减少反刍，这与提出的理论基础一致，尽管并非所有的研究都随机分配干预条件或采用临床人群。一项实验性模拟研究中，费尔德曼、格里森、塞维利亚比较了对本科生来说，正念呼吸、渐进式肌肉放松和仁爱冥想对重复性思维的负面反应的效果，研究发现相对于其他两种情况，正念呼吸条件下重复性思维的频率和对思维的负面反应程度之间的相关性明显更小，这表明正念减少了反刍的影响。两项研究比较了正念认知疗法组与匹配的等待队列对照组在反刍干预前后的变化，结果显示干预组的反刍水平降低，尽管两项研究都没有随机分配干预条件。一项关于正念冥想与放松练习的随机试验在非临床样本中显示出反刍的减少。在一项RCT中发现，相对于等待队列对照组，在有重性抑郁障碍病史和当前残留症状的患者中，正念认知疗法在干预后减少了自我报告的反刍。然而，库肯等人发现，在有复发性抑郁症病史的患者中，对比持续抗抑郁药物干预，正念认知疗法并没有减少反刍现象。

反刍干预与正念认知疗法在目标人群、干预内容和方式上有所不同。迄今为止，正念认知疗法已被证明对于目前没有抑郁症但有复发抑郁史（三次或三次以上）的人群在预防复发方面是有效的。正念认知疗法对抑郁症急性发作患者在反刍达到最激烈状态时是否有价值尚且未知。在经历急性抑郁情绪和强烈的反刍时，尝试冥想可能很难做到或者适得其反。未来的研究需要确定正念认知疗法对有急性抑郁症状的患者是否有效。

相比之下，反刍干预旨在干预正在经历急性抑郁和反刍症状的患者，无论是在重性抑郁发作期间还是带有残留症状的情况下。事实上，针对反刍过程的进一步优势在于，在抑郁症发作前、重性抑郁障碍发作期间、抑郁症部分缓解和完全缓解期，观察到的高水平反刍可以作为一个危险因素。因此，在抑郁过程中的所有时间点，都会出现高水平反刍的情况。因而针对反刍过程进行干预具有初级预防、急性干预和预防复发的潜力，并能从干预中进一步提升效率。

反刍干预是一种比正念认知疗法更直接的干预措施。它直接表明了想要达到的目的，以及如何试图通过积极的练习来指导患者采用更有帮助的应对方式。相比之下，正念认知疗法更为间接，它让患者通过自己冥想中的体验逐渐学习。

第2章

理解反刍

这一章讲的是支持反刍干预的理论和研究背景。理解干预方法的理论背景将有助于掌握该疗法并提高其实施效果。本章尤其适合想要更多了解开发这种疗法背后的原理的研究人员和科学家。这一章分为几个部分，分别阐述了关于抑郁性反刍机制的关键性理论概念。

第1节　反刍是一种受未解决目标驱动的过程

很重要的一点是，我们要认识到反刍是一种常见的、正常的、有时有益的反应，且不仅限于出现在心理障碍患者的身上。我们都有过反刍个人的丧失，比如丧亲或分手，以及试图理解它们为什么会发生在自己身上的经历。然而，对于大多数人来说，这样的反刍是相对短暂的。

我们进行一个简单的思维实验，反思一下你自己在以下情况下的个人体验。花一点时间依次思考下列每种情况：

在犯下一个本可以轻易避免但被公开暴露的错误之后；

在一段意外结束的情感关系之后；

在去看牙医之前；

在和某个好斗且咄咄逼人的人见面之前。

你是否意识到，至少一种以上的情况会让你纠结于（或的确纠结过）已经发生的或接下来可能发生的事情？

根据我的经验，这些情况会触发几乎所有人的担忧和反刍。这凸显了反刍是一种常见并且再正常不过的反应。此外，在某些情况下，反刍可能是有益的。在和一个咄咄逼人的人见面之前，仔细想想可能会发生什么，也许会帮助你制订更好的计划，从而为见面做好准备。沉湎于失去所爱之人是丧亲过程中很自然的一部分，这可能有助于你接受失去亲人的事实。

当前的理论模型假设，未解决的问题或未实现的目标会引发反复思考，以促进对目标的有效自我调节。因此，反刍被概念化为试图去理解一个令人不安的事件或解决一个问题而作出的尝试。例如，马丁和苔丝将反刍定义为"一类有意识的思考，它围绕着一个常见的工具性主题，并在缺乏直接环境需求的情况下重复出现"。在这种概念下，反刍是对未解决目标和担忧相关主题的重复性思考，它可以导致有益的或无益的后果，而这取决于反刍是帮助一个人实现目标，还是触发了反刍阻碍了目标的进程。

因此，反刍被认为是一种在解决困难中以自我的尝试，它由期望目标和当前状况之间的差异所引发。反刍一直会持续到实现或放弃目标。在临床上，我经常看到患者开始试图解决一个问题，但随后将注意力转移到评估问题的意义上，最终陷入反刍。

这一理论分析表明，人们陷入反刍有两个主要原因。

首先，当个体设定了难以实现和难以放弃的目标时，更有可能会过度反刍。例如，个体可能会设定根本无法实现的或者超出自身控制或能力的目标。这尤其可能发生在那些有着高标准或完美主义的人身上，因为他们的目标很难实现，同时对他们来说又非常重要并且很难放弃。也可能由于设定的目标定义不明确或追求目标需要更长的时间，使目标更难实现。我经常看到患者问一些无法回答的问题，比如为什么会发生某个特定的负面事件。在这种情况下，反刍可能会持续下去。

其次，如果人们不知道如何能最好地实现他们的目标，例如，由于解决问题的能力不够，那么他们可能会陷入反刍。最近的实验研究表明，反刍有不同的方式、功能属性和结果：一种以具体化的、以过程为中心的和具体思维为特征的有益方式以及以抽象的、评价性的思维为特征的无益的、不适应的方式。这项研究表明，当抑郁症患者纠结于症状和困难时，分析和评估经历的意义和影响（例如，"这次失败对我意味着什么？"）会增加他们过度泛化的倾向（例如，"我永远也做不好"），损害他们解决问题的能力，并加剧抑郁情绪。然而，以更具体的方式关注症状和困难，思考如何解决困难，则可以提高解决问题的能力，从而减少抑郁。这种思维方式的差异似乎是决定反刍的持续时间和有效性的一个因素，因为倾向于病态反刍的个体往往更具抽象性和评估性。我将在后面的章节中描述有关加工方式和反刍的研究。

对心理干预的启发

本研究为我们对反刍的心理干预提供了一些经验。第一，反刍不应该被视为总是病态的，因为它可能是对困难的一种正常且有益的反应。第二，通过强调反刍是我们都会做的事情，不是什么怪异或古怪的事情，或者是反映出缺陷的事情，有助于将患者的反刍经历正常化。第三，区分反刍什么时候是有益的，什么时候是无益的，这使患者和干预师都受益。将试图解决问题和纠结于毫无进展的问题区分开来会是很有帮助的。

在临床实践中，我发现了一些有用的方法可以帮助患者和干预师决定某个特定的反刍事件是否有益。关键的提问是："这是一个无法回答的问题吗？"和"这会形成一个有用的决定或计划吗？"如果反刍似乎集中在一个无法回答的问题上，如解释他人的行为或自己的情绪，或解决存在主义或哲学问题，那么这种反刍不太可能解决问题。同样，如果思考只是产生更多的思考，而不是形成一个决定或计划，那么它也不太可能是有益的。

第2节　反刍是一种习惯

反刍干预的另一个重要理论基础是，假设反刍是一种心理习惯。关于抑郁性反刍的主要理论是反应风格理论（RST），其假设抑郁性反刍是一种稳定、持久和在应对抑郁情绪时进行重复性自我关注的习惯性类特性倾向。抑郁性反刍被假设是在童年时期习得的，要么是因为孩子效仿了本身采用被动应对方式的父母，由于父母的过度批评、侵略性和过度控制，孩子未能学会应对负面影响的更积极的策略；要么是因为早期的身体/性虐待，与这一假设相一致的是，高反刍与自我报告的父母过度控制有关。此外，反刍与报告的身体、情感和性虐待有关。

习惯是在稳定的情景中频繁出现的行为。伍德和尼尔提出"习惯是习得的重复过去反应的倾向。这往往由过去行为相关联的情境触发，包括表现发生的地点、动作序列中上一个动作和特定人群"。习惯性行为通常涉及一些自动性。一种行为可以在维度上被认为自动的：缺乏自觉意识，不需要大量的资源来执行（例如，在有无认知负荷下执行得一样好），缺乏控制，以及缺乏有意识的目的。维尔普兰肯等人提出习惯是"一种重复的历史行为，以缺乏意识为特征，具有主观高效，并且有时很难控制"。

作为一种在相同的情绪环境（抑郁情绪）中频繁的、无意识的和重复发生的反应，抑郁性反刍满足了习惯的所有概念。它的黄金测量标准，即反应方式问卷，评估了用来应对稳定的悲伤、沮丧或抑郁的内部环境的重复反刍行为的频率。赫特尔指出，反刍是一种思维习惯，反刍发作的开始往往可以自动进行，无需自觉意识或有意识的努力。与这一概念相一致的是，即使抑郁水平发生变化，反刍的个体差异在各种情况和重复测试中都保持稳定。抑郁的反刍者报告说，他们反刍状态的发生不需要自觉意识，并且不受控制。一项自我报告的习惯性负面思维指标，评估习惯的相关维度（例如，缺乏自觉意识、缺乏有意识的目的、精神有效性、难以控制），该指标与特质反刍和状态反刍都呈正相关。

将反刍视为一种习惯也与反刍的行为激活疗法概念相一致，即如果反刍是一习得的行为，能够从中感知到积极的结果，那么它可能会变得更加频繁和广泛。这种情境功能方法认为，反刍可能是一个人生命中习得的对特定环境的反应。

伍德和尼尔提出，习惯是通过行为反应（如反刍）和伴随行为表现（如悲伤情绪）的重复情境之间的自动关联过程形成的。这种情境线索成为行为反应的自动触发器，使行为由线索的存在或缺失来控制，而不是通过隐性或显性的目标中介。因此，任何依赖于特定环境的频繁重复的反应都可能导致对该环境的习惯性反应的形成，这与经典的刺激—反应理论一致。这种受情境直接暗示的习惯意味着抑郁性反刍可以在没有直接目的和无须努力的情况下发生，这与我从我的患者那里听到的一致。

伍德和尼尔进一步指出，"习惯产生于随着经验慢慢获得的'情境—反应'学习。因此，习惯倾向不会随着人们当前的目标或偶尔的反习惯反应而改变"。习惯对目标、结果和目的的改变有抵抗力，并且难以抑制。因为控制习惯性行为是受到过去经验中与之相匹配的情境线索的暗示，所以习惯的制定和执行不涉及目标或结果。习惯模型表明，一旦反刍成为一种习惯，即使采用了新的行为目标，即使它有负面后果，或者即使反刍与个人的态度和目的不一致，也很难停止。

心理干预经验

这种习惯分析为我们对反刍的心理干预提供了一些经验。专注于改变个人信念、态度和目的以及提供新信息的干预措施在改变习惯性行为方面是无效的，因为它们没有直接处理情境反应的学习模式。这反过来表明，抑郁性反刍会干扰干预，如改变目标、说服、认知重构或心理教育。因此，仅仅关注思维内容（例如，思维挑战）不足以阻止反刍成为一种习惯。相反，能够成功改变习惯的方式包括：（1）破坏自动暗示习惯的环境因素（时间、地点、情绪、先前的行为）；（2）对习惯的触发线索采用反条件反射的替代性的相反举动（这实际上是训练一种新的有益习惯）。

伍德和尼尔提出"能最大化改变习惯的干预措施为人们提供了控制习惯线索的具体工具"。习惯模型表明，习惯可以通过改变或避免暴露于触发习惯表现的线索来打破。例如，当反刍的情境线索涉及特定的位置（例如，卧室）、人、先前的行为（例如，下班后坐下来喝咖啡）或环境特征（例如，悲伤的音乐）时，能够消除或回避触发情境的环境改变应该可以中断抑郁性反刍。

另一个重要的启示是，直接针对自动化的情境—反应关联将会提高反刍和抑郁干预措施的疗效和持久性。为了使干预有效地减少反刍，对情境线索的无益的反刍反应需要被更有帮助的反应所取代，要让患者学习一种新的、更具适应性的习惯。这需要"反条件反射或将触发线索与不相容的反应联系起来的训练，从而排斥不想要的习惯"。这种干预包括反复练习利用替代性的不相容应对策略（如具体思考、放松）来回应触发线索（如悲伤情绪），以发展新的情境—反应关联。

这一理论有助于反刍干预的发展，并且与行为激活疗法干预抑郁症的方法一致。本疗法非常强调发现可能暗示了习惯性反刍的警告信号和触发因素（"前因"）。功能分析被用作一种改变环境的实验，以防止反刍被激活。应变计划和如果—那么计划的使用侧重于对这些警告信号采取替代反应的重复练习，目标是训练不相容的功能反应来取代反刍。我认为目前的干预没有充分强调新习惯的学习，在反刍干预中明确这一点是增强干预效果的一种方式。

第3节　作为一种回避行为的反刍

个体可能会发展出更频繁和更广泛的反刍倾向，因为反刍通过工具性的学习以及正、负强化的效果或通过形成关于感知到反刍利弊的明确的元认知信念给他们带来了工具性好处。这些"功能性"的解释假设强化功能维持并加剧了高水平的反刍，但个体意识到这些功能的程度有所不同。

使用这样一个功能性解释，理论家们将反刍概念化为一种回避行为，这种行为通过消除厌恶体验而得到负面强化。这一模型认为反刍是无益的逃避和回避行为，这种行为在过去通过去除厌恶体验而得到强化。马爹利等人提出，"虽然反刍可能被体验为对个体的厌恶，但它可能是通过回避更厌恶的条件来维持的"。反刍可以延迟明确的行动，避免实际承受失败和羞辱的风险，或者通过持续的警惕和对自己表现的批评来回避想舍弃的性格特征（例如，变得自私）。诺伦·霍克西玛等人假设，反刍会因为从厌恶情境中撤离和对结果免除责任所带来的痛苦减轻而得到强化。

反刍也是回避的潜在原因和后果。因此，反刍通常会导致拖延，而拖延会变成逃避。相反，不完成已经制订的计划（即回避尝试该计划）可能是患者进一步反刍的来源。

对于抑郁症的发展和维持来说，回避可能尤其是一个问题。第一，回避阻止个人直接接触正在发生的问题，导致没有机会解决它。第二，回避会限制生活的可能性。回避往往会泛化并蔓延到生活的方方面面，导致生活闭塞、缺乏充实性。第三，回避通常会阻止接触可能会缓解忧虑或者提供学习机会的新信息，导致能够改变自我的机会很少。

所有这些特性也是反刍所共有的。反刍减少了个人经验中的即刻反应，因为反刍会导致他专注于自己的思想和内部状态，而不是周围正在发生的事情。这阻碍了个体从自身体验中学习和充分投身积极性活动的能力。反复思考使人陷入"困顿"的思绪之中，而无法投身于现实世界。

反刍与自我报告的回避措施，以及更频繁的逃避和回避行为正相关，如自残、暴饮暴食、药物和酒精滥用。然而，这种相关性可能反映了回避导致反刍增加，或者回避和反刍都与第三个因素有关，如抑郁。迄今为止，还没有直接的实验证据证明反刍是不是一种回避形式。然而，我迄今为止的临床经验表明，将反刍作为一种回避形式研究具有一定价值。患者的确报告说反刍对他们来说是一种逃避。

反刍也可能将正反馈值视为增加对自我、感受和问题的理解和洞察力的一种手段。柳博米尔斯基和诺伦·霍克西玛发现，焦虑个体报告称，与注意力分散时期相比，他们在一段时间的反刍之后对自己的问题有所启发，但是抑郁个体的反刍与较差的问题解决能力有关。沃特金斯、巴拉卡亚和弗利斯顿等人发现，高反刍者和高焦虑者报告了感知到反刍的优点，包括增加对自我和抑郁的理解和洞察力、帮助解决问题、可以从过去的错误中吸取教训、预防将来犯错、增加同理心，以及避免失控。

还有证据表明，倾向于抑郁性反刍的人更相信反刍有助于解决问题和化解困难情绪。这些关于反刍的积极元认知信念可能导致这些个体进行过度反刍。最近的研究表明，这样的评价和信念可能会导致反刍。一项前瞻性纵向研究发现，认为一个人的反刍有助于他获得理解的这个信念预测了未来2个月的特质性反刍的增加。一项实验研究发现，操纵对反刍有用性的评估会影响意外失败后的状态反刍的多少，相对反刍无益的评估，反刍有益的评估会导致更多的反刍发生。

假设的和临床观察到的担忧和反刍的功能包括：（1）通过思考而不是采取行动来避免承担失败/羞辱的风险；（2）试图解决问题或理解当前的问题，但没有具体的行动计划；（3）通过预测他人潜在的负面反应来避免和最小化自我批评；（4）控制不想要的感情；（5）通过激励自己来避免不想要的属性（例如，"让我保持警觉"）；（6）通过努力理解事情发生的原因来增加工具性理解，以便更好地知道该做什么并防止未来的问题；（7）减少责任感，增加对自己结论的确定性。

在这种功能情境的解释中，早期的经历可以解释为什么一些人会陷入过度和病态的反刍状态。反刍可以作为一种应对策略来处理艰难的和受到虐待的童年经历。当面对批评或虐待时，孩子可能会花很多时间分析和评估他人的动机和信号，以预测他们的行为，避免批评和惩罚。在这种情况下，反刍可能是一种减少伤害的适应性策略，因此它被强化、过度学习，并随意应用于其他情况。

如果一个孩子被阻止表达她的想法和感受，或者无力通过自己的行动来影响当前处境，也可能发展反刍，导致进一步向内转向。同样，如果一个孩子因为父母过度控制而不能学会处理困难和情绪的积极行为应对策略，那么反刍的风险就会增加。与这些假设一致的是，儿童性虐待的报告与反刍有关，因为性虐待涉及难以理解的经历、无力感和禁止谈论所发生的事。最后，反刍可能来自效仿父母或重要的看护者。许多患者报告称，他们的父母一方或双方都是焦虑者和反刍者。

心理干预经验

反刍的回避型解释支撑了行为激活疗法对反刍的研究方法。正如功能分析所举例说明的那样，它表明了关注反刍行为潜在功能的价值。这些功能可能因患者个体而异。当替代行为对患者有强化作用，并能够满足与反刍相同的功能时，用替代行为取代反刍可能会更成功。例如，如果反刍被用作避免愤怒等不良情绪的一种手段，那么反刍的替代方法不太可能留在这个人的行为清单中，除非它们也能减少愤怒。反刍干预中的功能分析方法旨在处理这一理论要素。

第4节 反刍中的认知加工方式

反刍期间采取的加工模式或思维方式被确认为影响反刍结果的一个重要变量。有证据表明，以抽象化加工模式为特征的消极反刍会比以具体化加工模式为特征的反刍产生更多的无益结果。抽象化加工模式被概念化为专注于一般化的、上级的和脱离情境的心理表征，这种心理表征能够反映目标和事件的本质意义、原因和含义，包括行动的各方面原因及随之产生的结果。与此相反，具体化加工模式涉及关注事件的直接、具体和情境化的体验，以及目标、事件和行动的细节，这些细节表明了行动的可行性、机制和执行方式。

反刍的加工模式解释提出，抽象化和具体化加工的结果是由它们对背景和情境细节的相对敏感性决定的。相对于具体化模式，抽象化模式将个人与特定环境隔离开来，使她注意力更集中，行事更冷静，在追求目标过程中更有恒心和毅力。它还容许在不同的情况下同时作出有益和无益的概括和推论。然而，抽象化模式也降低了个人对环境和任何的情境变化的响应性，并且由于其与具体行动机制的距离，提供的行动和问题解决的具体指南更少。因此，对于困难的和负面的事件，比起具体化加工模式，抽象化加工模式才具有适应性，因为它将导致：（1）提高专注于情境的即时需求而不是其评估含义的自我调节能力；（2）减少对情绪事件消极的过度泛化，即将单次失败解释为个人整体能力不足，从而减少情绪化反应，增加抗抑郁能力；（3）提高问题解决的效率，为具体方法和行动提供更详尽和情境化的细节，以便在面临困难的、新颖的或复杂的情况时最好地进行下一步行动。

彼此独立并且不知情的研究人员评价认为，参与者对担忧或反刍的问题进行的阐述比那些不担忧或反刍的问题更抽象而不具体。此外，在31名大学生中使用经验抽样方法抽样，每天8次，为期1周的研究中，高野和丹野发现，抑郁症状水平不断增加的个体在日常生活中运用更多的抽象思维。此外，与加工模式影响反刍结果的假设一致，以反刍为中心仅在抽象思维提升的背景下与负面情绪显著正相关。

实验研究进一步证明，改变加工模式会影响反刍的结果，这与加工模式理论相一致。研究采用了标准化的反刍诱导，以保留对自我、症状和情绪重复关注的关键原始元素，但加入了采用不同加工模式的指示。在抑郁症患者中进行了一项反刍诱导实验，将鼓励更具体化加工的反刍诱导与鼓励更抽象化加工的反刍诱导进行了比较。在具体化反刍诱导中，参与者被指示"将注意力集中在"感觉、情绪和症状的"原因、意义和后果"；在抽象化的反刍诱导中，参与者被指示"思考"感觉、情绪和症状的"原因、意义和后果"。与抽象化反刍相比，具体化反刍减少了消极的整体自我评判，如"我没有价值"，改善了社交问题的解决能力，并增加了自传体记忆回忆的特异性。这些发现表明，相对专注于情绪和感觉的原因、意义和后果的反刍，专注于情绪和感觉的直接具体体验的反刍减少了与抑郁易感性增加有关的认知加工模式。

实验研究还调查了改变参与者以抽象或具体模式的重复思考是否会影响对模拟的丧失和创伤事件的情绪反应。与运用抽象化反刍相关，指导参与者运用具体化反刍可以使他们更快地从负面影响中恢复，并减少先前负性诱导后的干扰。沃特金斯以抽象的方式（例如，"为什么你会有这种感觉？"）或具体的方式（例如，"你每时每刻的感觉如何？"）随机分配参与者写下有关上一次失败的文字表达。加工模式影响了丧失后的情绪恢复：在更高水平的特质反刍中，负性诱导（测试失败）12小时后的负面情绪水平更高，但仅限于抽象化而不是具体化来写的个体。进一步的研究训练参与者通过反复练习以抽象地评估一个意料之外的失败产生的原因、意义和含义。与受到抽象化思考训练的实验个体相比，被训练以具体化方式思考情绪事件的实验个体减少了对随后的实验压力源的情绪反应（情绪不那么悲伤）。

因此，加工模式可能会影响对令人沮丧或痛苦的事件的反刍结果。总之，这些发现表明，与以抽象化风格为特征的无益反刍形式相比，以具体化思维风格为特征的有益反刍形式更多。

心理干预经验

这项研究为我们对反刍的心理干预提供了一些启示。首先，它表明针对加工方式可能有助于个体从非适应性重复思维转变为适应性重复思维，从反刍转向为问题解决。其次，更具体地说，它表明在应对负面情况时，更加具体化（问"怎么做？"）比抽象化（问"为什么？"）更具有适应性。因此，转换加工方式是反刍干预的一个关键组成部分，直接来自这项基础科学工作。

第5节　担忧与反刍的关系

人们经常问担忧和反刍是不是一回事。在科学文献中存在这样的争议，即担忧和反刍究竟是不同但相关的过程，还是应用于不同障碍的同一过程。

担忧和反刍是高度相关的：担忧和反刍在标准化问卷测量之间通常有很高的相关性（0.6—0.7）。结构方程模型发现这些度量指标在一个共同因子上具有显著的载荷，并且这两种形式的重复性思维与焦虑和抑郁症状呈现出类似的相关性。当个体从一系列认知维度上对担忧和反刍的个人例子进行评估时，几乎没有发现差异。除此之外，我们发现担忧主要关注未来，而反刍主要关注过去。实验研究通过实验性地操纵担忧和反刍发现，两者在情绪上产生了相似的影响，相对于对照条件，两者都增加了焦虑和抑郁的评分。因此，共同证据表明，担忧和反刍在过程和后果上有相当大的相似性。虽然我们需要谨慎得出最终结论，但与这些证据一致的最简单解释是，担忧和反刍共享一个共同的基本过程，只是在具体内容上有所不同。这种说法与基于目标的重复思维模型是一致的，该模型提出，担忧和反刍是对未实现或未解决目标的回应，会持续存在，直至目标被实现或放弃，其思维内容取决于未解决的目标。因此，担忧可能由与威胁相关的未解决目标触发，并且关注未来，而抑郁性反刍可能是由与自我认同相关的未解决目标和对过去的关注触发的。

在临床实践中，很难准确地区分焦虑和反刍。患者经常混用这两个术语，并且会用"担忧"作为抑郁性反刍和焦虑性担忧的标签。此外，人们往往同时纠结于过去的事件和未来的不确定性，一个会引发另一个的出现。因此，思考过去糟糕的事情很可能会导致未来会有哪里出错的想法，反之亦然。即使担忧和反刍被认为不尽相同，它们也因此在患者每时每刻的思维中动态地融合和交织在一起。

心理干预经验

担忧和反刍之间的密切相似之处意味着，用来减少抑郁性反刍的干预措施，如反刍干预中开发的干预措施，也应该能成功地减少焦虑性担忧。临床试验的证据表明，反刍干预减少了反刍，也减少了担忧。

第6节　反刍的潜在功能

如前所述，反刍被概念化为逃避和回避行为，这种行为在过去通过消除厌恶体验，或因为它具有个体以为的或实际的功能而得到加强。在开发和评估反刍干预的15年中，我观察到抑郁症和焦虑症患者的许多常见和反复出现的反刍功能。本节将描述这些通常会假设的功能。尽管有时患者可能对这些功能有一种有意识的感知，但他们经常意识不到这些可能会强化他们反刍行为的潜在功能。即使患者出于另一个原因开始反刍，如果它具有强化功能，就会导致反刍变得越来越频繁。作为一名干预师，我与患者合作工作去假设反刍潜在的功能。功能不一定是独立的：它们可以重叠，并且对于任何一个患者来说，反刍都可能有几种潜在的功能。

寻求理解和洞见

反刍通常专注于试图理解困难事件、感受和行为的原因和意义上，例如问关于事件的"为什么"问题。一些反刍的人习惯于分析情况，直到他们能找出事情发生的原因。这种分析性思维可能有一种工具性的设计，即寻找防止坏事再次发生的方法，并提供一种掌控感或确定性。对一些人来说，在头脑中尝试解决问题可能比在现实世界中更安全。

自我激励

患者经常报告称，他们需要沉浸于自己的困难、缺点和负面特征，将此作为一种激励自己并给自己施加压力的方式，以此来提高表现。患者谈到提醒自己存在这样的不足，以激励自己并避免陷入不想要的行为（例如，说"我很懒，我不够努力，我应该能做到"）。这类似于命令、批评和对自己大喊大叫以推动自己前进的激励方式。一个患者举了一个例子，他有一个批判的内部声音，就像一个军士长在他的肩膀上大喊大叫来鞭策自己前进。这种方法可能在短期内大大增强行动力，但长期很有可能不会产生积极的效果，因为它会导致更多负面的自我评价。一个更有益处的选择可能是对自己采取一种更具鼓励性和关怀性的态度。

规划和准备

重复性思考，特别是那些关于未解决的问题或未来预期事件的思考，可以被视为对这些事件进行规划和准备的一种尝试，例如通过想象将会发生的事情并推演可能的应对方式。这样的准备和规划是担忧的一个常见特征。它可以是适应性和有帮助的，能够改善表现并提高问题解决能力。然而，这些准备和计划的尝试也有可能没有帮助，并且不会产生有用的解决方案。此外，尽管它带有帮助性元素，但对一些患者来说，反刍同时也可能会变得过度和重复。因为场景一遍又一遍地重现，计划被反复完善，但从未真正付诸行动。在这种情况下，对计划和准备的尝试成为回避与实际情况进行交互的方式，因为反复思考者在付诸行动之前，努力追求达到对自己计划的完全自信。鼓励问题解决和具体化思考是反刍的良好替代方式，能够解决反刍的计划和准备功能。询问患者反刍是否会导致他们产生决策或计划，以及他们的思考是否会转化为实际行动，是确定他们是否陷入过度反刍的有效启发方式。

避免"不想要的自我"

一些反刍似乎能够帮助患者避免成为他们害怕成为的那种人，这与自我激励的功能相关。例如，一个担心自己会变得傲慢的人会反复思考他咄咄逼人或以自我为中心的例子，并为这样的行为责备自己。在这种情况下，个体会害怕如果没有反刍来抑制他的行为，这个想要舍弃的自我就会出现。不断指出自己想要舍弃的方面可以提醒自己采取不同的行动。患者报告自己父母的一方很难相处，并且不想成为他们那样的人，是体现了存在这种功能的一个线索（例如，一个女人形容她的母亲既难相处又自私，并且非常关注自己不会变得自私）。

避免工作上的挑战或日常琐事的单调乏味

反刍包括在精神上向内求索，专注于记忆、画面和思想的内在世界。有时，这可能是一种将注意力从外部世界中无聊的、困难的或不愉快的事件上转移开的方式。一个很好的例子就是幻想可能发生的好事。如果它变得频繁和持久，哪怕关注的是积极的结果，这也可能是有害的。当患者面临工作上的挑战或重复无聊的日常事务时，这种情况尤其普遍。

避免失败或羞耻的风险

反刍通常涉及对被认为具有挑战性的、困难的或风险的情况的反复思考，例如结识新朋友、邀请某人出去约会、坚持自己的主张、与经理交谈、参加考试、参加面试或尝试新事物。反刍和担忧包括长时间停留在这些情况上——可能会发生什么，它们可能意味着什么，以及可能会有什么后果。对这种情况进行长时间思考的行为通常意味着个体实际上并没有采取行动，而是在拖延和推迟处理这种情况。虽然这种广泛的思考最初可能是为了尝试制订计划或解决目标，但它可能会一直持续下去，因为它避免了实际承受失败或羞辱的风险。对于一些患者来说，考虑可能出现的问题可能比在现实世界中尝试和面对真正出错的风险更可取也更安全，特别是当这种害怕出现的后果是灾难性的时。一些患者报告称，他们使用反刍来代替面对现实中的问题。

提前预防他人的批评和预期潜在的负面反应

反刍通常集中在社会和人际主题上，可能具有影响他人反应和减少他人行为的影响的功能。因此，许多反刍和担忧都专注于试图提前防范他人的负面反应或批评。可以采取两种形式，即尝试读心以及猜测接下来可能会发生的事。例如，一个孩子的父母非常苛刻，有时伴随身体攻击，她就会变得对批评的信号非常敏感，并反复思考哪些她正在做的事可能会引起父母的反应。这种反刍可能有助于她预测父母何时更有可能吹毛求疵和咄咄逼人，从而减少这些负面反应，避免批评的实际发生。在这种发展背景下，思考他人如何反应可能会成为一种习惯。反刍在这种最初的环境中能发挥作用，但成年后可能会被保留下来并不加区别地应用于其他情况。反刍还可以通过将这种批评和拒绝的反应内化或者对其作出预期，来尝试最小化其负面影响，从而使患者感到有所准备，不会受到随后的批评的太大影响。

控制情绪

反刍被概念化为一种（无效的）情绪调节形式。尽管如此，很明显，对情绪主题的反刍既可以加剧与反刍关注点一致的情绪，也可以减少与之不一致的情绪。因此，反刍的一个功能是控制感觉和情绪。一个对自己感到沮丧和消极的人可能会反复思考并将困难都归咎到别人身上，并思考别人的不足和阴险，这将导致他从情绪低落转变为愤怒，伴随着精力和自我辩护的增加，这种对情绪的影响会加强反刍。通常情况下，我们会看到与反刍相关的情绪呈现出复杂而动态的模式，并逐渐形成相互循环的过程（例如，患者情绪低落，以一种让她生气的方式反刍，但随后她反刍自己的愤怒和麻木不仁，然后开始感到内疚和沮丧，等等）。

找借口并使其合理化

患者沉湎于面临的所有困难和问题，通过这种方式为他们逃避改变现状和着手解决问题提供借口并使其合理化。一位患者向我们报告称，"我正在通过思考来解决这个问题"。当然，思考问题可能是有帮助和有成效的，这就是为什么反刍干预试图让患者转向有效思考，而不是阻止他们思考问题。然而，如果思考只会引发更多的思考，而不是决策或具体行动，那么这种思考很可能是无用的。

收集证据和提出辩护

同样，对关于为什么事情应该以某种方式进行的争论、支持某种观点的证据以及为行为辩护的心理预演可能是反刍的潜在功能。这种功能可能会涉及对极端标准的反刍和对不符合这些标准的人的愤怒。在这种情况下，个人会不断地纠结于她的标准没有得到满足的例子，以及为什么事情应该要呈现她想要的样子。患者可能会觉得不去坚持她的标准就是对标准的放松。

第3章

反刍干预的关键组成部分和原则

第1节　反刍干预的关键组成部分

反刍干预有许多主要组成部分，具体概述如下。在反刍干预中，没有逐步详细描述的方案要求干预师以特定的顺序或在特定的会谈中使用特定的组成部分，也没一本指导书籍来指导反刍干预的实施。所使用的特定干预措施的组成部分在很大程度上取决于对每个个体的评估、功能分析和概念化。尽管如此，反刍干预确实还有一个宽松的结构。最初的会谈集中于评估和建立关系，以及引入一两个简单的正面干预，如调整环境条件，练习放松，听干预过程中的录音，或阅读教育性手册。之后的会谈侧重于用趋近和问题解决来取代回避，并指导患者识别和转变思维方式。最后的会谈则巩固这些改变、处理结束事宜，并制订未来的计划，包括预防复发。

在整个干预过程中，反刍干预使用标准的认知行为疗法元素和组织形式，包括结构化格式、关注当下、合作经验主义、议程设置、反馈和总结、家庭作业、引导式发现和行为实验。与标准的干预抑郁症的认知行为疗法相比，反刍干预的关键变化是更加强调思维和行为的功能和实用性（而不是检验它们的准确性和找证据），明确关注习惯的改变，并致力于转变思维方式。

反刍干预的主要组成部分在干预过程中的一般使用顺序如下：

1. 基于反刍是一种习得行为，聚焦反刍和回避的特质性评估需要有明确的理由。在这一过程中，重点是将患者的病情发展史纳入其中。

2. 使用正式的家庭作业，让患者进行发现反刍、回避和两者的早期预警信号的练习。

3. 考察反刍和回避的背景和功能分析。功能分析是一种用以明确期望和不期望行为发生的功能和环境的方法，从而找到系统地增加或减少目标行为的方式。它的重点是研究个人经历中行为的可变性和背景，并以此来指导干预。

4. 用以取代反刍的、涉及对早期预警信号做出更具适应性和帮助性反应的应急如果——那么计划。这些替代反应可以包括公开的行为或使用意象以及可视化练习。

5. 检验反刍是否具有适应性并尝试替代策略的实验，例如，为什么——怎么做实验。在该实验中，患者将以抽象的方式思考令人沮丧的情况（问"为什么会发生？"），并与具体化思考方式（问"怎么发生的？"）相比较，来了解思维方式对反刍的影响。

6. 增加活动并减少回避，包括制定日常生活规律。这项活动需要尽可能明确，并以行为改变为目标。

7. 使用经验练习和可视化来提供适应性地使用注意力的功能体验，以对抗反刍。这些训练可以包括积极的"吸收——专注"记忆和共情能力训练。这些训练和实验的目标是建立一种替代的结构性思维方式，以取代反刍中发现的病态抽象方式。

8. 关注患者的价值观，最大限度地减少对非价值领域的反刍，并鼓励符合价值观的活动。

9. 预防复发。

干预通常遵循如上干预要素的顺序。然而，因为干预是由功能分析、评估和概念化的结果决定的，不需要干预师管理干预元素的固定顺序。我鼓励反刍干预干预师熟悉干预原则，并灵活实施干预措施，以便在临床干预机会出现时抓住它们。干预成分的选择基于每个患者进行评估和功能分析后产生的概念化。

对于面对面的个体反刍干预，干预通常包括12次会谈，每次会谈持续时间约为1小时，干预主要针对反刍。在我们的干预试验中，我们在12次会谈的干预方案内尤其关注反刍干预，因为我们正在检验仅针对反刍就足以减少抑郁和焦虑的假设。此外，由于担忧、反刍和回避会导致许多困难以及焦虑和抑郁症状，这种靶向选择性似乎是一种有效的干预方式，患者认可并发现这种方式很有吸引力。

然而，反刍并不是干预的唯一焦点。本手册中讨论的方法和技术可以作为抑郁症的独立干预方法，也可以作为认知行为疗法过程中集中于反刍或担忧干预的干预模块，并结合其他目标一起使用。将反刍干预纳入更全面的干预方案中，可能对那些状况没有改善的患者，以及在担忧和反刍被确认为主要问题的情况下特别有帮助。

第2节 会谈结构

每次会谈的一般结构如下：

1. 对上次会谈以来过去的时间回顾。

2. 为会谈设置议程。

3. 对上一个议程的反馈；讨论上一次干预过程的录音。（为了使干预效果最大化，我建议你和你的患者在两次干预之间都听一下这些录音。）

4. 回顾家庭作业。

5. 干预过程中讨论和进一步实践的主要关注点。每次会谈的中心环节集中在功能分析、行为实验、体验训练和计划家庭作业上。它是由反刍干预的一般原则（在本章后面部分概述）所支撑的，目的是给予患者用不同方式应对困难的经验。在一次理想的干预中，一个困难被识别并被详细描绘出来（也许是通过功能分析），这表明了一个潜在的有益改变。在干预中这种变化随后通过练习或行为实验进行经验性的测试。如果能在干预中证明这种行为或思维方式改变的有益性，就可以制订下一步实践的计划，并将其应用到日常生活中，也许是以一个"如果—那么"计划的方式。

6. 总结探讨的问题和学到的东西。

7. 设置新的家庭作业任务。

8. 对此次干预的反馈和下一个会谈的安排。

第3节　反刍干预的主要技术

反刍干预使用一系列干预方法和技术，包括来自现有认知行为干预的标准方法，以及根据相关描述的基础研究所衍生出的一些新方法。特定技术的选择没有标准的顺序或公式。相反，技术的选择来自对患者、功能分析和概念化的评估。后面会更详细地讨论如何选择干预的组成部分。

干预师和患者可以使用下面列出的所有策略制订干预计划。在选择策略时，应考虑其与功能分析和制定方案的匹配程度，以及与患者目前问题和目标的一致性。因此，应优先考虑那些最有可能以符合制定方案的方式改变反刍和回避行为，并且与患者的目标保持一致的措施。作为一般原则，在下列情况下，任何的干预都会更加有效：

● 制订一个计划，患者和干预师都需做笔记。

● 患者在会谈和家庭作业中反复练习干预。

● 干预尽可能地精确和具体。

反刍干预中使用的主要技术包括以下内容。

前因—行为—结果分析

以反刍为目标行为进行前因—行为—结果（ABC）分析是功能分析的核心技术。前因—行为—结果分析方法包括询问患者反刍开始前发生了什么（前因：潜在的触发因素和线索）、反刍期间发生了什么（思维的内容和顺序），以及反刍之后发生了什么（后果），如行为和感觉的变化（例如，它是否有帮助？）。我们想知道反刍是如何随着时间的推移而发展和演变的，并了解一个想法是如何流向另一个想法的。反刍不是静态的，而是一个动态的过程，伴随感觉和行动的相互作用，所以检验这些因素以及它们之间的相互影响是很重要的。了解反刍的前因或触发因素，可以为反刍的目的提供线索，并有助于计划何时何地做出改变来减少反刍习惯。了解其后果可以提供有关它的使用方法和功能的线索，并帮助干预师和患者考虑哪些替代性行动可以有效地取代反刍行为。换句话说，行为的用途或目的是什么？当一个人在反刍时，这种反刍有什么影响？这些问题的答案构成了反刍干预内反刍的形成和概念化的核心部分；对于反刍行为的功能或目的的假设将极大地影响干预师试图进行改变的方式。

CUDOS分析

CUDOS是一个口诀，代表着语境（Context）、有用性（Usefulness）、发展过程（Development）和替代选项（OptionsS）。这是进行功能分析的一种并行且互补的方式。它寻找与反刍功能（如前因—行为—结果分析所检验的）以及目标行为的可变性和情境性的相关信息。更具体地说，这种分析寻找的是以下内容：

● 影响反刍和相关行为的情境（是什么、何时、何地、如何、发生或不发生时与谁在一起）。

● 反刍的有效性（功能和效果；何时有用，何时无用）。

● 行为的发展过程（何时开始）。

● 替代反刍的尝试性选项（当它停止时发生了什么）。

CUDOS的情境和有用性成分与前因—行为—结果分析中观察目标行为（如反刍）的前因和后果方面有所重叠。然而，CUDOS更加注重于观察反刍行为发生与否时的环境变化，以及不同结果出现时的环境差异。本质上，CUDOS的功能分析方法是询问目标行为（如反刍）在什么条件下发生，在什么条件下不发生。影响反刍的情境因素有两个：一是外部环境因素，如现实世界的各个方面（时间、地点、环境、其他人）；二是患者的内部因素，如患者的情绪、疲劳、警觉度或精神状态，以及她对现实世界的反应（她有什么行为？她在关注什么？）。换句话说，干预师在寻找能够影响或调节反刍的频率、效果或持续时间的因素。

自我监测表格

患者会监测他们的反刍行为及其前因和后果，以便进行功能分析，并确定要增加的积极活动。

活动安排

患者和干预师合作安排活动，通常假设为有益的趋近活动（approach activities）。重点在于增加趋近行为并减少回避。对患者给出的理由是通过增加积极活动来"开启生活"和"充电"。

掌控感—愉悦感活动

患者确定能增加他们掌控感和快感的活动，并将这些活动安排为进一步的家庭作业。日记记录经常被用来确定适合增加的活动。

任务分级

活动被分解成更小的步骤，使作为家庭作业任务的活动更易于管理和计划。

分配任务的口头演练

干预师和患者会讨论这些任务，并在干预过程中进行实践，以增加它们在日常生活中得以实施的可能性。

管理情境条件

制订计划是为了增加期望活动发生的可能性，例如，通过将它们设置在时间表中，告诉其他人，并建立有利于活动发生的物理环境。

角色扮演与干预师示范

干预师和患者在干预过程中练习替代行为，以增加他们在日常生活中实施的可能性。

环境控制

通过改变外部环境或患者的行为模式，可以识别和调整习惯性反刍的潜在线索和触发因素。例如，如果反刍是由在车里听悲伤的音乐引发的，那么患者会用其他音乐代替悲伤的音乐。如果反刍与特定的生活惯例有关（例如，下班回家坐下来抽根烟），那么患者就会改变她的生活惯例。

应变计划（"如果—那么"计划）

这些计划为通过打断患者的思维习惯来打破其反刍和回避相关行为，以及用有益的替代方案来取代反刍提供了策略。这种替代方案将根据患者的技能和价值观、经验和实证发现的有益行为以及临床概念化来确定。本节中列出的其他技术和策略都可以作为这些"如果—那么"计划的一部分应用。

应用渐进放松

患者通过练习绷紧和放松肌肉群，放慢和深呼吸来减少焦虑和生理唤醒。

问题解决

患者练习定义问题的步骤，生成一系列可能的解决方案，选择最有可能成功的解决方案，实施潜在的解决方案，并评估结果。

具体化训练

患者通过练习语言和意象方法，从无益的抽象思维方式转变为更有帮助的具体思维方式。

沉浸训练

患者使用意象和可视化练习来重新获得沉浸和专注于活动的体验，作为对反刍和转变处理方式提供反体验的手段。沉浸工作还包括识别和建立患者认为有吸引力和能沉浸其中的活动。

慈悲训练

患者使用意象和可视化练习，在过去经验的基础上培养对自己和他人的共情能力，作为一种提供反刍的反体验和功能替代的手段，以此激励和鼓励自己。共情工作还包括识别需要增加和减少的活动，以此来关照自己。

可视化练习

除了用于具体化训练的可视化练习之外，反刍干预中还可以使用个性化的意象和可视化练习。

沟通与自信训练

患者学习和练习改善与他人沟通和表达自信的方法，重点是寻找更有效的方式来表达自己的意见，向他人提出请求，并拒绝他人的要求。许多反刍者发现很难拒绝他人，结果被其他人利用还觉得理所应当。这不仅会耗费精力，还会成为进一步反刍的来源。

行为实验

干预师和患者合作制订计划，让患者在干预过程和现实世界中尝试不同的办事方式，以学习更有效的方法。许多反刍的患者往往试图在头脑中解决困难，并依赖逻辑理性分析作为解决问题的方法。这种过度依赖于通过思考来解决问题的行为会滋养反刍行为，对人们经历的主要情感问题往往无效，如处理自己的情感和与他人融洽相处。在这些情况下，通过直接实验、体验和反复试验来学习可能比理性分析更有效。

情感暴露

患者暴露于令人心烦或恐惧的事件（无论是在想象中还是在现实中），直到他或她习惯了该事件，使不适感减少。反刍的触发因素之一可能是对过去令人沮丧的事件的侵入性记忆或想法，这些记忆或想法通常尚未解决，并且没有得到患者的妥善处理和接受。在反刍中，倾向于使用抽象思维方式的人往往会过多关注过去令人不快的事件的意义和影响，而不太关注事件的具体细节以及患者自身的真实感受。这种抽象的方式可以让患者脱离对过去令人沮丧的事件的直接体验，从而减慢了对这些事件的适应过程。因此，暴露在过去令人沮丧的事件中有助于减少这些触发因素。暴露疗法通常结合重新体验具体的事件细节，以促进对过去事件的暴露有效性和适应过程。

第4节　家庭作业

为了促进自助式学习并加强对学习的巩固，强调家庭作业的重要性非常关键。患者需要在干预过程中做笔记并记录计划。干预师在开始干预时需要明确表示他们希望患者在干预的间隙完成计划，在干预过程中积极记笔记，并鼓励患者在干预间隙听干预过程的音频录音。有些干预师发现为患者提供纸和笔来促进记笔记并提供文件夹来存放笔记和记录十分有用。我发现对每次干预进行音频记录，并要求患者在下个会谈前听录音非常有帮助，我最初使用录音带，最近改用数字化文件。我还建议干预师在干预间隙听录音，以便回顾如何采取更有效的干预措施。可以使用标准的录音同意书。

随着干预的进行来计划家庭作业比在结束时全部安排更简单、更有效。重要的是要求患者总结家庭作业的目的和细节，以确保他们知道自己在做什么，以及这样做如何体现有益性。当就家庭作业计划达成一致时，使计划简单、明确和具体是至关重要的。具体说明计划将如何、在何时、在何地以及与谁一起实施，不仅增加了计划实施的可能性，还塑造了一种更具体、更明确的思维方式。理想情况下，家庭作业计划还包括对患者预期会发生事件的预测，这样该计划就可以被设置为行为实验。鼓励以实验性的方法应对困难和问题，包括在现实世界中的正向测试，将减少在头脑中解决所有问题的倾向，从而减少反刍。此外，进行这些实验还可以积累证据，以揭示患者预测不准确的时刻。当患者预测如果他们尝试新事物会发生不好的事情时，这一证据有助于在以后的场合中鼓励他们采用趋近行为。

第5节　反刍干预与负面思维

为了简化对患者的干预，并使这12次会谈效果最大化，反刍干预通常避免在标准的认知行为疗法中常见的明确讨论负性自动化思维、功能失调性假设和核心信念。干预师对这些认知结构进行假设，并将它们整合到他们对患者的概念化理解中。但是它们不是干预方案的详述部分；干预不会单独处理关于功能失调的假设。这并不是说在反刍干预中禁止挑战信念。我建议采取任何有助于改变反刍和回避的方法。如果谈论信念并审视它们的优点能够促使行为开始改变，那么就请使用这种方法。有时，简单地谈谈人们学到的有关反刍和回避的规则或许很有帮助。同样，明确地将行为的改变与挑战和测试这些规则联系起来也可能大有用处。总之，根据临床判断，这些概念可以讨论，但目的是减少反刍和回避。尽管如此，我的经验判断这通常没有必要（有时可能会适得其反），采用功能分析方法对重复的负面认知进行处理可以在不需要明确的思维挑战的情况下取得成效。

同样，也没有留出专门的时段用于挑战负性思维，并对它们的支持性或反对性证据进行测验。相反，在反刍干预中，关于负性自动化思维的工作侧重于训练患者发现这些思维并用不同的思维方式取而代之。然而，在每个干预师的临床判断中，都可能会有直接挑战思维能够促进干预的时候。因此，总的来说，这种疗法鼓励在思维过程中采用引导式探索而不是"改变思维"的方法。根据我的经验，对于更严重的慢性患者，特别是当他们有高水平的反刍时，对思维内容的讨论有发展成干预内反刍的风险，这通常会适得其反。因此，作为一个一般性的经验法则，我建议避免讨论思维内容，同时也避免涉及思维过程的讨论。

第6节 反刍干预的关键原则

反刍干预专注于增加有效的行为。干预的目的不一定是阻止反刍，而是将对真正问题的重复性思考转变为更具有适应性和功能性，从而减少抑郁。我们希望患者学会解决困难的更好方式，而不是进行无益的反刍行为。

反刍干预基于干预抑郁症的认知行为疗法的核心原则和技术，并作出了三个关键性改进。

第一，该疗法采用了类似于行为激活疗法的情境—功能—分析观点，但更加明确关注内部行为，包括反刍思维。

第二，在相关描述的研究基础上，一个明确的关注点在于从无益的处理方式转变为更灵活的处理方式。

第三，更强调将抑郁性认知视为一种习惯，并在干预中利用旨在改变这种习惯的技术。

反刍干预的核心由许多关键性原则构成。这些原则来源于支撑该疗法发展的基础科学以及我和同事15年来使用该疗法的经验。本节简要总结了这些原则及其在前文所述的干预组成部分中的应用。它们在特定的干预环节中会被更详细地再次使用。

原则1：正常化患者的反刍经历

帮助患者将反刍的经历看作正常的行为，而不是虚弱的、有缺陷的或古怪的表现，这一点至关重要。干预师需要明确地讨论反刍如何作为一种频繁的、常见的、并且有时有益的困难应对方式。认识到每个人都有反刍行为，并且这种行为是对未解决的目标或问题做出反应的自然方式，这是很有帮助的。事实上，反刍被重新定义是因为要向患者表明他的反刍性关注以及他渴望取得进展的重要性。反刍是由未解决的目标驱动的想法，是与患者展开讨论的一个有用的起点。

此外，尽管认识到反刍的负面影响，许多患者还是发现很难做到停止反刍。例如，一个对自己痛苦的离婚经历不断反刍的女人，会花很多精力试图理解为什么会发生这种情况，弄清楚为什么她的前伴侣会这样对待她。要求她不去想这件事是不现实的，还很可能会适得其反。合理化她的经历，告诉她沉湎于这样的事件是正常的，干预会试图找到一种比反刍更有益的方法，这样做才是对患者有帮助的。

类似地，有些人的反刍中包含指责和批评性声音，这些声音强调出她工作中的缺陷和错误，还有人将反刍描述为"激励我，并且阻止我成为一个一无是处的人"的方式，这样的人将会抗拒减少反刍的直接尝试。通过承认反刍的正常性和潜在的益处，我们提高了与患者的互动，避免因改变那些被患者视为有价值的行为而产生争论。

使反刍正常化也可以减少对反刍本身的二次负面反应，或者说"关于反刍的反刍"（例如，"为什么我一直纠结于我的问题？"）。一旦患者和干预师就反刍的优点和缺点达成了共同的合作性观点，他们就有更大的空间来审视更有用的替代方法。后面章节描述了干预的基本原理，并且提供了一个如何使反刍正常化的详尽例子。

原则2：将反刍作为干预的明确目标

我发现明确地把反刍作为干预目标是有帮助的。当讨论患者的目标和问题时，我会寻找担忧和反刍的例子，并将这种行为与患者正在经历的困难联系起来。我需要强调这种疗法的目标之一是减少无益的反刍。对于患者来说，详细地谈论反刍行为可以促使他们更好地参与干预。许多患者都意识到自己有沉湎于问题之中的倾向，但他们之前并未与他人讨论过，也没有将其作为干预的重点。因此，谈论这一问题可以为他们带来帮助。此外，许多患者认为以前的干预没有解决这个问题，因此强调将它作为干预的重点可以帮助患者对这种干预方法产生信心，并增强他们对康复的希望。

在干预开始时，直接解决反刍本身干扰干预的可能性是很重要的。有反刍倾向的患者几乎都一定会在干预前、干预中和干预后对干预进行反刍，例如，他们会反刍给干预师留下的印象（"他会认为我既无聊又愚蠢吗？"），或反刍干预的进展。在干预开始之前，预期性的反刍可能会增加焦虑，降低到场率。在干预过程中，反刍可能会阻碍患者参与和学习新事物，因为患者只能注意到正在讨论的内容的一小部分。干预结束后，对干预的反刍可能会导致不必要的误解，并干扰家庭作业计划。因此，在第一次干预中，你应该讨论在干预过程中可能会发生反刍的事实，并要求患者在注意到这一点时进行报告。同时指出，如果作为干预师，你认为患者在干预过程处于反刍状态，你也会指出这一点。识别和命名干预中发生的反刍为增加直接的参与、确定是什么引发了反刍，并直接尝试替代反应提供了绝佳机会。

由于我和我的同事们预计在干预过程中会发生反刍行为，它会干扰患者的注意力和记忆力，所以我们建议对干预过程进行录音，并每周给患者提供一份录音。这个技巧有许多优点。

第一，它有助于患者识别在干预中可能受困于自己的想法而错过了正在讨论内容的时刻。这种认识可以为未来关于反刍的触发因素和性质的讨论提供信息，并提升对反刍习惯的意识。

第二，录音为患者提供了一个机会让其重演和回忆有关讨论和练习内容的记忆，巩固一个干预过程中的收获，并提高对干预的记忆。倾听有助于患者积极反思他们所学到的东西，并突出潜在的分歧、误解和遗漏，以便在未来的干预中进行回顾。

第三，听干预录音给患者提供了有用的直接反馈，让他们知道自己留下了怎样的印象。许多患者报告说，听听他们如何一遍又一遍地重复同样的事情很有帮助。

第四，如果在干预中进行实践的一个体验式练习（experiential exercise）取得了成功，那么患者就能够根据录音重复实践该练习。对于回避自己情绪的患者来说，听录音可以提供一种有效的暴露方式。

第五，当整个干预过程中的录音都集中整理到一起时，就可以在干预完成以后为患者提供用来回顾该干预的一份资源。

原则3：鼓励主动的、具体的、基于体验的和细节的行为——ACES原则

反刍干预的一个核心原则是，我们鼓励以行动为中心的、具体的、细节的、直接参与经验的思想和行为——总结在ACES口诀中：主动的（Active），具体的（Concrete），基于体验的（Experiential），细节的（Specific）。反刍的人往往是被动的、抽象的和评价性的，他们专注于分析和理性化他们生活中的事件，并表现出过度泛化和全局思维。一次任务的失败会导致他们认为自己在多种情境下都存在固定的、与个人特质相关的缺陷。患者也可能专注于一系列问题，而不是寻找解决方案。当谈论一个问题或困难时，那些反刍的人往往会陷入关注意义和含义的抽象化思维，即使在被提示具体细节时也是如此。例如，当你让患者描述最近的困难事件时，患者可能会开始谈论事件的意义，而不是发生了什么。

我们很容易对患者的病史和问题进行长时间的讨论，试图理解为什么会出现这些问题，但这种讨论往往不会有什么结果，反而会成为一种共同的反刍。当这种情况发生时，整个会谈就会过去，没有取得任何有用的进展。

当干预反刍水平更高的患者，如慢性或残留抑郁症患者时，尽量保持干预的针对性、导向性、特异性和具体性。干预师需要确定和隐晦地鼓励一种具体的、细节的、以解决问题为中心的模式。可以通过以下方式明确地进行：提供有关反刍的心理教育，进行具体化的练习，要求患者更详细地重新描述情况，干预开始时进行具体练习，并分配相关的家庭作业。含蓄地说，干预师模式化了一个明确而具体的方

法，并且不鼓励长时间的发散性讨论。

干预需要通过直接指导患者变得更加具体和明确，将他们从抽象—评价模式中转移出来。干预师通过制订计划和提出问题来模拟这种行为，这些计划和问题是以行动为中心的、具体的，并且与当下的直接经验而不是意义有关。

ACES原则也被用来对干预师就问题和策略进行指导。如果要在谈论某事，和在体验、意象练习或行为实验中尝试某事之间做出选择，那么就选择后者，因为它会将患者从与无益反刍相关的思维方式中转移出来。我建议进行尝试练习并参与新的体验，而不是进一步讨论问题。这里的重点是患者用不同的方式做事（例如，制订计划，做体验练习，在社会中尝试行为实验，探索发生了什么）而不仅仅是谈论事情。当干预中出现障碍或问题时，通常更有帮助的是后退一步，尝试一种行动，或尝试一种新的做事方式，或专注于具体经历的细节，而不是试图理解和分析问题。分析和尝试抽象地理解是患者一直在做的事情，但并没有取得太大的成功，所以干预师需要有意识地尝试其他东西。

类似地，在研究最近的事件时，需要将焦点放在它是如何一步步发生的具体精确细节上（即微观层面的分析），而不是对其意义进行一般性和概括性的总结或思考。干预师希望准确了解事件的发生时间、发生地点、如何发生以及与谁一起发生，包括具体的行为表现。目的是获得足够的细节来理解正在发生的事情，使患者远离对事件进行描述的抽象方式，对事件进行剖析并提高问题解决的能力。这种注意力和焦点的转移一开始可能很难实现，因为这违背了反刍患者的意愿，毕竟他已经学会了抽象化和评价性的方式。这需要干预师坚持不懈的努力。干预师通过反复询问更多的细节，使用更具体化和体验式（experiential）的语言，以及通过具体的和明确化的示范，逐渐塑造和社会化患者，使其更加具体和明确。

干预师使用的措辞和问题对患者描述情况的明确程度和具体程度有很大影响。含糊笼统的问题（"你有什么样的想法？"）是无益的，关于意义和含义的问题（问"为什么？""你认为他为什么那样做？""你认为那意味着什么？"）也是如此。问一些关于确切行为和事件顺序的问题（"它是怎么发生的？"）会更有成效。更具体的问题指的是在特定的背景下，在狭义的时间内的特定行为，例如，"他当时说了什么？""他是怎么说的？""你在发现自己生气了之后立马做了什么？"这样的问题让患者关注情况的细节，并引导他做出更具体的反应。

通常有必要询问后续问题，并寻求更多的细节和信息，直到你的患者给你一个详细、明确和具体的答案。像"他到底做了什么？""原话是什么？"以及"当你生气时，你会注意到自己什么样的身体感觉？"引导患者变得更加具体和明确。

所使用的语言也促使人们以更具体的方式进行思考和回应。问"如何？"比问"为什么？"更有用。描述实际行为的语言比使用模糊的、通用的、解释性的和暗示性的词汇的语言更有用。例如，当你说"约翰踢了球"时，你提供了对实际身体行为和相关动作机制的清晰描述。这种描述也产生了所发生的事情的清晰画面。然而，"约翰移动了球"这句话就不那么精确了；不清楚他是如何移动球的。他可以用手或脚移动它。你可以想象所发生事情的多种画面。问"他做了什么？"比问"你认为他在做什么？"更有帮助。

有一些有用的经验法则可以确定患者是否足够明确和具体，以及你是否需要做更多来鼓励其做出ACES反应。

第一，当患者描述一个情境时，你是否确切地知道他做了什么以及是如何做的，或者是否仍然有一定程度的解释？例如，一个患者可能报告说，这周内发生了一件困难的事情，一个朋友侮辱了她，或者一个家庭成员忽视了她。这两种描述都涉及解释性动词，使到底发生了什么模棱两可。在这种情况下，干预师不知道这位朋友做了什么让患者觉得侮辱的事。这位朋友是否说了一些粗鲁的话，做出了贬低的行为，或者做出了侮辱性的手势？在这种情况下，问"你的朋友到底做了什么？"是很有帮助的。干预师需要寻求了解发生的实际行为，而不是依赖患者对发生的事情的解释。干预师试图挖掘出一个能够清楚地表明谁做了什么的描述。对发生的事情进行详细的描述可以使干预师提出不同的解释，并帮助患者对情况有更全面的了解。类似地，干预师希望避免使用形容词来描述事件和情境，并改用以行为为重点的动词进行描述。例如，如果患者描述自己在困难的情况下是"愚蠢的"，那么询问患者认为愚蠢的特定行为是有帮助的。关注行为而不是性格特征提供了更多的学习机会和改变的灵活性。

第二，作为一名干预师，检查患者的描述使你自己的脑海浮现了什么样的心理形象是有帮助的。如果你对发生了什么以及它是如何发生的有了一个生动的了解，那么这个描述就是相当具体的、明确的、体验式的。

原则4：采用功能分析方法

在反刍干预中，反刍被概念化为逃避和回避行为，这种行为在过去通过去除厌恶体验，或者因为它具有感知到的或实际的功能而得到强化。因此，了解每个患者发生反刍的特殊功能和背景是干预的重要部分。在反刍干预中，我们将反刍视为一系列在特定环境下进行的行为，并且认为这些行为是可以理解和预测的，因为它们受到个人的生活经历和当前情境的影响。概念化中的一个关键要素是，反刍通常是持续性的，因为尽管它会导致长期的负面后果，但它避免了短期的痛苦。

功能—情境方法关注功能而不是形式，关注过程而不是内容。同样的行为可能有不同的用途或目的，并在不同的情况或时间下导致不同的后果。例如，向他人抱怨可能在一种情况下起到解决问题的作用，但在另一种情况下可能是在试图逃避责任。同样，两种不同的行为可能具有相同的用途或功能。虽然躺在床上无所事事和忙于完成繁忙的日程安排在形式上是不同的，但两者都可能是回避面对困难局面的方法。因此，干预的重点不是行为看起来像什么（它的形式），而是它的用途和后果（它的功能）。

运用前因—行为—结果分析和CUDOS口诀指导问题，可以确定反刍的功能、反刍发生的条件以及可能影响其持续时间和有用性变化的因素。

这种功能分析包括询问反刍的内容——在一次反刍中，患者头脑中每时每刻的想法——以便追踪它的顺序。不讨论思维内容，我们就无法了解思维过程。为了做到这一点，干预师使用苏格拉底式的问题，就像标准的认知行为疗法一样。此外，反刍的内容给干预师提供了关于患者所面临的担忧和问题的相关信息，以及她对事物的思考方式（例如，它是抽象的吗？是自我批评吗？）。然而，与标准认知行为疗法不同，我们对考察思维序列中每个单独的思维的准确性和证据不太感兴趣，而是专注于绘制整个思维序列并帮助患者转变它。我们不是试图挑战一个单一的思维，而是希望患者发现整个思维序列，并找到摆脱这种思维模式的方法。这种方法反映了我的临床经验，即挑战个人的负性思维并不总是有效的，因为通常患者只是转移到序列中的另一个负性自动思维。在反刍干预中，优先考虑的是中断或转移整个思维周期，而不是改变一个想法。

这些信息随后指导了具体干预策略的引入。因此，功能分析和自我监测有助于患者识别反刍的警告信号和触发因素。功能分析用于识别和改变任何维持反刍的环境和行为条件。利用这些信息来改变生活惯例和周围环境可以减少反刍。例如，如果早上刚醒来的第一件事就是反刍，那么寻找改变清晨习惯的方法可能有用，比如起床就积极活动，而不是躺在床上反刍。总的来说，增加结构化和积极性，特别是将活动的平衡点从日常琐事和责任转移到更具自我实现意义和吸引力的活动中来，可以减少反刍。鼓励患者放慢速度，一次只专注于一件事，并在不参与过多活动的情况下调整他们的活动节奏可能会有所帮助，因为这减少了容易滋生反刍的匆忙感和压力感。

通过对行为潜在功能的理解得出的实验，使干预师和患者能够操控已经确定的变量以寻找患者应对情境的更好方式。反刍干预的功能分析可以检查这些有计划的改变是否减少了反刍，减少了焦虑和抑郁的症状，并提高了患者追求目标的成功率。如果它们有这些作用，这就证实了反刍的假设概念化，表明干预师应该扩展和巩固这些变化。如果他们没有这些作用，那么干预师应该回顾这些变化，完善前因—行为—结果和功能概念化，并尝试其他变化。

功能分析也被用来开发替代策略和应变计划（功能更强的策略）来代替反刍。在适当的情况下，替代策略也具备反刍的原始功能。对一个患者来说，反复思考自己的失败是为了避免变得懒惰、自满和傲慢。这与她的反刍的警告信号和触发因素是一致的：疲劳、不作为和易怒。反刍可以有效地防止她变得自满和傲慢，但代价是使她变得沮丧，降低她的动力，侵蚀她的自信。干预的重点是帮助她识别反刍的警告信号，并发展出比反刍更有益且能发挥其相同功能的替代反应。在这种情况下，干预采用了能够增加同理心的意象和可视化练习，首先是对他人的同理心，然后是对自己的同理心。同理心的训练为反刍提供了有效且有益的替代方式，因为同理心与懒散和傲慢相对立，同时又积极而镇定，这为她对自己是"坏人"的信念提供了一种相反的经验。

另外，对患者而言，反刍的作用是减少愤怒和攻击性情绪。每当他变得愤怒，哪怕是理所当然的情况下，他都会对自己的过度反应进行反刍，责怪自己过于敏感，从而用沮丧的情绪取代愤怒。这位患者特别害怕自己的愤怒失控，变得像他父亲一样，暴力、好斗、骂骂咧咧。对他来说，放松和自信是反刍的有效替代。反刍通常与回避不想要的或害怕的自我联系在一起，干预需要解决这种强大的动机。

重要的是要记住，功能分析是一种可以应用于干预中出现的任何问题或困难的方法。对于任何障碍或阻碍，如患者没有完成家庭作业，或发现某项任务没有帮助，功能分析都可以有所帮助。考察所期望结果的可变性（一种行为何时有效，何时无效）和相关情境通常会揭示出影响行为和结果的潜在杠杆点，然后可以进行实验验证。实际上，一切都可以成为功能分析的素材。

原则5：将行为与触发因素和警告信号联系起来

如上所述，功能分析的一个重要元素是识别反刍发生的背景，特别强调观察到反刍开始的触发因素和警告信号。当试图减少习惯性反刍时，这一点尤其重要，因为它会自动地由这些线索触发。正如上一章所讨论的，识别并去除习惯线索是减少想舍弃的习惯行为的有效方法。

原则6：强调重复和练习的重要性

干预的一个关键要素是对反刍触发线索的替代反应的反条件反射，这也反映了病理性反刍通常是习惯性的假设。这种反条件反射包括学习新的有益习惯。它需要在多个场合下重复练习对通常触发反刍的线索做出不同的反应。关于习惯形成的文献表明，一种新的行为可能需要60—100次的重复才能成为习惯。这表明，取代反刍所需的重复和练习程度可能比认知行为疗法中通常采用的要高得多。

我的干预经验是"少即是多"：最好在干预中引入更少的元素，但更频繁地重复它们，以巩固干预带来的改变。出于同样的原因，干预师的坚持是干预的一个重要方面。改变是可能发生的，但这需要时间、努力和不断重复。干预师需要保持积极和支持的态度，帮助患者坚持练习，直到取得成效。

原则7：向适应性思维方式转变

在反刍干预中，有一个关注点是转变思维的方式或模式，以对抗反刍。反刍干预使用体验和意象练习以及行为实验，旨在促进患者向更有益的思维方式转变。当更有益的思维方式被激活时，患者使用指定意象来生动地再现先前的状态，例如完全专注于某项活动的记忆（例如，富有创造力的"心流"或"高峰"体验，沉浸于感官体验，或进行高度集中的身体活动，如攀岩或滑雪）。或者，患者可能会关注对自己或他人充满同情心的、宽容的和支持的经历。这些心理状态以具体的、注重过程的思维方式，以及评价性、抽象性和判断性思维的减少为特征。因此，这种练习产生了与反刍不一致的心理状态，可以作为一种应对反刍警告信号的功能性替代策略。有效产生这些替代性加工方式包括生动地想象有关原始体验和期望模式的所有要素：思维、感觉、姿势、感官体验、身体感觉、态度、动机、面部表情和冲动。患者回想起生动的记忆或产生一个能捕捉到期望的体验的画面，然后通过干预师的问题将患者的注意力和想象力集中在体验的每个细节上，引导患者进行更深入、更细致的体验。鼓励患者用现在时态和从现场视角想象事件，就好像他或她正在看向现场一样。

与此同时，保罗·吉尔伯特一直在开发一种同情心思维训练的干预措施，其中患者使用意象和可视化来培养自我安慰和善待自己的技能。鉴于反刍中羞愧、自我批评和偏执想法的高发生率，以及对反刍干预积极结果的考虑，吉尔伯特的方法也可能是对反刍的有效干预。

原则8：关注非具体因素——温暖、共情、乐观、认可、坚持

在反刍干预中，与所有疗法一样，干预师需要关注诸如真诚、温暖、共情以及与患者建立良好干预同盟等非具体因素。这些因素在干预持续性和重性抑郁症患者时尤为重要。为了使干预成功，干预师对这一患者团体的困难和挫折采取友好的态度是很重要的。严重的抑郁症会损害精力和注意力，使干预变得困难，并且进展缓慢。此外，患者可能与干预师保持疏离感和距离感，或者可能过于敏感，不断寻找干预师失去希望或恼怒的任何迹象。通常在过去，这样的患者被认为缺乏动力或有人格障碍，甚至故意阻挠干预师竭尽全力提供帮助。重要的是要记住，这些患者正在遭受巨大的痛苦，并且经常过着非常不愉快的生活，面临困难的经历和处境。

此外，在反刍干预模型中，患者过去学到的思维和行为模式阻碍了他们的康复。干预师的工作是创造性地、感同身受地帮助患者找到摆脱这些思维和行为模式的方法。患者使用的无益的反应方式通常是他们在早期环境中形成的习惯，而不是他们性格的一部分。

共情包括通过患者的眼睛传达对世界的理解。认可患者的经历是帮助他感觉好转和为朝向积极改变做准备的重要一步。干预师还需要坚持不懈、不断工作，以及推动患者做出改变。干预师需要展示适当乐观的、有希望感的和积极行动的模范。抑郁症的成功干预要求干预师不能陷入患者的悲观情绪以及在面临困难和缺乏进展时放弃干预，而是坚持不懈、坚守任务，不断寻找应对患者所面临问题的方法。来自干预师的投入感和真实的自信感可以给抑郁症患者带来很大的帮助。

同样，在患有残留抑郁症的患者中，我们需要谨慎关注对情感的调节。患有慢性抑郁症的患者通常表现出特别极端的情感调节模式，要么经常经历压倒性的情绪，要么表现得麻木和封闭，封锁了情绪。为了使干预尽可能有效，我们致力于充分激活情绪，使患者能够学会在有意义的程度上处理情绪。我们希望情绪激发对患者具有临床意义，但同时也要可控。因此，干预师需要在情绪压倒患者时，要么增

强患者的情绪体验，要么采取措施来控制情绪的流动。在干预前期进行的放松教学和意象策略可能有助于将情绪体验导向两个相反方向：注意力分散情况下的放松和意象策略可能有助于控制情绪的流动，而潜在情绪事件的想象演练可能诱发情绪体验。

第二部分

反刍干预

第4章

初始评估

评估对于开展反刍干预很关键。干预措施的选择及其实施的形式在很大程度上取决于初始和后续的评估，尤其要重视功能分析。由于反刍干预是一种相对简短的干预方法，因此正式的评估阶段应相对简洁，并在后续整个干预过程中不断进行评估和信息收集。

在前两次会谈中，评估所需收集的关键信息如下：

1. 简要介绍患者的背景、现状和问题。我们希望了解患者的主诉、目标和问题。这包括当前状况、主要症状、童年概况和重大事件。这些内容需要是简短的，同时确保没有遗漏任何重要信息。更详细的工作将在随后的反刍和回避评估中进行。

2. 概述当前的抑郁发作。这包括了起病、维持因素、主要症状和问题。这部分的评估提供了一个机会，可以去发现反刍和回避与患者的困难是如何相关联的，以便在后面的干预中形成更完整的个性化的解释。这项评估包括与患者一起拟定一份问题清单。

3. 对反刍和相关的回避进行初步评估，重点是形成对其一般性特点和结果的总体理解，以及对其触发因素、调节因素和功能的了解。这是功能分析的第一阶段，在整个干预过程中会持续进行这样的评估。

初始评估的目标包括：确立反刍是一个主要问题（即患者报告称其大量无益地沉湎于负面想法），并确定反刍会带来负面影响。这为干预师与患者共同商定反刍作为干预靶和干预目标提供了基础。初始评估的一个关键目标是获取适当的信息，以利用患者自身经历的实例向其解释什么是反刍。

初始评估进一步的目标包括：让患者对干预模型更加熟悉，并为干预师提供干预的路线图。在后面章节，我将更详细地介绍如何使用功能分析，以及它如何为干预方案的制定和干预措施的选择提供信息。

评估需要帮助干预师了解患者的问题和背景，并对反刍和回避进行初步分析。为了有助于这一初步分析，干预师会请患者在筛查评估和干预开始之间的这段时间内填写自我报告监测表。

第1节　个体的背景、现状和问题

评估会简要地探讨问题的发展过程，以及个体的个人历史，包括可能导致抑郁的社会和环境因素。这一概述会简要询问个体的现状和环境。此外，干预师还会评估当前抑郁发作的起病和发展情况，以及个体对抑郁症及其干预的看法。这对于了解个体当前问题的相关背景并开始与她建立干预关系非常重要。

用于确认当前人际关系、家庭、工作、财务、住房、健康和法律事务的问题包括：

"请简单介绍一下你目前的情况。你和谁住在一起？你每周经常和谁一起？你与他们相处得如何？"

"你目前在工作吗？你的工作内容包含哪些？你是怎么找到你的工作的？"

"你现在住在哪里？在这方面有遇到任何问题吗？"

"你有任何经济问题吗？"

"你是否有任何身体健康方面的问题或担忧？"

"以上这些方面（如果有的话）是如何给你带来困难或帮助你克服困难的？"

对个体的背景和童年进行一些快速的了解可能会很有用。这可能是一个既难以询问，又会让个体感到难以启齿的领域。一个有效的方法是，提醒个体你可能会追问一些问题，并允许她随时停下来或拒绝回答（如果她希望这样做的话）。还有一个方法是，让个体去反思他们谈论自己童年时的体验。这些对于背景的讨论有助于澄清个体是如何习得某些功能失调的应对方式的，例如反刍和回避。将反刍和回避表述为习得性行为，有利于患者熟悉这一干预方法。了解患者的背景和童年经历，有助于干预师分析个体产生反刍的潜在原因。

典型的问题包括：

"你在哪里出生，在哪里长大？"

"你有几个兄弟姐妹？"

"你如何描述你的童年？"

"你的父母以什么为生？"

"你的母亲/父亲是什么样的人？你和他/她相处得如何？"

"你的父母在你童年时强调什么价值观？"

"你童年时是否患过重病？"

"你上学的经历是怎样的？"

"你在童年或青少年时期有过不想要的性经历吗？"

"你从什么时候开始担心或反刍？当时发生了什么？"

"你有可能是从家里其他人那里习得了担心吗？"

然后，干预师会快速了解患者对自己的看法。一些有用的问题包括：

"你如何描述你自己？"

"和其他人相比，你觉得自己怎么样？"

"你喜欢/不喜欢自己的哪些方面？"

"你认为自己的优点/缺点是什么？"

第2节 个体的反刍史和当前/最近的发作

通过回顾当前的抑郁发作和反刍史，大致了解个体的反刍情况是很重要的。接着，干预师会与个体共同制定一份问题清单。要确保与反刍和回避有关的问题明确地列入了这份问题清单。在讨论个体症状的过程中，尤其是许多症状与反刍（如拖延、失眠、消极情绪、疲倦、焦虑、易怒）有关时，这些问题应该会自然而然地浮现出来。清单上的问题应尽可能具有明确的操作和定义。尽可能具体和细节地描述问题：

（1）便于评估问题解决的进展情况；

（2）使问题看起来更可控；

（3）向患者示范什么是所谓的"具体和明确"。

在回顾反刍既往史时，包括以下一些重要的问题：

"你第一次出现抑郁症状时多大年纪？"

"那时候，你生活中发生了些什么？"

"当时这个疾病对你造成了什么影响？"

"你的抑郁发作通常持续多久？"

"最近一次抑郁发作是什么时候开始的？当时发生了什么？"

"随着时间的推移，抑郁症是如何发展的？"

"抑郁症主要给你带来了哪些困难？"

"从你开始抑郁后，你的生活发生了哪些变化？"

"什么会让你的抑郁好转？什么会让它加剧？"

"在你所尝试的让抑郁好转的方法中，你觉得哪些有帮助，哪些没有帮助？"

"对于自己为什么会得抑郁症，你是怎么理解的？"

"现在你最想解决的问题有哪些？"

"你是否能更详细地描述一下这些问题发生的情境？"

在这本手册中，我将通过一些案例片段来说明干预方法，举出一些患者和干预师之间对话的详细例子，并展示干预师决策背后的原因。

在此，我们将介绍其中的几个案例，提供患者对这些有关背景、问题、目标和抑郁的初始问题的回答。这些案例是我们在干预研究中真实个案的基础上，与一些普遍现象一起整合而成的。我们对任何可能识别身份的细节进行了修改，并对逐字稿进行了改述。希望这些案例能呈现出反刍患者的共同特点，也呈现出他们不同的表现形式。

案例：露丝

露丝是一位40岁的女性，她患有重度抑郁障碍，并伴有一些焦虑问题，包括场所恐惧和社交恐惧的症状，担心遭到他人的负面评价。她认为自己是一个完美主义者，并且她描述自己的母亲是挑剔的和不支持自己的。她有两个孩子，都是女孩，而且都和她们的爸爸分开了。她来做心理干预的目标是增强自信心，希望能不去用很极端的方式应对事情，能不那么自我苛责，并且能去规划她人生的方向。她在一家当地的慈善机构工作，而且已经在那里工作了好几年。

案例：珍妮

珍妮是一位21岁的女性，患有抑郁障碍和焦虑障碍。她说自己有反复发作的重度抑郁障碍病史，第一次发作是在13岁时。她还符合广泛性焦虑障碍的诊断标准，其特征是在过去6个月中经常忧心忡忡。

几年前，她父母长久的婚姻关系破裂了。从那时起，她与母亲的联系就很少了，而且她对于母亲对待父亲的态度一直很生气。珍妮对于她父母所表现出的对她的不信任感到难过。她在办公室从事行政工作。她的家族史中有反复出现的抑郁病史，其中包含她的父母和祖父母。

在对她的初步评估中，她描述了自己想要向前看的想法。从青春期起，她就觉得自己被困在过去的生活中，总是想着12岁时发生的事情。她说，她发现自己很容易沉浸在过去的事情中，而这些事情是她无法改变的。她还希望能更好地管理自己的想法。她说自己十二三岁时在学校受到过身体上和言语上的欺凌：一帮女孩欺负她，她经常感到害怕，因此躲到厕所里。她觉得自己在家里得不到真正的支持，这让她很难受。她与姐姐关系不好。

案例：宝拉

宝拉是一位60多岁的女性。2年前丈夫去世后，她一直被笼罩在哀伤和丧失的感受中。她说自己感到孤单，害怕自己成为一个孤苦伶仃的老太太。她说自己与丈夫的关系非常亲密，她的大多数朋友都是丈夫的朋友。她还说自己从很久以前开始，就一直很自卑。自从独自生活以来，她一直担心自己有没有在做正确的事情。她最担心的是自己不能应付生活。至于她的目标，她希望能自我感觉良好一点，不再为自己的丧失而自我责备。

宝拉符合重度抑郁障碍和社交焦虑障碍的诊断标准（尤其害怕在别人面前吃东西，害怕在工作中做错事情）。她还符合广泛性焦虑障碍的标准，其特点是经常不受控制地忧虑不安。

她父母双亡。父亲在她小时候就去世了。据她描述，她的母亲非常严厉、专横、脾气不好，无论是在她小时候还是长大后，都对她非常挑剔和厌恶。宝拉不喜欢上学，她觉得学校里的老师和同学都欺负她——她觉得自己有问题，惹恼了别人。

她与丈夫一起生活了近40年。她的主诉包括丧失、对丈夫的去世感到内疚、感到孤立、自卑、想要有一些社交生活，以及卖掉房产搬进新房子。她经常感到自己没有价值，十分失败；她希望有一个社交圈子。

案例：约翰

约翰是一位53岁的男性，他报告了多个主诉问题。他自称是一个沉默寡言、内向的人，缺乏自信和自我价值感。他说自己很难享受生活。他觉得自己没有什么可和别人说的；他还说自己在社交场合很沉默。

他和自己青春期的儿子关系紧张，经常因为儿子的行为感到沮丧，由此引发争吵。他总是苛责自己，总是为自己缺乏成就而感到失望。他说，过去他能很好地控制自己的抑郁情绪，但自从去年自杀未遂后，他认识到自己需要帮助才能走出困境。

他过往曾有过多次重度抑郁发作。他有酒精依赖史，大概在10年前开始酒精依赖，并持续了5年。他也自述有社交焦虑，在社交场合中害怕被人审视。他说自己总是很害羞和沉默寡言，尤其是在认识新朋友的时候。

他形容父亲是一个有主见、难相处、专横跋扈的人。虽然他们父子在约翰小时候关系很好，但随着约翰在青少年时期和成年早期更多地寻求独立，他们的关系变得紧张起来。他最大的恐惧是自己会变得和父亲一样。他说他一直认为父亲才是问题所在，但现在他认识到母亲也对他的行为有影响。他形容母亲是胆小的、害羞的、并且总是在担心。

在他的童年时期，由于父亲工作的原因，全家搬了很多次家，这让他觉得很不安，也让他很难交到朋友。他已经结婚25年了，与妻子的关系融洽恩爱。他认为妻子是体贴、安静的。他觉得妻子不会直面问题，这让他很为难，他想知道妻子的想法，这样他们才能把问题解决掉。在过去的25年里，他一直从事邮递员工作。

第3节　反刍和相关回避的初步评估

对反刍进行初步评估的目的：

1. 开始了解患者的反刍体验，从而将干预师导向可能与患者相关的内容。

2. 识别反刍的前因和结果，并开始对个案概念化进行思考。反刍干预的个案概念化是基于对反刍的前因和结果的理解，对反刍的潜在调节因素的识别，以及对反刍的潜在功能的假设。接着，这一概念化会对潜在的干预方法和下一步的干预提供指导。

3. 为干预师向患者引入干预，鼓励参与提供信息。

问题首先会比较笼统地集中在反刍的体验上（例如，"你什么时候更容易反刍？""什么时候会好些？""什么时候更糟？"）。然后，干预师会更详细地探究过去一两周内发生的一两次具体的反刍事件，以了解这个人反刍的顺序和内容。这些信息会指导干预师对患者反刍的初始概念化，进而指导干预方法的选择和实施。

向患者了解反刍总体情况的开场问题包括：

"你经常会反刍或者纠结于自己的问题和困难中？"

"你一般反刍的内容与什么有关？"

"这些反刍一般会持续多久？"

"你觉得自己什么时候会更容易担忧和反刍？"

"你什么时候会感觉更糟糕？"

"你反刍的结果通常是什么？"

"这会对你造成什么影响？"

"你的反刍什么时候会好一点？"

"你的反刍什么时候会更糟糕？"

"你有没有注意到，当自己有怎样的感受时，可能是开始担忧的警告信号？"

"有没有一些情境、时间或地点，会让你的反刍更经常发生？"

"你开始反刍多久了？"

"你记得它开始的时候吗？它是什么时候开始的？"

"有什么能让你的反刍停下来？它什么时候会结束？"

"在你童年的时候，有没有可能从谁身上学到了它（反刍）？"

在本书中，我使用"反刍"一词作为重复性负面思维的最简单的通用标签。然而，每个患者都会有自己的词语或标签来描述这种负面思维，无论是纠结、沉思、反刍、担忧、"翻来覆去地想"还是思索。在讨论反刍时，我建议使用每个人都能接受且有意义的术语。

了解患者反刍的内容是有用的。这通常会涉及患者生活中的特定问题和困难。可能会对抑郁有影响的情境和环境因素包括：人际关系、工作问题、家庭问题、生活事件（裁员、失业、丧亲、离婚、入狱、其他丧失、创伤）和疾病。

在最初的几次会谈中，干预师也会检查一些更常见的生活事件，这些事件通常也是反刍的常见主题：

"你生活中有没有发生一些特别的事情，这些事情和你的感受有关？"

"有没有一些事情是很久以前发生的，但是现在你还总是想起来？"

"有没有一些事情让你觉得特别的悲伤、焦虑、内疚、后悔或是羞耻？"

示例：珍妮

干预师：你经常会反刍或者纠结于自己的问题和困难之中？

珍妮：我总是能找到点令人担忧的事情。我好像几乎总是在这样做，这让我难以承受。

干预师：听起来担忧对你来说是一个很大的难题，很值得处理。你经常担心些什么？

珍妮：我总是会对事情有最坏的预期。如果发生什么事情，我总是担心它会出问题。

干预师：这对你来说一定很艰难。担忧对你有什么影响呢？

珍妮：它让我感觉压力更大了。我的情绪波动非常大，从非常高兴到非常悲伤或者非常烦躁。我的情绪会随着周围发生的事情迅速变化，我总是觉得自己对发生的事情反应过度，从来没有机会感到更放松一些。我经常对我爱的人言语过激，这让我感到内疚。

干预师：嗯，听你这么说，似乎担忧会加剧你的悲伤和愤怒，让你很难保持平和的心态。是这样吗？

珍妮：是的。

干预师：你这样的担忧有多久了？

珍妮：我从小到大就是个容易担忧的人。

干预师：你能回忆起来是从什么时候开始的吗？

珍妮：大概在我十二三岁的时候，那时候我在学校被人欺负。

干预师：担心和被欺负是同时开始的吗？

珍妮：是的，我会担心进学校后会发生什么事，我开始避免去学校。让我的担忧变得更糟糕的是，我在家里得不到真正的支持。当我告诉父母我担心星期一回学校的时候，他们并不相信我。

干预师：还有什么别的事情可能导致了你的担忧吗，比如，从别人那里学会了担忧？

珍妮：我妈妈总是在担忧。我爸爸总是拿我和我姐姐比较，说我的不好。这打击了我的自信心，让我总是担心自己的外表。没有人说我的好话，所以我也开始觉得自己不好。

干预师：你觉得自己什么时候更容易担忧和反刍？什么时候感觉更糟？

珍妮：当我做比较的时候，当我把自己和别人比较，然后在想别人是怎么看我的时候，我感觉更糟。我看起来很搞笑吗？我无聊吗？我奇怪吗？我常常觉得自己比实际上看起来更差劲，于是我就会进行比较，结果就会开始胡思乱想。

干预师：你注意到你的情绪感受或身体感觉中有哪些可能是担忧的警告信号？

珍妮：我觉得紧张，胃里扭成一团的感觉。我会胃痛和头痛。

干预师的思考

在这一初步评估中，干预师会寻找有关反刍的触发因素和功能的线索，以便为她的个案概念化和下一步工作提供指导。干预师会寻找能与患者经历相关联的点来形成个性化的对干预原理的解释。干预的基本原则是，干预师要寻找能推动改变的点，即评估结果所表明的在不同情况下反刍可以被转变的点，然后在干预会谈中的实验、应变计划和家庭作业中尽可能充分地利用这些点。然后，干预师会根据这一过程中所学到的，选择其中一种干预方法。

让我们来看看这些方法是如何应用到珍妮身上的。珍妮的概念化是基于对反刍这一目标行为的前因和结果的了解。环境或她的行为的哪些方面会增加反刍？哪些方面会减少反刍？反刍的功能可能是什么？然后，这一概念化会为她的潜在干预措施和下一步干预建议提供指导。

概念化和相关的工作计划是一个不断被打磨的过程，你最好将其视为一个有待检验的假设。干预的预测和干预产生于这些假设，而这些假设也会随着干预的进展被检验和完善。干预计划提供了一个实验设计来评估和完善这些假设。

对于珍妮来说，最初的简短访谈确定了反刍是她意识到的一个重要问题。干预师可以将这一点纳入为她提供的干预原理中。访谈也表明，在学校里被霸凌和在家庭中缺乏支持、被批评是造成无效反刍的潜在原因。接下来，干预师可以解释说，她之所以养成反刍的习惯，是因为早年的经历让她有充分的理由去预测可能会发生的事情，以避免受到欺负或批评。此外，干预师还可以解释说，通过不断重复，这已经成为一种习惯，并一直延续了下来。

胃里扭成一团的紧张感觉可能是一个很好的预警信号，可以和替代行为连接起来。干预师鼓励珍妮注意这个信号，并注意当她开始紧张时会发生什么。

珍妮反刍的内容（负面的自我比较、往最坏的方面想）和发生的背景（可能产生社交评价的场景）表明，反刍对她来说可能具有为不想要的结果做好预防和准备的功能，特别是通过提前检查自己来避免他人的负面评价和反应。后续对于具体事例的评估需要寻找与这一假设一致的和不一致的证据，以进一步完善这一假设。

这一假设还提出了对珍妮有帮助的技术和方法，如加强问题解决、自我慈悲和趋近行为。

示例：宝拉

干预师：你提到你发现自己会纠结在过去的事情和你的问题之中。这在多大程度上给你带来了困扰？

宝拉：最近给我带来了很大的困扰。我总是会卡在一些事情上，但是过去一周变得特别糟糕。

干预师：这是从什么时候开始的？

宝拉：我从小到大就容易担心，而且我经常躲着别人、疏远别人。

干预师：什么样的想法会在你的脑海中转来转去？

宝拉：我觉得很难对人敞开心扉。我经常纠结自己是否会被别人批评或拒绝。我花了很多时间担心别人的反应。当我一个人在家时，我会担心去见别人时会发生什么。当我外出时，我想回到安全的地方。我害怕被拒绝，害怕不被接受。回来后，我会在脑海中反复回想刚才发生的事情。我觉得我是因为做错了事所以在被惩罚，我很易怒，我发脾气了。如果事情出了差错，我就会想："我到底做错了什么，为什么要受这样的惩罚？""为什么我这么没用？""为什么这样没有用？"我觉得这一切都是我自己造成的。

干预师：你沉浸在这些想法中，一遍又一遍地问自己"为什么我这么没用？""为什么这样没有用？"这样的问题，会产生什么影响？

宝拉：我会变得完全不知所措。我觉得很沮丧，自己很没用。如果我做错了一件事，我就会开始觉得自己一无是处。我会非常小题大做，这会让事情变得更糟。我知道我应该做一些事情，做一些事情比想一些事情要好，但我发现这真的很难。这削弱了我的信心和能量。

干预师：你有没有注意到，在你开始反刍之前，经常会发生什么？

宝拉：我会有消极的想法——对别人不放心，对他们不确定。我并不总是相信别人说的话。我会问："你确定吗？""很抱歉给你添麻烦了"，我会确认"这不会给你带来不便"，这常常让我觉得不确定会发生什么，也不确定别人是否真的想帮忙。为什么我总是往最坏的方面想呢？

干预师：这种情况什么时候更容易发生？什么时候比较少发生？

宝拉：当我情绪低落时很容易陷入这种状态。在家里比在工作时更容易发生。

干预师：你什么时候会感觉好些？

宝拉：当我忙于集中精力做事时，感觉会好些。

干预师：你的反刍一般怎么样会停下来？什么时候会结束？

宝拉：有时它自己就结束了，或者想起一些有趣的事情会让我忘记反刍。比如，我可能会被电视上的纪录片分散注意力。

干预师：你还记得这种情况是从你小时候什么时候开始的吗？

宝拉：我妈妈总是说我没用，说我什么都做不好。她责怪我。她总觉得我没有能力，比不上别人。我爸爸去世后，我也想和其他人一样。我记得更年轻的时候，我很担心自己不合群，所以我花了很多时间担心自己在任何事情上都一无是处。我会在脑子里反反复复想这些事。

干预师的思考

对于宝拉来说，这次初步访谈确定了反刍是她所认可的一个重要问题，因此干预师可以将其作为干预的一个关键和可能有帮助的干预靶进行讨论。这也说明，宝拉童年时期长期在挑剔批评的环境中长大，是产生无益反刍的潜在原因。干预师可以解释说，宝拉在这种情况下学会了反刍并不奇怪。

宝拉的回答提出了一个假设，即反刍的功能可能是帮助她融入，通过试图去理解发生了什么，尤其是在社会交往之前、之中、之后与其他人之间发生了什么。更具体地说，她的反刍可能是为了减少不确定性，和通过理解来获得掌控感。在进一步的针对具体事例的评估中，干预师需要寻找与这一概念化一致和不一致的证据，以进一步完善这一概念化。

看起来，她反刍的一个关键触发因素可能是对其他人的怀疑想法，随后就会试图寻求确认。这表明，在这种情况下，一个对宝拉可能有效的方法是行为实验，让她在这些情境中尝试一种替代性的、更果敢自信的回应。

干预师还可以注意到并记录下宝拉问自己的大量"为什么"的问题。这表明她的反刍具有抽象、分析性思维的特点。这表明，一个潜在的干预措施是让她转向更具体的思维方式，例如，构建一个"为什么—怎么做"实验。另一个可能有效的方法是，通过列举这一清单，向宝拉强调她正在向自己提出多少个"为什么"的问题，并建议她尝试其他的方法。

这意味着在会谈中尝试一个体验式的实验可能是有价值的，试试看用更具体的思维方式是否对宝拉有帮助。如果有，那么就说明持续练习这种技术来回应怀疑的想法是有价值的。

此外，值得注意的是，她的回答表明，当她专注于其他活动时，反刍可能会停止。这意味着这可能是一个能带来改变的契机，可以鼓励她进行，比如说，通过安排专注性的活动、利用意象进行专注练习。这一回应促使干预师在干预过程中留意这一转变发生的其他例子。宝拉报告的其他那些她已经在做的、尤为便利的专注性活动可以被纳入潜在的干预措施。

从这一案例中可以看出，一组简短的问题就可以为我们打开很多可能性。随着干预的展开，可以进一步地去调查和考虑。当你要开始讨论反刍的具体例子时，这些可能性值得牢记在心，因为这可能会为你的问题提供指导，如果它们在进一步的提问中得到证实，还可以为干预计划的第一步提供信息。

示例：约翰

干预师：最近有什么特别让你纠结的事情吗？

约翰：我记得大约1个月前，我在工作中和一个经常贬低我的人发生了争执。当时气氛很不好。虽然我一直在耿耿于怀，而且能感觉到自己在发火，但我还是暂时没有回应。尽管我告诉自己让它过去吧，但我又上头了，我冲他发了一通脾气。在那之后，我一直在想发生了什么，希望自己没有说那些话。事情发生后，我每天都在想这件事。

干预师：从那以后，你脑子里一直在想什么？

约翰：我在想"我不受欢迎，没人喜欢我，我不想待在公司""我为什么要这么做？""我为什么要让自己这么难受？"

干预师：这些想法对你有什么影响？

约翰：我感到更加孤单。这让我很烦恼，而且越来越糟。最后我请了一周病假。这让我很沮丧。我变得更加安静、孤僻，没有人会为此担心，我希望自己能成为一个更受欢迎的人。我觉得自己不讨人喜欢。我应该讨人喜欢。我不觉得我有很多朋友。我希望我能说一些更有趣的话。我无话可说。我很安静。我想知道为什么会如此困难。这些想法在我脑子里翻来覆去。这让我感觉更糟。它让我情绪低落，对我没有帮助，我陷入了一个死胡同。

干预师：听起来，你这种陷入翻来覆去的思绪中的倾向是相当顽固和强大的。而且，它有很强的负面影响，让你情绪低落，让你不得不在工作中请假。是这样吗？

约翰：是的，它占据了我的生活。

干预师：好的，我听到你说这对你的影响很大，特别值得我们一起来解决它。你这种在脑子里翻来覆去的想法是从什么时候开始的？

约翰：至少在我十几岁的时候就开始了。

干预师：这种想法什么时候会更严重呢？

约翰：每当出现不知道怎么办的恐惧的时候，害怕不能做出正确的决定、害怕被孤立的时候。这种情况往往发生在任何安静的时刻。我会去想当我和其他人在一起时会发生什么，我会如何与他们相处。我从来不觉得自己特别受欢迎或受人喜欢。当我去一些地方的时候，我觉得自己是个多余的人，我的想法会去合理化我被拒绝这件事。我感觉这次社交可能会完蛋，因为我是一个沉默寡言的人，我不会发表自己的意见。我有一种明显的感觉，就是其他人不想和我说话，他们希望我自己待着，不发表意见。

干预师：在和其他人见面或去新地方时，这种情况会经常发生吗？

约翰：是的，经常发生。我还没来得及控制就开始了。

干预师：听起来，担心和反刍已经成了一种习惯，需要把事情做对，揣测别人，认为不表达自己的想法会更好一些，总是在脑子里盘算事情会怎么样。

约翰：是的，没错。

干预师：你的这种习惯可能是从谁那里学到的吗？

约翰：我父亲不太讨人喜欢，他很固执己见，对生活很悲观；在他眼里，没有什么是对的。他是个悲观主义者。对他来说，一切都是黑色的——没有什么是值得去做的。我不想成为我父亲那样的人。我经常反思自己的过去。我为什么要这样做？为什么我会这样想？我为什么要责怪别人？为什么我找不到让自己快乐的事情？为什么对我来说这么难？我为什么要把这些事情搞得这么复杂？

干预师：有没有你觉得可以把事情理清楚的时候？

约翰：实际的事情很容易，我可以厘清这些问题，但厘清人与人之间的问题要难得多。如果我做一些实际的事情，就能让我忘掉那些问题。

干预师的思考

对于约翰来说，这次初次会谈确认了反刍是一个重要的问题，因此干预师可以把它作为一个干预的优先级来讨论。会谈也提示了约翰一个发展出无益反刍的潜在原因，也就是他对于父亲的体验，以及他为了不要变得像自己的父亲做出的努力。努力去避免一个不想要的自我是反刍背后的一个常见动机；在这里，它反映了不想要变成一个负面的、固执己见的人。所有约翰问自己的关于他的过去的问题，以及他在别人眼中的样子的问题，都承担了一个功能，那就是避免成为一个固执己见的人。同时，这些问题可能也反映了约翰可能从父亲那沾染的一些消极态度。在进一步针对具体事例的评估中，干预师需要寻找与这一概念化一致和不一致的证据，以进一步完善这一概念化。

约翰的回答与反刍作为一种习惯的机制非常一致，因此干预师可以直接和他核对。看起来，他的反刍的核心触发因素可能是当他独自一人的时候，或者当他需要表达一个观点的时候。这表明了他的环境中可能会有影响他的反刍的元素。

此外，注意到并记录约翰问自己的大量的"为什么"问题也会有帮助。这说明对他来说具体的思维方式可能是一种潜在的干预方式。另外，值得注意的是，当他在解决实际问题时，他的反刍通常会停止。当他陷入反刍之中时，这可能是一种潜在有效的应对方法，未来可能可以利用它作为功能分析中的变量。干预师可以去分析，当约翰去解决一个实际问题时，他是怎么做的，以及这和他在与人相关的问题中的思维和应对方式有什么不同。这一比较可能会帮助约翰在他自己已有的方法的基础上，学到更好的应对方式。换句话说，干预师在积极寻找患者应对良好的事情，因为这些为在干预中导入积极体验提供了契机。

第4节　分析一次具体的反刍事件

在大致了解了患者的反刍一般是如何发生之后，最好能至少讨论一个最近的反刍事件的具体例子。这会让我们了解到反刍的潜在触发因素（前因），出现的想法和过程（行为），以及反刍的结果（结果）。这有助于干预师对反刍发生的情况进行概念化，并为提供给患者的干预原理提供依据。这一初步评估继而能帮助患者熟悉这一疗法，理解干预原理。

自测题：思考露丝的概念化

以下是对露丝在回答导入问题时所提供信息的总结：

露丝意识到反刍是一种经常出现的不自觉的习惯，她描述自己经常会有"为什么我没有完成这件事？"和"为什么我没有在生活中做得更多？"等想法，从而产生一种失败感。她描述了自己是如何迅速变得非常沮丧的。她有时会感到非常平淡，这可能会成为她反刍的导火索。有时，当她听到一些消息时，她的思绪就会开始奔腾不息，逐渐升级，把事情推向更极端的地步。

她报告说，反刍发生的频率会有所波动。在她情绪良好的时候，她根本不会反刍；例如，当她在上艺术课程时，她很享受并沉浸其中，那么她往往不会反刍。

她识别出了以下常见的预警信号：回忆起童年；当她想到她没有完成的事情时（例如：当她想到自己没有完成学业，并且不确定她接下来要做什么时，她会想，"为什么我没有坚持？""如果我坚持下去会怎样？"）。当工作上闲下来了，没有太多事情发生时，反刍会变得更糟糕。当她独处，孩子们都去睡觉了时，她会开始想，"我现在要做什么？""我做了什么？""我达成了一些什么事情？"反刍会以这样的顺序出现："我为什么没有做那件事？""我为什么那么害怕？""是什么阻止了我做事情？"她还会担心自己的抑郁会影响她的孩子们，会对他们造成什么影响，以及关于"其他人会怎么看我？"的想法。

当被问到反刍的结果时，她意识到反刍会消耗她的能量和时间。反刍会让她觉得自己是个失败者，让她易怒、抑郁、无助，削弱她的动力。

她说自己的反刍从十几岁时就开始了，会间断性地发生，还说自己小时候搬过家，因为难以融入新环境，开始问一些问题，比如"为什么我觉得这很困难？""为什么我不快乐？"

利用这些信息为露丝创建一个初步的概念化，并考虑到你的目标是确定反刍的前因和后果，确定潜在的调节因素，并对反刍的潜在功能提出假设。

可以用来思考的问题包括：

- 反刍开始之前发生了什么？
- 这是否意味着可以改变环境或患者的行为来减少反刍的诱发？
- 反刍之后发生了什么？其影响是什么？
- 反刍可能是如何发展出来的？
- 这对于向患者解释干预原理有什么帮助？
- 这对反刍的潜在功能有何启示？
- 如何进一步验证这一假设？
- 在讨论具体事例时，我需要更详细地了解哪些细节？
- 下一步可能采取哪些干预措施？

请参阅本章结尾的文本框，获得参考答案。

这一探索需要患者去回忆过去几周内发生的一次事件，当她注意到自己陷入了对自己感觉或问题的纠结之中时。在识别出一个事例之后，干预师会鼓励患者尽可能生动、详细地回忆它，从反刍即将开始之前回忆。在回顾这些近期的反刍事件时，ACES原则尤为重要。一个好的策略是让患者详细回忆事件，但要慢下来，就像慢镜头放映电影一样，或者一帧一帧地回忆，这样你们就可以一起勾勒出在反刍过程中每一瞬间发生了什么。干预师还可以通过提问来进一步促进这一过程，这些问题要有针对性，并严格定义地点、时间段、顺序和观察到的有关体验的元素。如果患者开始将反刍序列中的步骤混在一起，或将反刍的几分钟压缩成一个单一的描述（例如，"我只是不停地纠结于发生的事情"），干预师就会进一步提问，将其分割成更小的步骤。

在白板或纸上画出反刍发生的顺序，用以说明思考的过程，可能会有所帮助。以下是一些示例问题：

"在你开始反刍之前发生了什么？"

"你注意到的第一个想法是什么？"

"紧接着的几秒钟内，你注意到自己的身体有什么感觉？"

"你注意到之后，接下来做了什么？"

"在你有了那个想法之后，你的感觉如何？"

"当你开始感到焦虑时，你接下来想了什么？"

"在你有了那个想法之后，下一秒你的脑海中又闪过了什么？"

"当时你的注意力具体集中在哪里？"

通过这样的问题，干预师可以从最初的触发事件开始，通过一系列的想法、感受、感觉和行动，详细、逐个时刻地勾勒出反刍发生的顺序，并开始为患者描述反刍的过程。这可以让干预师了解患者会问自己哪些问题以及反刍的关键主题。密切关注"为什么是我？"等较为抽象和评价性的问题是非常有用的。这可以提示我们反刍的出入点，为可能的干预点提供线索。它还提供了一个具体的例子，呈现反刍给患者特定症状和困难造成的影响，这可以直接纳入对干预原理的介绍。

示例：宝拉

干预师：让我们举个例子来详细说明一下，看看我们是否能理解发生了什么。你能想一下最近某一次你开始担心的时候吗？

宝拉：几天前，我在公司想请个假，这让我很担心。

干预师：在我们去回忆当时的情况的时候，让我们慢下来，一个时刻一个时刻地回想，就像慢动作一样，这样我们就能尽可能多地了解发生了什么。最开始你注意到了什么？

宝拉：我开始感到有点躁动和紧张。

干预师：你注意到自己哪里有紧张感？

宝拉：我的肩膀很紧张。

干预师：当你开始感到紧张时，你心里在想什么？

宝拉：我在想会发生什么。我在想象如果我开口会发生什么，想着他们可能会拒绝。

干预师：你具体想象了什么？

宝拉：我看到我的老板看着我，好像我很蠢，然后告诉我不行，我想象自己感到羞愧。

干预师：当你开始这么想的时候发生了什么？

宝拉：我开始感觉更紧张。

干预师：然后紧接着发生了什么？

宝拉：当我真正提出问题并得到答案时，这种感觉就停止了。

干预师：发生了什么？

宝拉：我的老板真的同意了我的请求。

干预师：看来有一点很重要，那就是事情并没有像你预想的那样发展。让我们回过头来看看，从想象最坏的结果到提出这个问题之间发生了什么？我猜这中间发生了更多的事情。

宝拉：我当时对自己说，我必须问这个问题；拖延下去没有意义。机不可失，时不再来。我开始自我批评。"这太可悲了，我是个失败者""我能不能做个成年人，直接去问？"我感觉越来越糟，越来越难以开始。

干预师：好的，听起来发生了很多事情。让我们试着慢下来，以便更准确地捕捉发生的一连串的事情。请你尽可能在脑海中以慢动作回放所发生的事情，就像一帧一帧地观看电影一样。你刚刚想象你的老板对你说"不"，并开始感觉到自己的肩膀越来越紧张。接下来你想到了什么？

宝拉：我需要马上来做咨询。

干预师：好的，想完后的下一秒，你对自己说了什么？

宝拉：我告诉自己，我不能再拖了，我必须现在就去问。

干预师：那时你感觉如何？

宝拉：我越来越紧张，感到压力和紧张。

干预师：那你当时心里在想什么？

宝拉：我问自己："为什么我做不到？""为什么这么难？"

干预师：问完这些问题后，接着发生了什么？

宝拉：这时候我就会批评自己，觉得自己有多可悲。

干预师：出现这种想法之后呢？对你有什么影响？

宝拉：我开始感到沮丧，缺乏动力。

干预师：紧接着呢？

宝拉：我一直在想，为什么我觉得做这些容易的事情这么难，为什么我这么失败？为什么我总是这样？为什么每件事都这么难？

干预师：这让你感觉如何？

宝拉：越来越沮丧。

干预师：接下来发生了什么？

宝拉：我不停地批评自己，但随后我又会回到"我需要去咨询"的想法中。

干预师：然后呢？

宝拉：同样的想法又在我脑海中过了一遍。

干预师：好的，让我确认一下我的理解是否正确。你想到请假来咨询，但又想象你提出请假的话结果会不顺利，这让你感到焦虑，然后你又想起这件事有多重要，想知道为什么你不去做，为什么这么难，然后这些想法又会导致你想到自己是个失败者，让你感到沮丧，然后又回到"我需要请假"的想法。然后整个过程就会重复。是这样吗？

宝拉：是的。

干预师：你在公司的时候，这一连串重复的想法持续了多久？

宝拉：它在我脑子里翻来覆去大约一个小时。

干预师：听起来这一个小时对你来说很难熬，让你感觉更糟糕了，但积极的一面是，你确实设法摆脱了它，去问了那个问题。在你这样做之前发生了什么？

宝拉：我心想，情况越来越糟了，我一点进步也没有，我需要做些改变。我决定要问这个问题，并把注意力集中在我要说的话上。

干预师：然后你就问了你的老板，他同意了，之后你的反刍就停止了。是这样吗？

宝拉：是的，我觉得如释重负，紧张的情绪得到了缓解。

干预师：那么总结一下的话，好像采取行动而不是思考问题，实际提出问题而不是在脑子里想来想去，似乎是有帮助的？

宝拉：是的，没错。

干预师的思考

这段对话呈现了几个常见问题。它指出了干预师需要去推动和促进来访者回忆出完整的、具体的、从一个瞬间到下一个瞬间的想法的链条。这包括将整体描述分解成更小的具体片段，并放慢对所发生事情的描述。这一点至关重要，因为它有助于揭示反刍的动态过程——它是如何自我维持的，又是怎样被打断的。

这段对话展示了在出现循环思考的时候，干预师去总结和提供反馈，和来访者核对自己的理解是否正确是很重要的。这帮助我们去和患者强调想法的过程。

对这个具体事例的逐步解读，为完善宝拉反刍的初步概念化提供了更多信息。这证实了她的反刍是以人际关系为中心的，以及反刍是如何聚焦在理解和试图去增进她对于行动的确定感的。

最后，这个例子提出了反刍的潜在调节因素和替代反应，如决定去做某事、提出请求而不是仅仅思考。干预师需要强调这些，因为它们指出了可以在以后的干预中进一步展开的关键点。

示例：珍妮

干预师：上周有没有什么特别的事情让你开始担忧？有没有我们可以详细说说的事情？你这周什么时候最担忧？

珍妮：我对要出去约会很担忧。

干预师：约会是什么时候？

珍妮：星期五晚上。

干预师：那你是从什么时候开始担心的？

珍妮：星期二，我准备去上班的时候，开始感觉到焦虑。在上班路上，我的脑子里开始充满了关于各种可能发生的事情的想法。

干预师：你开始担心什么？

珍妮：我满脑子都是可能发生的事情、会出什么问题。我想知道我们是否有任何共同点。他会觉得我风趣吗？会觉得我漂亮吗？我会让自己难堪吗？

干预师：这些担心自己难堪的想法对你有什么影响？

珍妮：我感觉更加紧张，整个人都紧张起来。我发现自己很难集中注意力。

干预师：这对你有什么影响？

珍妮：真的让我很累很累。

干预师：问完这些关于他会对你有什么反应的问题之后，你接下来想到了什么？

珍妮：他可能会觉得我很无聊。这些想法循环往复，我变得越来越紧张，因为在一个小时的时间里，我一直在想象和思考所有可能出错的事情。

干预师：这种担心总共持续了多久？

珍妮：几乎一整天。

干预师：那它是如何结束的呢？

珍妮：晚上我和一个朋友出去了。然后第二天又开始了，我就顺其自然了。我已经把所有的乐趣都抛到脑后了，我把所有的时间都花在了担心上。

　　干预师：约会结果如何？

　　珍妮：约会非常愉快。但是，到我开始去约会的时候，我已经感到非常耗竭了，事后我还在反复回想一些事情。

　　干预师：你有什么办法可以减少担忧吗？

　　珍妮：我可以想想我们谈些什么，我可以计划一下我穿什么。

　　干预师：然后呢？

　　珍妮：我觉得我的掌控力增强了一些，但很快就又被担忧打倒了。

　　干预师：你们在约会时可以聊些什么？

　　珍妮：我们可以谈谈音乐。然后也许我们就无话可说了。

　　干预师：你们还能聊些什么？

　　珍妮：书和电影。

　　干预师：当想到你可以说什么时，你有什么感觉？

　　珍妮：我感觉好多了。在我脑子里，我希望能够掌控整个谈话，能够想出我要说的话。我总是担心没话可说。我会做错什么，我会做什么让自己难堪？我真的很担心自己笨手笨脚或打翻东西。我想象着自己在做一些令人尴尬的事情，想着"如果我打翻了饮料怎么办？""如果我被绊倒了怎么办？"我会有自己做这些事情的画面。

　　干预师：所以听起来，要把这些事情都想清楚，有一部分是为了能提前预防，做好准备，想想可能会出什么差错，然后想办法做其他的事情。听起来是这样吗？

　　珍妮：是的。

干预师的思考

这段对话呈现了几个常见问题。

第一，它很好地展示了珍妮的想法流，以及这些想法是如何相互促进的。它还让我们很好地了解到了珍妮反刍的内容，以及重复出现的担忧的类型。这进一步为我们证明了反刍是无益的证据。

第二，它展示了直接询问哪些因素可能会对改变或影响反刍是有效的。珍妮意识到，如果她专注于自己能具体做些什么，就能减少担忧和反刍。这就向我们提示了一些可能对她有帮助的干预措施（如具体的思维方式、问题解决、角色扮演）。

第三，这一对具体事例的逐步拆解为完善反刍的功能的初步概念化提供了更多信息。它表明，这种担心具有一种准备功能，目的是试图去预防未来可能出现的困难，尤其是在关于不知道如何与他人相处的议题上。干预师可以和患者共同讨论反刍的潜在功能，而这段对话展示了如何在患者的回答的基础上直接开展讨论。

示例：露丝

干预师：让我们举个例子来详细说明一下，看看我们是否能理解发生了什么。你能想到最近什么时候出现过反刍吗？当我们去回想那件事的时候，让我们慢慢地、一个瞬间一个瞬间地回想，就像慢动作一样，这样我们就能尽可能多地了解发生了什么。

露丝：周二带孩子回家后，我感觉有压力、紧张，发现自己一直在纠结一些事情。

干预师：如果能确定反刍开始前到底发生了什么，会对我们很有帮助，看看我们能否发现触发事件。在你开始紧张之前发生了什么？

露丝：我去上课了，然后带孩子们去了公园。

干预师：当时你感觉怎么样？

露丝：我感觉很好，很乐观。

干预师：好的，你什么时候注意到自己开始纠结一些事情的？

露丝：是在我们都回家之后。我们到家大约一个小时后，我发现我的情绪开始低落，我觉得受够了。

干预师：好的，这听起来是一个需要我们了解更多细节的重要时间点。

让我们一秒一秒地看看。回家的第一个小时你在做什么？

露丝：我开始做一些家务，整理房间，熨衣服。

干预师：那你周围还发生了什么？比如，孩子们在做什么？

露丝：我的大女儿在看电视，小女儿坐在厨房的桌子旁，应该是在做作业。

干预师：好的，所以你在家里忙活，孩子们坐在一旁看电视或做作业，一开始你感觉还好，是吗？

露丝：是的。

干预师：你什么时候发现自己的情绪变得低落了？

露丝：在做家务的时候，我在想，我是多么讨厌做家庭主妇，我对所有这些事情都受够了。

干预师：你能准确地回忆起当时脑海中闪过的念头吗？你注意到的第一个想法是什么？

露丝：我想我又要回到日复一日的生活中去了。

干预师：那这个想法给你带来什么感觉？

露丝：我感到疲倦、无聊和烦躁。

干预师：紧接着那个要回到日复一日的生活中去的想法之后，你又想到了什么？

露丝：我想，我懒得做了。这太枯燥、重复、折磨人了。

干预师：这些想法产生了什么影响？

露丝：我的情绪变得更糟了，更加低落和烦躁了。

干预师：接下来发生了什么？

露丝：我当时在厨房里，我女儿没有专心做作业，这让我更烦了。

干预师：当时你想到了什么？

露丝：她连努力尝试一下都没有。

干预师：你当时做了什么？

露丝：我告诉她要专心做作业，但她也没有专心做。

干预师：你当时怎么想的？

露丝：我想，这有什么意义呢？我得不到任何人的尊重，没有人会听我的话。

干预师：当你有这些想法时，对你的感受有什么影响？

露丝：我越来越烦躁了。

干预师：当时你做了什么或说了什么？

露丝：我开始唠叨我的女儿，然后就离开了房间，当时感觉非常恼火。

干预师：当时你脑子里在想什么？

露丝：我甚至做不了一个好父母。为什么我连这个都做不好？

干预师：你当时感觉怎么样？

露丝：烦躁、沮丧、乏味。

干预师：然后呢？

露丝：我的想法不断陷入同样的负面循环，反反复复。比如"我为什么要让它影响我？""我的过去会回来纠缠我吗？""这是我的错吗？""我为什么这么可悲？"

干预师：这种情况持续了多久？

露丝：一直持续到我上床睡觉。

干预师的思考

这个例子再一次说明了干预师需要去推动和促进来访者回忆出完整的、具体的、从一个瞬间到下一个瞬间的想法链条。这包括将整体描述分解成更小的具体片段，并放慢对所发生事情的描述。这一点至关重要，因为它有助于揭示反刍的动态过程——它是如何自我维持的，又是怎样被打断的。

这段对话帮助干预师去识别露丝反刍的潜在预警信号和线索。看起来，出"我又要回到日复一日的生活了"和感到无聊可能是会触发反刍的风险点。了解到这一点能够帮助我们计划，明确对于露丝来说什么时候去练习替代反应，以及把它和什么触发线索联系起来更好。它也表明，干预师和露丝应该在未来的事例中注意这一预警信号和其他类似的信号。

这段互动还为露丝的反刍可能具有的功能提供了线索。一种可能是，反刍的功能是帮助她理解过去的问题，以防止它们再次发生。另一种可能是，反刍的功能是试图去避免一个不想要的结果——露丝认为自己没有取得任何成就，只是一个家庭主妇。这种反刍可能有其激发动机的一面，那就是通过纠结于自己没有取得的成就，给自己施加压力，让自己去做更多。

干预师注意并记录露丝向自己提出的大量"为什么"问题也是非常有用的。这表明她的反刍具有抽象、分析性思维的特点。这表明，一种可能的干预措施是让她转而进行更具体的思考，例如，在"为什么—怎么做"实验的基础上进行思考。通过查看这份清单，向她指出她在问自己多少个"为什么？"类型的问题，并考虑她可以尝试的其他方法，可能会有所帮助。

自测题答案：思考露丝的概念化

- **反刍开始之前发生了什么？**

露丝产生反刍的潜在前因和诱因包括：想起童年、想起没有完成的事情、当她不太忙碌或没有在做事的时候、当她独自一人时、当她的孩子们上床睡觉时、当她担心生活就这样过去而自己没有任何成就时。

- **这是否意味着可以改变环境或患者的行为来减少反刍的诱发？**

这表明，改变她的生活习惯可能会有所帮助（例如，反刍往往在孩子们上床睡觉后开始，因此，计划在那时进行一项活动可能会有所帮助）。反刍似乎有很强烈的触发因素，比如关于事情没有达成的想法和记忆，因此如果把这些作为在"如果—那么"应变计划中的预警信号，并针对这些信号练习积极的替代行为，可能会很有效。

● 反刍之后发生了什么？其影响是什么？

反刍会带来挫败感，增强烦躁的感觉，减少动力。

● 反刍可能是如何发展出来的？

可能是在青少年时期，由于无法融入而试图去解决这个问题而发展出来的。

● 这对于向患者解释干预原理有什么帮助？

这说明，有充分的证据表明，反刍是无益的，而且是一种习惯。这可以提供一些背景资料，说明这是一种可以理解的反应，可能是她在青少年时期遇到困难时的一种反应。

● 这对反刍的潜在功能有何启示？

反刍的关注点是思考"为什么我没有在生活中做更多？"反刍的潜在强化功能包括：

（1）试图了解事情为什么会这样，以防止它继续发生；

（2）确保过去未完成的任务不会被遗忘，并且还保持关注，以防止她以后偷懒（提醒她保持压力状态）。

● 如何进一步验证这一假设？

与露丝共同讨论；查看反刍的具体事例，看思维模式是否一致；进行行为实验，看提供替代行为是否会减少反刍。

● 在讨论具体事例时，我需要更详细地了解哪些细节？

从反刍的事例中可以了解到潜在的、会强化反刍的结果。你可以问露丝，反刍会避免或阻止什么事情发生，如果她停止反刍，会发生什么？这些问题可能会让你对反刍的具体功能有所了解。

● 下一步可能采取哪些干预措施？

（1）如上所述，可以制定"如果—那么"应变计划，对识别到的触发因素作出替代反应；

（2）由于露丝的抽象、分析性的"为什么？"问题居多，练习以更具体的方式思考问题可能会有帮助；

（3）由于她注重完成任务，明确聚焦在活动安排和目标设定上来替代反刍可能会有帮助；

（4）如果关于"反刍是对自我的一种鞭策，以避免未来的失败（尽管不成功）"的假设是正确的，那么为露丝提供另一种更有建设性的方式来激励和鼓励自己可能会有帮助（例如，自我慈悲训练）；

（5）露丝提供的事例表明，当她从事创造性工作（如参加艺术课程）时，她的反刍会减少。这就提供了一种可能性，即专注方面的工作可能会有帮助。

第5章

干预原理和目标设定

除了评估之外，前几次会谈还需要让患者适应反刍干预模式，提供一个对抑郁、反刍和干预如何发挥作用的原理的解释，并结合一些简短的干预措施，让患者在干预早期就获得一些积极的体验。发展出一套详细而有说服力的干预原理的介绍非常重要，原因有二。首先，一个好的干预原理介绍能让患者觉得干预有可能有所帮助，从而减少绝望感。其次，反刍的患者通常会花费大量的精力去理解事情为什么会这样。为他们的抑郁提供一个令人信服的理由和解释，可能会暂时有助于减少这个特定方面的反刍。

第1节 干预原理

对干预的引入需要从第一次会谈就开始。和患者讨论最近的一个问题或反刍事件的例子，有助于我们用他们自己的经历和语言来为他们建立干预模型。因此，从初始评估开始，对干预的适应就自然而然地开始了。对干预的适应应该聚焦在显示前因、行为和结果之间的联系上。根据患者自身的经历绘制简单的图表尤其有用。总结反刍的过程，画出反刍事件的顺序，并将其作为一种常见模式进行讨论，也会有所帮助。重点在于，要将反刍（用患者自己的话标注）和回避放在图上，并显示出这两种行为是导致抑郁维持的原因。在图表中列举这些行为的具体例子也会有所帮助。有关反刍的讲义可用于支持这种心理教育。

患者的症状和经历越能被正常化越好，因为许多有极端反刍症状的人往往认为自己很古怪、与众不同、有缺陷，并沉浸于在自己和他人之间进行负面比较。强调患者反应的内在逻辑很有帮助（例如，"如果我相信这一点，我也会这样做""如果这件事发生在我身上，我很难把它忘掉""考虑到这些结果，反刍继续出现是有道理的"）。

介绍干预原理的要点有：

1. 反复出现的负面思维（担忧、反刍）和回避使抑郁情绪得到了维持。

2. 在适当的情况下，反刍和回避都是很正常的，而且在一定程度上是有帮助的（即"你使用它们并不奇怪——其他人也都使用它们"）。

3. 然而，当过度使用它们或失去平衡时，它们就会成为问题。

4. 过度使用出现的原因在于过往的学习，要么是模仿他人，要么是在以前的经历中了解到反刍是一种有用的策略，即认为反刍是有益处的。

5. 通过在过去的经历中被反复使用，反刍已经成为一种习惯，这使它成为一种自动化的行为，经常在不知不觉中被触发。

6. 因为反刍是习得的，所以可以学习一种新的更具适应性的策略来替代它。

7. 干预师会根据你自己的经验，指导你学习一种新的、更具适应性的方法，你也会从干预师那学到更广阔的视角。

8. 由于反刍是一种习得的习惯，要改变这种习惯，就需要提高对诱发反刍的原因的认识，并通过反复练习来改变这种习惯。这需要时间和努力，但这是可行的。

关于反刍和回避的初始讲义详细介绍了这些要点。与标准的认知行为疗法一样，干预师会定期征求反馈意见，以检查患者是否觉得这些信息有意义并与他们相关（例如，"这与你的体验相关吗？"）。

下文所示的脚本提供了一个总体的指南，说明在向患者介绍干预原理时应该说什么。不过，在每次使用时需要进行修改，用患者自己的语言和经历，纳入他们具体的例子。

反刍和回避维持了抑郁症状

"我们已经看到，你花了很多时间沉浸在消极的想法中，在脑海中重复着一些事情。此外，我们还看到，你越是这样，你的感觉就越糟糕，你就越没有动力。我们还谈到了你是如何回避一些情境的。例如，当你变得抑郁时，你就不再做（举患者自己经历的例子）。

"我对你行为的这两个方面很感兴趣，因为我相信它们与你抑郁症状的维持有关。有证据表明，纠结于某些事情和回避某些事情会使抑郁持续下去。在你的体验中，这听起来有道理吗？

"你自己的经历中有这样的例子吗？例如，当你停止外出时，你会持续感到越来越悲伤（也许可以参考一张显示思维、行为和症状之间关系的图表）。此外，尽管你花了很长时间思考问题，试图解决它们，但似乎很少能得出有用的结论，只是感觉越来越糟（使用患者评估中的例子，即随着患者的反刍，情绪越来越糟）。

"反复纠结、担心、分析和思考不愉快的事件、感受和问题被称为反刍。如果反刍的时间长、次数多、程度严重，就会产生问题，导致焦虑和抑郁，减少动力，导致拖延，减少与世界的直接接触。你给我举了一些最近的例子（在可能的情况下，用患者自己的经历举例说明）。通过这些方式，反刍、纠结于负面事物会成为'中心引擎'，不断为抑郁提供燃料。

"同样，避免危险和痛苦的情况似乎是一种明智的反应，但随着时间的推移，这意味着你做的事情越来越少，你获得积极体验或发现处理事情的新方法的机会也越来越少。这也会让抑郁进一步持续下去。"

反刍和回避是正常的

"反刍是我们对困难的正常反应，尽管它通常会相对短暂，而且仅限于某一特定问题。当遇到问题时，人们自然会试着去解决它、想办法、通过思考来达成理解。事实上，对事物的思考是有帮助的，例如，它可以帮助我们解决实际的问题。人类取得的大多数技术进步都是对事物进行思考和分析的结果。"

反刍可能成为问题

然而，我们发现，在以下情况下，"思考"可能是无益的：

● 对不恰当的问题进行思考，或思考范围过广。

● 失去思考与行动之间的平衡，或者思考本身成为目的。如果思考是行动的指南，而行动又为进一步的思考提供信息，从而使二者相互促进，那么思考就是有益的。但是，如果思考变得比行动更频繁，或者思考取代了行动，那么我们最终就会陷入拖延和逃避，问题也就无法得到解决。例如，想象一下你的汽车无法启动。思考汽车无法启动的原因，并找出可能导致汽车无法启动的原因（如火花塞有问题、发动机太冷、电池电量太低），这将有助于解决问题。但要使这种思考有所帮助，你需要积极地进行调查（查看引擎盖下的情况、尝试不同的方法等）。仅仅思考是解决不了问题的。同样，只行动而不去思考也可能解决不了问题，例如，反复转动点火钥匙。因此，平衡很重要。

● 思维方式可能也很重要。让我们想象一下，问"为什么汽车无法启动？"和问自己"为什么这样的事会发生在我身上？"之间的区别。问这两个不同的问题有什么效果？哪个问题更有帮助？

过度反刍是习得的

"过度反刍不应被视为一种正常反应，也不应被视为性格的一部分。事实上，反刍是一种特定的习得性反应——我们可以学习新的、不同的反应来替代它。学会反刍是因为有人教我们这样做，或者是因为曾经在某些时候这样做会得到某种回报或好处。"

此时，干预师会在评估中回顾反刍的个性化发展过程，以说明反刍是如何被习得的。这包括讨论在某些有限的情况下，反刍可能是适应性的（例如，为了避免陷入麻烦；试图理解困境发生的原因；为最坏的情况做好准备）。在这里，重要的是将患者的反应正常化，因为担忧或反刍的倾向很可能是对真正困难的情况或长期压力的一种可以理解的正常反应。干预师承认，这些情况可能会导致任何人通过沉浸在问题或困难之中，由此试图解决它。这样做的一个优点是，它允许干预师直接与患者共情，并明确承认他们所面临的真实的困难。根据我的经验，许多抑郁症患者都面临困难的生活环境。承认这些真实的困难并认可患者的经历，而不是弱化或质疑她的困难并直接进入问题解决阶段，是有价值的。花时间去见证这些真实的问题，讨论为什么患者花时间反复思考这些问题是自然的、可以理解的，这是建立良好干预关系的关键一步。如果做不到这一点，患者就很难信任干预或干预师。

过度反刍和回避形成习惯

干预师的目的是向患者传达以下观点。首先，像任何习惯一样，反刍起初很难改变，当患者压力过大时往往会反复出现。其次，像任何习惯一样，反刍通常是自动的，由内部和外部线索触发，往往是在意识之外。反刍会再次出现，这是很自然的，患者不应该在反刍出现时批评自己。相反，应该鼓励患者只是温柔地回到他们已经学会的新策略，并将此视为进一步练习摆脱习惯的机会。

"我们将担忧视为一种习惯。习惯是一种自动的反应方式，是在反复发生的情况和场合中习得的，因此它是在没有意识或意图的情况下被触发的。当担忧一类的反应与同类的情境反复同时出现时，这些情境就会成为触发习惯的自动因素。例如，一个人与朋友在酒吧社交时经常吸烟，就会养成一种习惯，以至于下次再去酒吧时，她会发现自己不假思索地就点上了烟。

同样，在你以前出现担忧的情境中，比如压力越来越大的时候，也会自动引发担忧。听起来，感觉紧张以及与他人进行比较，对你来说可能就是这样一种触发担忧的线索。是这样吗？"

我发现，用这种"习惯"的表达方式对患者很有帮助，因为它简单、易于理解、有道理，还能减少污名化。每个人都能想到好习惯和坏习惯的例子，也能理解改变一个习惯可能需要什么，比如意识到它何时发生并反复练习。这也有助于患者将反刍视为一种有别于性格的、可以改变的东西。许多患者在接受干预时都会说："这是我一直都在做的事情。这是我性格的一部分。"将反刍表述为一种习惯性行为，为改变提供了可能性。

反刍能通过学习新策略来替代

"好消息是，由于担忧是一种习得的习惯，我们可以用其他更有用的策略和反应来代替它，而这些策略和反应是通过学习得来的。这种疗法将专注于学习新的反应，重新平衡行动和思考，找到更好的策略来减少反刍和回避，并帮助你实现目标，减少抑郁。我们会重点从你自身的经验出发。有的时候你能很好地处理问题，有的时候你不能那么好地处理问题，我们想从那些你把问题处理得很好的时候学习经验，从而让这种情况更经常、更稳定地发生。"

这种强调从患者自身经验中学习的做法非常重要，因为它肯定了患者确实拥有一些资源和能力。通过聚焦于干预可以如何建立在患者已经能做好的事情的基础上，可以为患者赋能。这种设计的目的是去认可患者。这与干预师仅作为专家向患者提供新的解决方案的干预方法形成鲜明对比，后者可能会让患者觉得自己很愚蠢或软弱，因为他们自己没有想出解决方案。这种方法有助于患者参与到干预中来，并建立自信和乐观。它自然而然地使干预师充当了支持和指导患者的教练角色，而患者则必须努力进行日常练习。这与详细的功能分析工作是一致的，并为它奠定了基础。

　　向患者询问他们可能曾尝试改变的其他习惯，以及他们过去的相关经验是非常有用的，例如，"你从尝试改变这个习惯中学到了什么？"改变习惯的好例子包括学习新的生活习惯、选择新的上班路线、开始锻炼或戒烟。其他有帮助的问题包括：

　　"在你学习这些新技能的过程中，有什么是对你有帮助的？你是一学就会，没有出错吗？在学习过程中，有哪些阶段似乎进展顺利，哪些阶段进展不顺利？旧习惯有没有卷土重来的时候？你能从那些时候学到什么？它是否需要时间才能变得更加自动，以至于你不需要去思考？"

　　这些问题能帮助患者建立符合实际的期待，并改善学习习惯的计划。例如，对于珍妮，干预师可能会说：

　　"从你的亲身经历中我们可以看出，担忧和反刍是你的主要问题，这导致了你的焦虑和抑郁。你提到自己总是能找到一些事情来担忧，这种担忧让你更加焦虑、低落、疲惫。对于抑郁和焦虑症患者来说，这是很常见的经历。正因为如此，我们认为反刍和担忧是推动抑郁和焦虑症发病和维持的核心引擎。最新的科学证据也证明了这一点。如果我们能够消除这种担忧，通常会大大改善症状，而且还有助于提高生活质量。你觉得这听起来有道理吗？

　　"担忧和反刍是你以前在干预中谈到过或尝试改变过的吗？我们的经验是，人们以前往往没有直接关注减少担忧和反刍。如果不改变这种反应方式，就很难获得明显的好转。因此，这种疗法会刻意针对担忧和反刍，因为我们相信这是减少抑郁和焦虑的最佳方法之一。你觉得怎么样？有打动你吗？"

干预会训练个体去学习新方法

　　"这种疗法将引导你改变担忧的习惯，养成对你更有帮助的习惯。你觉得怎么样？

　　"我们会一起努力来实现这些改变。我会作为你的教练，给你建议和支持，指导你该怎么做。你会像运动员一样，为了变得更好而付出所有的努力。心理干预就像训练一样，你练得越多，就能做得越好。此外，你将利用自己现有的技能和能力来改变习惯。你是你自己的专家——你对自己的了解和你过往的经历为我们提供了非常好的资源，让我们知道什么可能会对你有帮助。我们会一起了解那些你能更好地应对问题的时刻，看看我们能从中学到什么，这样我们就能让这样的时刻更经常、更稳定地、在你最需要的时候发生。我们会利用你自己的经验来发展你的技能，找到担忧的替代方法。这听起来会对你有帮助吗？"

改变反刍的习惯意味着对反刍的触发事件保持觉察

"改变习惯的诀窍在于意识到习惯的诱因，然后重复地练习一种更有帮助的反应，而不是不想要的习惯。因为听起来你担忧的习惯相当顽固，所以它可能会需要大量的练习来学习一种更好的反应方式。这不会一蹴而就，但随着时间的推移，它可以逐渐被改变。"

在介绍这一原理之后，从患者那里获得反馈，并核对患者是否对所讨论的内容存在任何疑虑、担忧或问题是非常有用的。在这一阶段（通常是第一次和第二次会谈），和患者讨论人们通常会反刍的不同主题，预先解决可能会出现的有关反刍的问题，也是很有帮助的。

与患者讨论这一点有助于确保我们没有遗漏任何重要的主题，并让患者放心，干预师对他的问题和经历有一定的了解、洞察和理解。例如，干预师可以这样说：

"很多人的反刍（用最贴近患者的理解的词代替）是关于症状和情绪反应的——关于感到悲伤、自己没有好转、感到愤怒。它可能会让人觉得为某事而烦恼是愚蠢或微不足道的。重要的是，你要记住，情绪是一种正常的反应，而且往往对我们很有帮助。你有这种情况吗？你能跟我说说吗？"

反思反刍与人际关系之间的联系可能也会有所帮助，例如：

"很多人的反刍也关于和其他人的人际关系——比如，他人会怎么看我？你是否发现自己经常对过去的事情进行事后总结，检查自己做了什么？这些主题是否会引起你的共鸣？反刍还与回避有关——回避人群、回避工作、拖延事情——你的经历是怎么样的？"

我建议在干预初期就与患者讨论，回避和反刍的问题也有可能在干预会谈中出现，所以你要尽快把这个问题加入议程。不妨这样说：

"在你的生活中，可能在某种程度上反刍无处不在，这让我觉得在这里，在我们的会谈中，也很有可能出现这种情况。如果在我们会谈期间的任何时候，你发现自己开始纠结于某些事情或回避某些事情，请马上告诉我。这种情况很有可能发生。如果可以，我会尽量注意到这一点，但我不可能每次都发现。因此，我会问你是否觉得自己开始担忧或反刍了，我希望你在注意到这种情况时告诉我。在会谈中，在这里找出这个问题，能为你提供一个非常好的机会，让你练习发现这些行为，然后就在此时此地学习到减少这些行为的新方法。"

苏格拉底式提问可以用来探讨学习新技能为何需要反复练习，以及在熟练掌握某项技能的过程中，可能会出现一些小插曲、错误，以及事情似乎没有好转的时期。

对某些患者来说，针对特定主题进行更具体的心理教育可能会有所帮助。对抑郁和情绪的讨论尤其有用。

抑郁

对于抑郁并反刍的患者，必须澄清他们对抑郁的理解。需要和患者强调的是，"对抑郁感到抑郁"是正常的。经常反刍的患者会问自己："我为什么抑郁？"

回顾一下我们对抑郁的了解，以及可能导致抑郁持续存在的潜在生活事件和/或应对策略是非常有用的。抑郁症的行为激活模型在这里很有用，这一模型强调，经历丧失使人与有回报感的事件失去联系，而回避又进一步维持了问题。强调抑郁的具体症状（如疲惫、注意力不集中）并帮助患者认识到他们的表现下降可能是疾病的结果，而不是反映了他们个人的某些问题（如"我很懒或很没用"），是很有用的。有些患者会反刍自己的不足，为找不到抑郁的戏剧性原因而感到焦虑和内疚。因为他们没有经历过严重的创伤，他们觉得自己没有充分的理由抑郁，所以他们得出结论认为自己只是在自我放纵。在这里，多了解一些患者的背景以及他们对正常和表达情感的信念，并提供有关抑郁症有多常见的信息可能会有所帮助。同样，解释人们如何在没有经历极端事件的情况下同样容易患上抑郁症也是一个好主意，尤其是对于反复发作的抑郁症患者，他们的后续发作往往是在没有任何重大生活事件的情况下发生的。关于抑郁症可能存在遗传易感性的观点也会有助于消除患者对疾病的一些自我批评。

回顾易感性是如何发生的也很有用，例如，在童年习得反应模式，然后在以后的生活中继续使用这些模式，可能会使抑郁症持续存在。干预师强调，这些反应模式在习得时可能是有用的或具有功能性的（例如，对一个虐待的、暴力的家长听话以避免陷入麻烦），但这些模式被过度习得和过度泛化，因此它们继续被应用于其他情况，而在其他情况下，它们可能不是那么好的策略。我们把干预解释为一种学习如何去替代这些反应模式的方法。

情绪

提供有关情绪的心理教育以挑战有关情绪的负面信念（例如，情绪是软弱的表现）也是有益的。对抑郁产生悲伤的情绪是正常的。悲伤的情绪会增加我们的消极倾向。此外，情绪并不是软弱的表现，而是向我们发出问题的信号，也是调动资源帮助我们解决问题的一种方式。

下面的例子说明了我们可以如何解释这一点：

"焦虑会增强唤醒，让我们的身体做好行动准备。想象一下，你在灌木丛中走着，看到了一头狮子——焦虑的作用会增强你逃跑的能力。同样，悲伤会告诉我们，我们在某个项目上的进展不尽如人意，或者失去了一些对我们来说很重要的东西。如果我们关注这些感觉，我们就能确定我们失去的是什么——我们就能停下来思考下一步该怎么做。与悲伤有关的退缩可能会给我们提供一个机会去放弃不切实际的目标，保存我们的能量。它还有一种社会功能——悲伤可以帮助我们从其他人那里获得帮助，降低其他人对我们的攻击性。"

探讨悲伤、愤怒等情绪是正常和有功能的，可能会对患者有所帮助。相反，我们对这些情绪反应的反应可能才是问题所在。反刍和回避就是对情绪做出无益反应的绝佳示例。这些信息可以帮助患者减少对自己的批评。

第2节 目标设定

此外，对干预的适应可以与干预目标设定联系起来。使目标尽可能具体和明确很重要，聚焦于短期目标（未来几周）、中期目标（未来几个月）和长期目标（6个月至2年）。在初步评估、初步功能分析和提供干预原理后的最初几次会谈中，目标的设定就开始了。目标设定将确定干预的主要目标和方向。

有助于激发目标的问题包括：

"你希望在干预中朝着什么目标努力？"

"你希望事情在哪些方面有所不同？"

"你最想改变目前的什么状况？"

"有哪些事情是你在抑郁之后停止做，但是想要恢复去做的？"

"有哪些事情是你在抑郁之后开始做，但想要改变的？"

"如果你没有抑郁，你会做哪些不同的事情？"

目标结构

对于目标的设定，全面评估和探讨患者的目标结构是非常有用的。这些目标是否现实、有细节、具体、可实现、有时间限制、相互一致，并且会对患者有益？在目标设定中关注这些问题对于反刍患者来说至关重要，因为他们的很多反刍都是关于自己无法实现目标的。因此，我们不想让患者对他们无法成功实现的目标产生更多的担忧，从而加重他们的负担。相反，我们希望与他们一起调整目标，使其实现的可能性最大化，从而减少反刍。

在考虑目标和计划时，使用并向患者传授SMART口诀是非常有用的，SMART是Specific、Measurable、Achievable、Realistic、Time-limited（具体的、可测量的、可实现的、现实的、有时限的）的缩写。

具体的

目标或计划要聚焦、具体，细分为多个小步骤，并列出目标实现的方式、时间、地点和对象。

可测量的

目标应该能够在行为层面上有足够详细的描述和可操作性，能够对其进行评估和监测。在制定具体和可测量的目标时，一个重要的考虑因素是要判断这些目标是作为趋近目标（追求某件事情）还是作为回避目标（试图避免某件事情）。许多抑郁症患者和有反刍行为的人的目标都侧重于回避而非趋近。在反刍干预中，让患者从回避目标转向趋近目标是我们针对回避目标的另一种方法。在评估目标时，可以问患者："你是想得到你需要的东西，还是想避免你害怕的东西？"有证据表明，趋近目标比回避目标更有益，能带来更好的情绪体验。趋近目标更容易实现，因为其成功有一个明确具体的标志，而回避目标没有一个明确划定的终点来判断你什么时候成功了，也就是说，你永远走不到路的尽头，等待你的只能是失败。此外，回避型目标使人们更加关注事情可能出错的地方，因此他们对负面信息比正面信息更加敏感。例如，"不要抑郁"是一种回避目标，"不要让别人生气"或"不要总是哭"也是一种回避目标。重要的是要将这些目标重塑为趋近目标，这可能会需要一些改变（例如，"我想要快乐"，然后可以根据患者如果快乐的话会做的具体活动来定义）。

可实现的

目标应该是可以实现的——是在患者所处的环境和世界中，可以获得期望的结果。这应该是可以发生的事情，假定患者具备做正确事情的技能和能力。如果即使患者做对了一切，结果也不可能出现，那么这个目标就不能被认为是可实现的。目标之所以不能实现，往往是因为实现它需要发生一些患者无法控制的事情（例如，需要其他人答应自己的请求，即使无论要求是否合理，所有的证据都表明对方对于请求会不予回应）。例如，期望施虐的伴侣停止施虐是不可能实现的。无论患者做什么，这种情况都极不可能改变。在这种情况下，重新定位患者可以立即实现的、并在其可控范围内的目标是非常有用的。例如，当与一个倾向于自私、不听别人意见的人相处时，目标可能是让患者提出自己的要求，而不是让对方同意。考虑目标的这个方面很重要，因为它可以提醒患者，事情的结果并不完全取决于他们自己，即使做正确的事情也不一定总能成功。这也会很有用，因为它可以帮助患者看到自己已经尽了全力。在环境的某个方面不可能提供期望结果的情况下，可以对目标进行有益的重构，把重点放在改变环境上（例如，离开一段关系）或集中在环境的其他方面（例如，"其他人能否提供帮助和支持？"）。通常情况下，如果目标侧重于内部或患者主导的行为改变（感觉更有信心并准备好应对工作、寄出申请表），而不是外部环境的改变（拥有一份工作），那么这个目标就更容易实现，因为外部环境的改变是无法保证的。

现实的

患者能否切实地做些什么来实现目标？患者现在就尝试解决目标是否现实？假设目标可以实现，患者是否具备达成目标的技能、能力和背景？理想情况下，一个目标应该刚好领先于患者现在所处的位置，比她目前所处的位置前进一小步。如果目标在当下是不现实的，应找出阻碍目标变得现实的原因，并调整目标，以克服障碍，或设定一个新的子目标，来朝着最终的目标努力。如果目标看起来不现实，那就找找是什么让这个目标变得不现实。是患者想要的太多、太快了吗？

有时限的（有环境限制的）

目标或计划要有实现的时间顺序，并设定实施的时间。

在干预开始制订计划时，需要明确讨论这种设定目标的方法。每当患者的计划成功或失败时，复习一下SMART口诀也是很有用的，这样他们就能从自己的经验中学习，并将SMART方法中更有用的方面应用于今后的情况。关于目标设定的讲义（讲义3，目标设定）提供了这方面的更多细节，供患者作为家庭作业阅读。

目标冲突

在研究反刍和研究人们如何设定目标时，干预师可能还需要考虑一些额外的问题。首先，干预师处理完所有SMART问题后，需要检查患者的目标是否相互冲突，因为这往往会造成反刍。如果存在相互矛盾的目标，患者就需要重新回顾自己的目标并确定优先次序，删除或修改目标以消除冲突。目标相互矛盾的一个例子是，希望别人能正确做事，又希望永远不用与别人有不同意见。

在制定了目标清单后，明确询问其中是否有相互冲突的目标，以及这些目标是否与更普遍的价值观相冲突，是非常有用的。例如，干预师可以问：

"这些目标中是否有背道而驰的？"

"这些目标中是否有与你的信念或价值相冲突的？"

"这些目标中有没有一些没有体现你的重要价值的？"

如果存在任何冲突的目标，干预师会帮助患者重新回顾每个目标的重要性、现实性、可实现性和情感重要性，然后找到更加平衡、不冲突的版本。这可能包括询问每个目标的优缺点是什么，这些目标是否可以实现，以及这些目标可能有哪些更现实的版本。

确保目标与患者的核心价值相关非常重要。可以通过询问以下问题来评估价值：

"什么对你来说很重要？"

"哪些价值让你的人生有意义？"

"哪些价值让这些活动看起来是值得的？"

"什么给了你生活的目标？什么曾经是你的生活目标？如果你能够做任何事情，对你来说最有意义的事情是什么？"（如果人们抑郁到目前认为什么都没有价值，这些问题可能是有用的替代方法）

"这些目标是否反映了其他人的价值？"

"如果没有人知道你的成功或失败，这个目标对你来说还重要吗？"

"你是在为别人的认可而奋斗，还是在为自己的价值而努力？"

"如果成功实现了这个目标，你会开心吗？"

"如果成功实现了这个目标，你会不开心吗？"

"如果这个目标不能带来某些结果（如表扬、成功、晋升、金钱），它还会那么重要吗？"

第3节　家庭作业

初始会谈中的家庭作业往往导入是相对简单的，聚焦于进一步的心理教育和信息收集，除非是在分析患者的困难后发现适合立即采取简单直接的干预措施。常见的家庭作业计划包括：

1. 让患者阅读相关讲义并准备讨论和问题，以强化会谈中提出的观点。

2. 让患者听会谈录音，以便进一步思考和演练所讨论的内容。

3. 填写每日记录表，重点收集有关反刍的更多信息。这样的表格很自然地和会谈中对于一次反刍事件的具体分析衔接起来，并可以辅助更具体的功能分析。

介绍自我监测

预警信号

教会患者发现反刍和回避的早期信号，可以增强他们对这种行为的意识，帮助他们尽快实施替代策略。意识到早期信号可以减少反刍和回避的习惯性。自我监测通常是第一项家庭作业，同时还要去听会谈录音。作为干预中的第一项干预措施，通常会指导患者进行自我监测。

对反刍进行自我监测的原理如下（可以很容易地调整以下的原理来说明回避的问题）：

"负面思维持续的时间越长，它就会越糟糕，就越难停止，也就越容易变得自动化。相反，你越能发现反刍，越能意识到它，它就越不会成为习惯，也就变得越弱小。你越早发现沉浸于负面想法的早期信号或诱因，你就能越早停止它，也就能越早用不同的反应替代反刍。要改变任何习惯，第一步就是要更多地意识到这种习惯，知道它什么时候发生：如果你没有意识到它，几乎不可能改变它。

"尽早发现反刍，然后尽快干预，这样做的额外好处是可以延长没有反刍的时间。此外，如果你在出现反刍的早期信号时反复使用与反刍不同的反应，那么这些诱因就会与积极反应而不是反刍联系在一起。因此，提高对反刍诱因的认识有很多好处。更多地意识到早期信号将帮助你把反刍'扼杀在萌芽中'。"

了解到反刍与特定的信号和诱因有关，有助于患者了解反刍是一个过程，不会突然出现。干预师和患者共同努力，找出患者即将产生反刍的最早信号。干预师需要再三确认是否无法识别出更早的信号。干预师告诉患者，反刍是由环境、人际反应、想法、画面、感受、行为和感觉之间的螺旋式互动引发的。患者需要监测所有这些外部和内部的触发因素。

使用"寻宝"的比喻是很有帮助的，即要求患者寻找反刍和负面思维的信号。问"你本周发现了哪些新的、更早的线索？"其他有用的比喻是侦探寻找线索或科学家测试假设和进行实验，尝试找到最早的预警信号。在每次会谈开始回顾家庭作业时，干预师会检查患者本周是否注意到任何更早的预警信号。

干预师鼓励患者在数周内将信号和触发因素作为家庭作业记录下来。这项家庭作业可以是记录一个不断扩大的信号和线索清单（如触发因素——信号清单），也可以是记录反刍日记，患者在日记中记下关键的反刍事件，作为每周自我监测评估的一部分（讲义6，反刍经历记录表）。一旦开始了自我监测，就必须在下一次会谈开始时回顾自我监测的情况，以及是否观察到任何新的信号。这一讨论可参考讲义4"自我监测"。

评估反刍

我们使用两种不同的记录表格来监测反刍干预中的反刍。

第一种表格，即讲义5"追踪反刍和回避"，用于评估反刍的频率、持续时间、强度和可控性。该表格有助于确定干预期间反刍是否每周都在变化，从而评估干预是否有效。与标准的抑郁反刍测量方法——反应方式问卷相比，这种测量方法对变化的敏感度更高，因为它评估的是上周的反刍量，而不是一般的特质倾向。此外，反应方式问卷只评估反刍的频率，而"追踪反刍和回避"则评估其他重要方面，如反刍持续的时间、反刍的破坏性以及患者对反刍的控制程度。事实证明，最后一项评分非常有用。患者往往在其他方面发生变化之前，就会报告对反刍的控制能力在增强。

第二种表格，讲义6反刍经历记录表是为了捕捉反刍的例子，就像思维监测表旨在捕捉负面思维的例子一样，重点在于记录事件的前因、行为和结果。表5.1展示了该表格的一个示例。这份表格可以帮助患者完成前因——行为——结果功能分析，并提供更多的事例，以便在下一次干预会谈中进行回顾。

当患者开始监测自己的反刍时，他们会对自己的反刍更有觉察，并往往会发现反刍发生的频率比他们以为的要高。这有助于突出解决反刍的价值。预见到患者最初对自我监测会产生这种负面反应，并明确预警患者自我监测一开始可能会让他们感觉更糟，因为这会让他们对自己的问题更有觉察，这是很有帮助的。

除了评估访谈外，其他自陈问卷也有助于测量反刍以及在干预过程中反刍的变化程度。反刍和担忧的标准化、成熟的测量方法是反应方式问卷（RSQ）和宾州忧虑问卷（PSWQ）。

表5.1　部分完成的反刍经历记录表示例

日期	时间	反刍出现前发生了什么?	你的感受如何?	持续时间	你当时在想什么?	反刍的结果是什么?(情绪和行为)	反刍是如何结束的?你尝试了什么方法?有帮助吗?
15/10/5	10pm	去床上睡觉	焦虑 悲伤	2小时	我为什么感觉这么糟?为什么睡不着?所有今天没有做的事	睡不着。感觉更糟糕	最后吃了安眠药睡着了
15/10/22	2pm	面试不成功	悲伤	5小时	我永远都找不到工作。我做错了什么?	感到非常抑郁	给朋友打电话,打完之后感觉好一些

第6章

反刍的功能分析

第1节　对反刍进行功能分析的关键步骤

反刍的功能分析研究反刍的背景和个人经验的变化性，并利用这一点来指导干预。其核心是识别反刍的前因后果、反刍的触发因素，以及按照"前因—行为—结果"分析方式形式化得出的反刍可能的功能构成。与此同时，CUDOS分析试图确定在什么情况下会出现或不出现反刍（何时、何地、如何、何事、与谁），以及在什么情况下会导致反刍出现不同结果（短暂反刍/持久反刍；有益反刍/无益反刍）。前因—行为—结果和CUDOS共同为功能分析的核心步骤提供了一个框架：CUDOS中的"语境"和"有用性"部分与前因—行为—结果分析中的"观察前因结果"部分重叠，而CUDOS的其他部分则关注反刍发生或不发生时的环境变化。

在进行功能分析时，干预师通常会先对反刍进行一个简单的概述，并确定反刍发生或不发生的时刻。例如，干预师会询问患者发生或没有发生反刍的时间与地点，然后找出并描述最近发生的几个具体的反刍事件。干预师利用苏格拉底式的提问，详细具体地还原反刍发生的顺序和过程，其中包括每次反刍中每时每刻的前因结果，但不纠结于反刍的内容。在这一探索过程中，干预师会寻找反刍发生的共同步骤、触发因素、预警信号和结果，然后再考察反刍在什么情况下会发生变化或停止。在整个提问过程中，干预师通过提出积极、具体、体验性的或特定的、以过程为中心的问题，以具体的方法来示范并指导患者。

干预师会试图识别不同的、可供选择的案例，以比较反刍的变化，并找到其中潜在的调节因素。例如，干预师从患者上周陷入反刍的案例入手，详细描绘出反刍的情况，尤其是关于前因结果的方面。然后，干预师会询问并详细地描绘出另一个案例，在这个案例中，患者对类似问题的反刍时间要短得多；或者反刍产生了积极结果，比如有效地解决问题；甚至是一个与引发反刍的情境类似的情况，但患者在没有反刍的情况下也能做出很好的应对。将上述这些情况中的任何一种与一段无益反刍发作进行比较，都能提供一些线索，说明环境背景或患者自身的反应如何影响反刍的发生、持续时长以及有益与否。

功能分析会建议改变环境或患者行为，由此可能减少反刍。然后制订计划，实施改变，以测试假设的功能，看这些改变是否能产生预期的效果。然后，根据改变是否有帮助来更新配置与计划。

接下来的章节将更详细地概述综合的功能分析的各个阶段（前因与背景；结果与有效性；反刍发展进程；替代选择），并举例说明有效的设问。尽管这些设问主要针对反刍分析，但如果将其中与反刍相关的字眼替换为以回避为重心的字眼，就可以使这些设问同样适用于进行回避的功能分析。在这个功能分析的过程中，建议干预师对患者所说的话进行总结，并提供良好的反馈，使患者进一步参与到干预模式中来。

反刍背景与反刍功能的一般介绍

"与度过糟糕的一天相比，当你度过不错的一天时，你会发现你的思维模式有什么不同？"

表6.1　前因—行为—结果（ABC）——干预师指南

对于干预师来说，前因—行为—结果分析的顺序如下：

1. 详细分析前因、行为及其结果。

2. 为该行为（例如，反刍）构想一个功能。

3. 与来访者共同讨论上述功能，并检查其构想是否合理。

4. 从行为的可能功能、前因结果以及把反刍作为一种习惯的角度，将其与反刍干预的整体表述联系起来。

5. 由来访者自己使用前因—行为—结果来说明她/他的想法。

6. 利用对功能的共同理解来制订和安排计划：

    a. 协同生成替代行为，以取代满足现有功能的无益行为。如果这很难做到，可能需要对具有更积极结果的类似前因/情境重复前因—行为—结果分析（"你可否想到某个时刻，你经历了这些前因，但做了其他事情导致结果更加积极？"）。这可能会导向一个"如果—那么"计划。

    b. 确定目标行为发生前的环境因素，然后消除/增加这些因素，以减少/增加目标行为，并将这些变化安排在活动计划和家庭作业中。

"你是否曾经胡思乱想/心事重重/似乎有事情萦绕在脑海里无法摆脱？"

"哪些事件或情况会引发这种反复思考？"

"你会对哪类事情耿耿于怀？你能举个例子吗？"

"当一件事在你脑海中挥之不去时，你会怎么做来尝试摆脱它？"

"当你心事重重、反复纠结于某件事情时，会发生什么？会产生什么结果？"

"它对你的情绪或行动有什么影响（如果有的话）？"

"什么可以帮助你停止胡思乱想/摆脱心事重重？"

"你有没有使用什么策略来尝试避免反思/纠结某些事情？"

检查前因和背景

在功能分析的这一阶段，干预师试图确定在什么背景下容易出现反刍，更具体地说，是确定哪些事件、行动、情绪、思想或身体感觉是反刍的前兆或触发因素。干预师希望明确反刍发生的时间、地点、内容、方式和对象，以及反刍不会发生的时间、地点、内容、方式和对象。对于功能分析的这个阶段，进行前因—行为—结果分析与在CUDOS口诀中询问"语境"是有共同之处的。

有效的设问包括：

"当你开始这样思考时，你在做什么？"

"在什么情况下你会反刍，在什么情况下你不会？"

"你在何时何地与谁一起的时候会出现反刍？"

"你会问自己哪些问题？"

"哪种情况会触发你的反刍？"

"当你反刍时会发生什么？"

"接下来发生了什么？"

"你有什么想法？"

"当你有这种想法时，你会怎么做？"

检查结果与有效性

干预师试图确定反刍如何帮助或阻碍患者获得她想要的东西。以下所有问题的基础都是试图假设反刍（或功能分析中的任何目标行为）的功能是什么。加强反刍概念化的问题是："这种行为的功能是什么？"我建议干预师不要直接问患者这个问题，因为这是一个有点过于技术化的方法。而且，患者并不总能意识到自己的反刍有何影响。相反，干预师应该基于对前因结果的理解来假设可能的功能。对于功能分析的这个阶段，进行前因—行为—结果分析与在CUDOS口诀中询问"有效性"是重叠的。

有效的设问包括：

"反刍之后会发生什么?"

"它有什么效果?"

表6.2 CUDOS——干预师指南

进一步促进和加强使用功能分析的口诀包括:

● 影响目标行为的环境

■ 具体说明目标行为发生的内容、时间、地点、方式和对象,以及目标行为不发生的时间、地点、方式和对象。

■ 之前发生了什么/什么触发了行为?

● 反刍或回避的有效性/功能

■ 该行为的功能/目的/目标可能是什么?

■ 行为的结果/后果、利/弊,或收益是什么?

■ 避免/减少/增加了什么?

● 行为的发展过程

■ 它是从什么时候开始的?

■ 如何学会的?从谁那里学来的?

■ 对该行为的最初记忆。

■ 当时有用吗?避免/减少/增加了什么?

● 可供替代的选择或行动

■ 这种行为在长期/短期、有益/无益的时候有什么不同?

■ 什么可以中断或停止该行为?

■ 患者停止该行为之前发生了什么?

■ 关注可变性。

"让我们看看你是如何使用它的？"

"反刍在任何方面有用吗？"

"这种行为的结果是什么？"

"这样做会有什么利与弊？"

"你可能在逃避什么？"

"如果你不是在反刍，你会做些什么？"

"它会阻止你做什么？"

"你想明白什么了吗？"

"反刍有什么好处？"

"反刍有什么缺点？"

"你从这样的反刍中得到了什么/避免了什么？"

"如果你没有反刍，你觉得会发生什么？"

"尽量克制反刍会有什么坏处？"

"如果你任由自己反刍，会发生什么不好的事情吗？"

"如果你放弃反刍，会发生什么坏事吗？"

"做什么会更有用？"

"这种反刍对你有用吗？"

前因—行为—结果表格针对特定事件的前因结果进行功能分析。在进行前因—行为—结果分析时，干预师可以与患者一起完成前因—行为—结果表格。或者，当详细描绘出一个特定反刍事件的顺序时，干预师可以提示，以确保前因—行为—结果分析的所有相关信息在提问过程中自然地显现出来，在此之后再完成前因—行为—结果表格。

检查反刍的发展过程

在确定反刍的功能时，了解反刍开始的时间以及反刍是否源于特定的学习经历是非常有效的。干预师会观察患者过去反刍时是否有特定的强化结果，从而揭示其功能。干预师还会查看反刍是否源于重要家庭成员的示范，例如患者会从父母那里模仿反刍。这种对成长史的探索有助于使患者接受反刍和逃避是后天习得的行为的观念，从而使他们认识到反刍可以用新的习惯来代替。

有效的问题包括：

"它是什么时候开始的？"

"你有这种反刍倾向多久了？"

"这种反刍倾向最初是从什么时候开始的？"

"当时发生了什么？"

"你可能是从哪里或从谁那里学到这种反应方式的？"

"你对反刍的最初记忆是什么？"

"你的近亲中有人是忧虑者或反刍者吗？"

检查替代性选择

关注替代性选择对于判断哪些是可能影响反刍可变性和结果的因素至关重要。询问患者的选择和替代性方案，以及那些他成功控制反刍的时刻，有助于制定更有效的干预措施。大多数患者的反刍发作时间长短不一，作用也不尽相同。反刍往往是在出现问题的情况下开始的，有时会一直持续几个小时，而另一些时候则会相对较快地停止。

此外，有时仔细探究感觉和状况也是有帮助的。因为建设性反刍与非建设性反刍都是作为解决问题的尝试而发起的，所以在反刍过程中分辨有益和无益的思维方式（如具体和抽象的思维方式）的能力和分辨问题能否被解决的能力至关重要。辨识力差会导致问题解决效率更为低下，也会导致带有积极结果的反刍反而强化了那些适应不良的反刍发作。干预越能帮助患者识别、区分和学习反刍期的种种差异，就越能使他们将其转变为具有适应性的思维模式。因此，学会分辨什么时候纠结于某个问题是有益的，而什么时候是无益的，即是功能分析的效果所在。

询问患者选择和替代性方案能引导患者转向一个更积极和关注问题解决的方

法。一个关键的焦点是确认和评估反刍的变化性（例如，在反刍相对简短而不是延展的时候，或在反刍导致有益结果而不是无益结果的时候，有什么不同？）。

对干预师来说，重要的是要检查反刍停止前发生了什么。反刍停止是由于外部因素导致的中断（如朋友来电），还是转变成了更有益的思考（如"我开始思考下一步可以做什么"）。在反刍的最后阶段找出有效的想法，并鼓励患者此后在反刍的早期阶段将其作为一种明确的策略来使用，可以减少反刍中无益的部分，从而大幅缩短反刍的持续时间。

在功能分析的这一阶段，比较多个反刍事件（每个事件都有不同的结果）并对每个事件进行详细的微观分析是很有帮助的。要探讨最近的一个反刍案例，可以按照正常的认知行为疗法程序，一个瞬间接连一个瞬间地逐一询问此后在思想、情感和行为的序列中发生了什么。在详细讨论了最近一次的长时间的、无益的反刍之后，干预师可以询问类似事件之后的一次较短暂的或有益的反刍。这种提问方式的有效指南是更有效的思考和行动表（见讲义8和讲义9）。它通过对比具有鲜明差异的事件来探索可变性。通常情况下，干预师首先在干预过程中与患者共同完成该表格。随着患者对功能分析越来越熟悉，她可以自己完成表格，以此作为家庭作业的一部分。讲义8提供了与功能分析方法有关的心理教育。

探索替代性选择的有效问题包括：

"什么时候你纠结事情的时间更长（更短）？"

"你长时间在脑海中反复思考某事，与短时间反复思考某事有什么不同？"

"当你一遍又一遍绕圈子却毫无进展的时候，与反复思考最终有所收获时有什么不同？"

"你正在做的事情有什么不同吗？"

"你所想的有什么不同吗？"

"你思考的方式有什么不同吗？"

"你当时对自己说了什么？"

"你当时在关注什么？"

"你当时对此是怎么想的？"

其他寻找替代性选择的有效问题包括：

"你怎么做才能尝试停止反刍？"

"反刍时你的注意力集中在哪里？"

"你如何决定是忽略还是沉浸在某个想法中？"

"是什么决定了你是继续制订计划，还是反复思考同一件事？"

"是否有些时候反刍持续的时间比其他时候长/短？"

"这些时候有什么不同？"

"什么可以打断或中断反刍？"

"你能推迟或延缓反刍吗？"

"反刍是如何结束的？"

"在你停止反刍之前发生了什么？"

"你做什么能影响这个进程？"

"你还有什么其他选择？"

"除了纠结这个问题，你还能做什么？"

"如何解决你所纠结的问题？"

"与你很快能结束反刍的时刻相比，你不能很快结束的时刻有哪些不同？"

"在你得出结论和/或制订计划之前发生了什么？"

"是什么让你脱离实现意图或计划的轨道？"

第2节 对回避行为进行功能分析

分析回避的方法与研究反刍的方法相同。对评估回避有效的特定问题包括：

"自从变得抑郁，你的行为在哪些方面发生了改变？"

"自从变得抑郁，你是否不再做某些活动了？"

"你上一次这样做是什么时候？当时感觉如何？"

"你不做某事的原因是什么?"

"你现在喜欢参与什么活动?"

"在抑郁之前,你喜爱哪些活动?"

"自从变得抑郁,你会避免做哪些活动?"

"有没有什么活动是你一直在拖延的?"

"当你逃避做某些事情时会发生什么情况?在短期内会怎么样?在长期内会怎么样?"

"当你更积极时会发生什么?"

"你什么时候感觉更好或更糟?"

"如果你现在尝试做某件事,你预计会发生什么?"

"你能想象发生的最糟糕的事情是什么?"

"一天中,有哪些时间段的活动/任务更难或更容易?"

"不做/避免某件事的好处是什么?你从中得到了什么?"

"自从变得抑郁之后,你是否有做得更多的活动或行为?"

每周对反刍的监测是有帮助的,同样地,每周对回避的自我监测也有助于患者集中精力以更有效的方式行动,并确定干预是否有效。

案例分析:安娜

安娜是一名45岁的离异妇女。目前独居。她在一家商店做全职工作。她目前患有相当严重的抑郁症(贝克抑郁量表得分=36分),其特点是高度自我批评和完美主义。此外,她还回避外出和尝试新事物,并报告存在相当高水平的焦虑。她承认自己"经常胡思乱想",并表示"这是一个问题"。

在最初的干预过程中,安娜和干预师达成了一项合作共识,即反刍是一个主要难点,安娜和干预师将共同解决这个问题。他们还讨论了反刍是一种习惯的观点。反刍的典型内容包括:"为什么我不能感觉好一点?""为什么这件事这么难?""为什么我不能停止反刍?""为什么觉得我做这件事比其他人难得多?""为什么做每件事都这么费劲？"

一般来说，安娜在家的时候、晚上和周末的时候反刍会更严重。而在工作时，她的反刍就会减少很多：她会全神贯注地投入工作中，一边与顾客交谈，一边布置店里的陈列。引发她反刍的常见诱因包括看到家里乱糟糟的，或者想到那些自己还没有做成的事情。反刍的预兆包括身体上的感受，比如胃里有一种沉甸甸的感觉，紧张不安，感觉精疲力竭，昏昏欲睡。她经常想着自己要做的各种事情，全神贯注地努力决定要先做什么，然后又陷入对接下来该做什么的左思右想中。这种情况在周末尤为严重，如果她不打扫卫生就会感觉很糟糕，如果她试图享受生活就会感到内疚。她以前喜欢做一些有创意的活动，比如烹饪，但现在已经不再这么做了——现在她只关注烹饪起来最简单快捷的东西。当她在家里尝试做一些有创意的活动时，她就会喋喋不休地说这有多么困难，说她应该做些别的事情。

在她的成长史中，母亲总是很爱操心，花很多时间仔细思考问题。她说她自己也一直是个爱操心的人。

分析反刍的一个具体事例

干预师会寻找一个反刍的事例，与安娜详细探讨，并在一同回顾她的每周记录时注意那些可能是在反刍的时刻。干预师会借此机会来询问有关反刍的进一步的问题。

干预师：当你查看你每周的记录时，你注意到了什么？

安娜：我经常这样，几乎一直都是。我没有意识到自己反刍得这么厉害。这已经失控了。反刍是一个主要的问题。

干预师：记录中有没有给你任何提示，你什么时候会反刍得少一些？

安娜：（长时间的停顿和沉默，神情焦虑，聚焦内在）感觉我一直都在反刍。

干预师：刚才我们一起开始看你每周的反刍记录的时候，我想知道你是否的确开始反刍了。现在，我感觉你有点心事重重、焦虑不安，而且有点专注在内心世界了（注意到安娜的眼神交流变少了，看起来很紧张，而且变得沉默寡言）。我理解得对吗，还是我完全理解错了？

安娜：不，你是对的。我很担心我胡思乱想的程度。我很惊讶于这种情况的发生频率如此之高。

干预师：当人们开始监测自己的反刍时，这种体验很常见。监控会让他们更有意识地觉察到这一点，更清楚地意识到反刍发生的时间是改变它的第一步，所以意识到自己的反刍是件好事。显然，待在这样的体验中并不令人愉快，但它给了我们一个很好的机会尝试去理解和改变它。既然它正在发生，这对我们来说就是一个很好的机会，能让我们试着去更多地了解发生了什么，并考虑如何改变它。你能试试吗？反刍开始后，你脑海中闪过的第一件事是什么？

安娜：情况只会越来越糟。

干预师：在你产生"情况只会越来越糟"的想法时，你还注意到了什么，例如，身体上的感觉、感受或情绪？

安娜：我的胃里有一种沉甸甸的感觉，会有胃痉挛。我觉得我的注意力在变窄，所以我只考虑着这些问题。

干预师：在"情况只会越来越糟"这个想法之后，你又有什么想法？

安娜：为什么我总是这样？为什么我总是忍不住胡思乱想？我一定是意志力太薄弱了。

干预师：你现在脑子里还有这些想法吗？

安娜：是的，我想知道我为什么会反刍。为什么我就不能停下来呢？为什么这样做会这么困难？为什么我有这种困难，而其他人却没有？你知道我为什么总是这样做吗？

干预师：对你来说，这些想法听起来很强大又很常见，一遍又一遍地在你脑海中重复着。我们可以简单就反刍的意义和原因展开讨论。我不知道这样的讨论是否会有帮助——毕竟，思考所发生事情的原因和意义并追问

"为什么？"是你一直在做的事情，但没有什么成效。我的感觉是，这些问题不断出现，却没有得到解决。是这样吗？

安娜：（点点头，仍然一脸忧郁。）

干预师：也许尝试不同的方法会有所帮助。与其考虑反刍发生的原因，不如尝试描绘出反刍发生的前后过程。然后，我们就可以在不必要知道反刍为什么会发生的情况下，考虑如何打断这一过程。你能停留在你当下的体验里吗？这样我们就能追踪整个思维序列，并找到摆脱它的方法。你觉得尝试一下这种方式怎么样？

安娜：可以。

干预师：你此时此刻体验到什么？

安娜：这些担忧对我而言意味着什么？为什么我是一个如此糟糕的患者？为什么我就不能让自己停下来？是什么让我一直在反刍？

干预师：我感受到了你的忧虑是多么顽固和强烈。这也给出了一个清晰的画面，你总想着事情，产生了许多想法："为什么会发生这样的事情"，以及"这些对你来说意味着什么"。你正在问自己很多关于反刍的问题。你对这些问题有答案了吗？

安娜：我不断返回到反刍的状态中，因为我做得不好。

干预师：当你一直沉浸在这些想法中时，你现在感觉如何？

安娜：我越来越沮丧，越来越焦虑。这些问题似乎难以解决。

干预师：好的，那么我们看到了反刍是如何促使你情绪低落的。

安娜：我必须更努力地阻止它。

干预师：如果你不这样想会怎么样？

安娜：我不知道该怎么做到那样。反刍自己就冒出来了。

干预师：听起来，之所以改变反刍如此困难，部分原因在于它已成为一种心理习惯，在某些情况下会被自动触发，比如当你焦虑的时候，或者预感到了最坏的情况的时候。即使是在我们不愿意的情况下，习惯也会继续存在，而且很难改变。为了改变习惯，我们需要详细地了解它们和那些触发因素，这样我们才能改变日常习惯。这就是为什么我们要尝试追踪你反刍的序列。反刍对你来说像是一种习惯吗？

安娜：对的，它确实是。但为什么我发现相比其他人我这要困难得多呢？

干预师：你刚才说的话很有意思，你有没有注意到你刚才又问了一个"为什么这么难？"的问题？这说明这些问题已经形成一种习惯了，在你不经意的时候就会出现——我们需要注意这种习惯。习惯之所以强大，往往是因为我们过去的经验让我们习得了它，或者是因为这个习惯在某种程度上产生了一种能让它持续下去的效果，即使它对我们无益。例如，即使我们并不想吃零食，我们也可能会养成吃零食的坏习惯，这是因为我们已经养成了感到无聊就吃零食的习惯，而且吃零食能暂时分散我们对无聊的注意力。在这种情况下，有人可能会觉得停止吃零食，就会失去一种感到轻松或快乐的来源。如果你不再纠结于这些问题，比如"为什么我不能停止这样做"，你会失去什么吗？

安娜：我不确定。

干预师：不关注这些问题会有什么结果？

安娜：当我反刍的时候，我可能会不明白我身上发生了什么。我的部分感觉是，如果我不继续思考这些问题，我就不会认真对待它。

干预师：让我总结一下这个例子，看看我是否把这一切都了解清楚了。这种反刍是从你意识到自己反刍有多么频繁开始的，你开始"反刍你的反刍"，提出了很多关于"我为什么要这样做？""我为什么停不下来？"这样的问题。这与"反刍是一种自动应用于发生的任何事情的习惯"的观点不谋而合。这一阵反刍开始时，你会有一种下沉的感觉和一种灾难性的想法，认为情况只会变得更糟，所以这些可能是反刍习惯的预警信号。它让你感觉更加低落，问题更加严重。还有一种感觉是，你需要试着理解正在发生的事情，如果你不再纠结于反刍，你就不会足够认真地对待它。这就使你陷入了一种很尴尬的情况，即通过更多的思考反刍来减少反刍。这样的总结准确吗？我有什么地方说的不对吗？

安娜：不，你说的差不多是对的。

干预师：当你问自己这些问题时，有什么帮助吗？这些问题有用吗？

安娜：没什么用。我并没有更好地理解事情。

干预师：那相比之下，退一步去详细追踪反刍的顺序会有什么效果？

安娜：我感觉稍微好了一点，但我仍然担心自己反刍的程度。为什么我不能停止这样做呢？

干预师：你看，你又问了一个"为什么"的问题，这表明这个习惯非常根深蒂固。要改变这个习惯，我们需要发现它发生的时机，并分析这个习惯的序列。为了做到这一点，让我们详细探讨另一个最近的例子，看看我们能学到什么，看看是否寻找到和这个例子类似的模式。安娜，你能想起最近的另一个时刻，你发现自己一次又一次地陷入想法中吗？

安娜：是的，上周日我很担心家里会很乱。

干预师：在你开始纠结于这些事情之前，发生了什么？你当时在哪里？在做什么？

安娜：我当时坐在客厅里，回想所有我需要完成的家务。我需要洗衣服、洗碗、吸尘，还要处理一些文书工作。

干预师：那时你在思考什么？

安娜：我在想，"要做的事情太多了""我该从哪里开始呢？"

干预师：当你有这些想法的时候，你随即会有什么感觉？

安娜：我为没有完成工作而感到内疚，并开始为完成工作而感到焦虑。

干预师：你注意到自己焦虑的第一个迹象是什么？

安娜：我的胃有一种沉甸甸的感觉。

干预师：接下来，在这些最初的想法之后会发生什么？

137

安娜：我开始考虑努力划分不同的任务的优先顺序，努力想出从哪里开始。

干预师：在这种情况下，接下来会发生什么？

安娜：如果我选择了错误的事情怎么办？到底怎么开始做才是正确的呢？

干预师：所以你首先会思考需要完成的所有家务，然后尝试弄清楚从哪里开始，接着你就会问，如果我选择错了要做的事情会发生什么。是这样吗？

安娜：是的。

干预师：那么在你继续纠结这个问题时接着会发生什么？

安娜：我接下来就会想"为什么这件事这么难？""为什么我无法开始？""我应该能够完成这件事的""为什么我这么懒惰？""为什么我意志力这么薄弱？""我需要更加努力地尝试。"

干预师：这些想法让你感觉如何？

安娜：我感觉沮丧、疲倦和没有动力。

干预师：那么这些关于"为什么这么难？""为什么我做不到？"的问题在上周日持续了多久？

安娜：我一直在客厅里坐了几个小时，什么事情都没做，感觉更加糟糕了。

干预师：这对你有什么总体的影响？

安娜：我感到非常疲倦，所以去打了个盹。我觉得自己什么都做不了。

干预师：问这些"为什么"的问题有什么结果？

安娜：这让我很难做任何事情。

干预师：那反刍是如何结束的呢？

安娜：最后，我累得睡着了。

干预师：我们可以看到，这种忧虑有明显的弊端，因为它让你感到沮衰，失去动力。再看看之前那个例子，你觉得反刍可能会有什么好处吗？

安娜：我不确定。我希望能减少这种行为。

干预师：如果你不再反刍，你会怎么样？

安娜：我可能会感觉更好，能做更多的事情。

干预师：如果你不这样想会怎么样？会发生什么不好的事情吗？

安娜：我总是担心自己会把事情弄错。我想在开始之前就确定我做的事情是正确的，我喜欢先把所有的可能性都在脑子里过一遍。

干预师：那么，考虑一下你可以做什么、有哪些不同的选择以及要从哪件家务活开始做起，也许是一种增强你信心的方法，能让你相信自己做的是正确的。而如果不让你纠结这个问题，你可能会觉得自己还没有找到正确的开始方式，对自己正在做的事情感到不那么确定。听起来是这样的吗？

安娜：是的。

干预师：那另一部分你纠结的事情呢？你有很多关于"为什么我这么懦弱""为什么我这么懒惰"的想法，我想知道这些想法有什么好处。如果你不纠结这些，会有什么不好的事情发生吗？

安娜：我不知道。我感觉我不得不问自己这些问题——很难停下来，这些问题一直在我脑海里冒出来。

干预师：这些想法会在你的脑海中闪现，这印证了这些想法是一种习惯的观点。我想知道问你自己这些问题是否可能是为了避免一些不想要的东西。我们常常会发现，人们之所以反复养成这样的习惯，是因为这种习惯能让他们感觉更安全。这种解释是否也适用于你——即不问这些问题可能会有什么风险吗？

安娜：如果我不继续思考我需要做什么，我可能会更加懒惰，更加意志薄弱。如果我不去总想着这些事情，也许我就更堕落了，我会变成一个十足的懒鬼。我需要不断提醒自己该做什么。

干预师：这很有趣。听起来，纠结于自己为什么不能做事情，可能是一种阻止自己变得更糟的尝试，从而试图强迫自己做更多的事情。是这样吗？

安娜：是的。

干预师：这种反刍对你有多大作用？从激励你做事情的角度来看，它真的能让你更轻松地完成任务吗？

安娜：不，不会，我往往会感觉更糟。

干预师：那么听起来这可能是你已经养成习惯使用的一种策略，用来促使自己做更多的事情，但它往往不起作用。人们通常会习难自己，提醒自己做得不好的地方，以此来试图提高自己的表现，但正如我们所看到的那样，这并不总是有效的。你感觉怎样做才能更有效地激励自己？

安娜：我不知道。

干预师：没关系。在这个干预过程中，我们会给你考虑不同的替代方案来让你进行尝试。既然我们已经开始对可能发生的事情有了一些想法，我们就可以尝试找到好的替代方案。

安娜和干预师在功能分析对话过程中获得的信息也可以填写成前因—行为—结果（ABC）表格——见表6.3和表6.4中的示例说明。

表6.3 为安娜填写的"前因—行为—结果（ABC）"完整表格示范1

	B之前发生了什么？是什么触发了B：事件、感觉、思想、人物、地点、时间、活动？明确背景：何地、何时、何人、何事、如何？
前因（A）	在干预过程中，与干预师一起回顾每周的反刍记录，安娜注意到了自己反刍有多么的频繁和常见。诸如"我经常这样做""已经失控了""这是一个主要问题"之类的想法。对带有灾难性的想法（如"这只会变得更糟"）的焦虑反应；胃部下沉感；胃痉挛；注意力变窄。

	你做了什么：了解目标行为，增加或减少目标行为。详细说明该行为是如何发生的（如反刍的内容和方式）。
行为（B）	关于反刍的反刍："为什么我总是这样？为什么我不能阻止自己反刍？我一定是意志薄弱。我为什么要反刍？为什么我就不能停止反刍呢？为什么我有这种困难，而其他人却没有？这对我意味着什么？为什么我是个如此糟糕的患者？为什么我不能告诉自己停下来？我必须更加努力地停止反刍。"注意力向内转移，远离干预师，眼神交流减少，言语减少。
结果（C）	B的结果是什么——积极/消极、短期/长期、对自己、对他人——在对有价值的目标上有什么结果有什么影响？它会增加/减少什么？有哪些利弊？它能避免什么？如果不做B会怎样？不做B会有什么影响？你会做什么来替代？在过去B有过哪些结果？
	更加抑郁和焦虑，会谈效率降低，感觉问题难以解决；如果不做，"可能不明白我身上发生了什么""我不会认真对待""我可能会更加懒惰和意志薄弱"。

干预师的思考1：决策要点与回顾反思

上述对话说明了在开始进行反刍的功能分析时出现的一些常见问题和重要原则。你可以看到，在干预会谈中出现了几个反刍的案例。这是经常出现的情况，也是可以充分利用的情况，正如这里所说的那样，我们可以利用这种情况来面对反刍问题。对反刍的监控往往会触发反刍，因为患者会意识到他们的反刍比预期中更多。反刍干预的一般原则是，当干预过程中出现回避或反刍等不希望出现的行为时，干预师要及时发现这种行为，引起患者的注意，并将其与那些同患者分享的原理和模式联系起来。突出这一过程有助于患者更清楚地意识到这一问题，并与干预师一起积极、实时地解决问题。回避和反刍是会干扰干预的行为，因此直接、明确、正面地解决它们可以防止它们阻碍干预。

一旦目标行为被识别并突出显示，下一步就是考虑替代性选择方案，并且在可能的情况下，在会话中立即尝试替代性的反应方式。这使干预师能够直接引导患者尝试新的反应，并评估所建议的方法是否有效。例如，如果一个患者在干预过程中变得自我意识过强，注意力开始向内转移，这会限制他对干预内容的专注，损害干预效果。一旦识别到这种反刍反应，干预师可以实践的一个很好的替代做法是鼓励患者将注意力集中到外部世界，例如，提示患者专注于干预师在说什么，包括实际的话语、语气、音调和声音质感等。然后，干预师可以评估这种注意力转换对减少患者的反刍和自我意识的效果。

安娜提供了一个很好的案例，说明"关于反刍的反刍"，以及患者会如何陷入抽象和评价性思维。对话还说明了她是如何在干预过程中反复想要讨论这一点的。干预师牢记ACES原则，不希望被卷入这种讨论，而是积极引导讨论停留在反刍的顺序和体验上，将对话重新聚焦于每时每刻追踪反刍的发作。因为最初的案例对安娜来说是如此的"鲜活"和真实，所以她很容易陷入在反刍的过程确切发生的事情中，即便她想要讨论和分析在反刍的过程中究竟发生了什么。干预师可以使用那些侧重于学习、尝试新事物和做出新尝试的措辞，借此将患者的概念性的反应转向一种更注重体验的做法。

对话还表明了将反刍解释为一种习惯的价值。这种方法提供了对反刍的清晰描述和解释，部分解释了反刍难以改变的原因，同时使干预师能够集中精力绘制反刍的序列。反刍作为一种习惯的重复框架被用来解释反刍的反复出现，从而强调观察导致反刍的前因和反刍顺序的价值，并在之后证明反复练习替代策略的合理性。

这段对话展示了苏格拉底式提问、寻求反馈，以及合作探索和检查反刍模式的使用。干预师不断与安娜核对，以确保他能理解她所说的内容，以便彼此分享对反刍不断增长的了解，并引导她采用更加积极和体验式的方法来应对反刍。在进行功能分析时，定期对新出现的前因—行为—结果和假设的功能进行总结和反馈是非常重要的，这样可以安排讨论的结构，使其具体化，并确保干预师已经准确地理解了患者的意思，做出了合理和可信的表述。与患者分享工作构想为患者提供了一个提出异议和完善构想的机会。这也有助于进入下一阶段，即引入替代性反应：在共同认可反刍可能会产生特定结果（包括适应性结果和适应性不良结果）后，干预师就可以开始与患者一起进行头脑风暴，寻找替代方案。

这段对话还说明了探索多个反刍实例的价值。这有助于确认反刍有共同的前因结果，并为形成反刍潜在功能的构想提供聚合性证据。在整个干预过程中，干预师会介绍反刍有触发因素这一观点，并探讨反刍可能的持续性结果。在整个对话过程中，干预师会就反刍的结果提出问题，有时会连续提问，以获取能形成工作假设的信息。

同样地，干预师检验反刍的效用是一个反复出现的重点。这是支持反刍干预功能分析方法的关键部分。反刍干预不像传统的认知行为疗法那样质疑患者想法的准确性或真实性，而是通过询问反刍是否有用来质疑患者想法（和其他行为）的效用。干预的重点是通过确定哪些策略在哪些情况下有效，来帮助患者提高效率。这一方法通过持续重新关注患者反应的有用性，并结合背景情境进行仔细检验来实现目标。我们不会预先判断哪些行为是好的或坏的，而是从以下几点出发来进行判断：这取决于环境背景、患者的情绪和内心状态，以及患者解决问题的方法。对于安娜来说，目前的证据表明，反刍既可能产生适应性结果，也可能产生适应不良的结果。下一步可能是帮助她分辨反刍在何时、何地以及如何产生适应性结果和适应不良的结果。

在对两个反刍案例进行仔细考察的过程中，干预师通过进行详细的前因—行为—结果分析和情境分析，填写了前因—行为—结果工作表中的每一列。在这两种情况下，安娜反刍的前因似乎都是一种灾难性的想法，认为自己做错了，事情会变得更糟，并伴有一种"向下沉"的感觉。这些前兆可能是多种情况下的触发因素和预警信号，因此可以成为安娜和干预师监测反刍的有用线索。反刍行为的强烈特征是一系列"为什么是我？"的想法，专注于问"为什么这件事情会发生？""为什么我不能做点什么？"以及对自己的负面评价。这种想法的消极结果包括感到消极、疲惫，以及发现问题变得更难以解决。

另外，也有意见认为如果没有这种思考，情况可能会更糟，所以安娜需要一直思考这些问题，以便认真对待并解决它们。这些前因—行为—结果分析共同为安娜反刍的潜在重叠功能提供了几种工作模型：干预师假设她的反刍可能是为了寻求理解（例如，她的想法，如"为什么我总是反刍？"），以减少这种多余的行为；通过确保决策的信心和确定性来降低风险；以及自我激励，以避免不想要的自我（通过提醒自己尚未实现的目标来推动自己的活动，以避免懒惰）。考虑到反刍的结果，这些功能并不总是有效的，但无论是这些功能在过去曾被强化的历史，还是当前感知到的好处，都可能使反刍继续存在。

表6.4　为安娜填写的"前因—行为—结果（ABC）"完整表格示范2

前因 （A）	B之前发生什么？是什么触发了B：事件、感觉、思想、人物、地点、时间、活动？明确背景：何地、何时、何人、何事、如何？
	坐在客厅里，回顾所有的家务活——洗衣服、洗碗、吸尘、整理文件，"要做的事情太多了""我该从哪里开始呢？"；为没有完成工作而感到内疚，为完成工作而感到焦虑，胃里有一种沉甸甸的感觉。
行为 （B）	你做了什么：了解目标行为，增加或减少目标行为。详细说明该行为是如何发生的（如反刍的内容和方式）。
	开始时，我们会思考努力安排不同工作的优先顺序，思考这是一项多么艰巨的工作，导致想到"如果我选择了错误的事情怎么办？"；"什么才是正确的事情？"，接着会想到"为什么这件事这么难？为什么我无法开始？我应该可以完成的，为什么我这么懒？为什么我意志力这么薄弱？我需要更加努力尝试"。
结果 （C）	B的结果是什么——积极/消极、短期/长期、对自己、对他人——在有价值的目标上有什么结果？它会增加/减少什么？有哪些利弊？它能避免什么？如果不做B会怎样？不做B会有什么影响？你会做什么来替代？在过去B有过哪些结果？
	坐着胡思乱想几个小时，感到沮丧、疲惫和没有动力，打盹了一会儿，什么也不想做。给自己找借口不做任何事情。"在开始之前，我想确定我做的事情是正确的。我想对自己正在做的事情充满信心。"

在这一阶段，由于反刍最可靠的预警信号似乎是内部的（下沉感；灾难性预测），干预师可能会倾向于制订"如果—那么"应变计划。然而，在病因链的早期，也可能存在导致内部反应的环境线索，例如凌乱的屋子，这可以通过行为计划（例

如安排活动来整理屋子）来消除。这种简单的行为干预往往很有效，切勿忽视。我最有效的干预措施之一是针对一位这样的患者，他的反刍是由夜间的室外噪声（邻居、狗、猫等）引发的，而这些噪声又导致他产生关于不能入睡的反刍。通过一个简单的权宜之计——让患者尝试使用耳塞这一行为实验——就消除了与失眠和疲倦相关的整个反刍循环。

在选择潜在性的干预措施之前，完成一份详尽的功能分析是非常有帮助的。在对干预师进行培训时，我注意到，在完成详细的行为分析之前，干预师往往倾向于迅速向患者提出可供选择的行为尝试建议。抵制这种诱惑是很有价值的，因为对患者的反刍越是有深入、详细的了解，最终的计划就越有可能是有效和有帮助的。

此外，上述与安娜的对话主要集中在她反刍的前因—行为—结果、背景和结果，处理功能分析的背景（部分）和有用性要素上。分析的"发展"部分已在初步评估中处理，干预师了解到，安娜从小就学会了反刍，因为她的母亲是个爱操心的人。然而，功能分析的"选择"要素仍有待完成，该部分主要关注的是反刍的可变性，以了解是什么影响了反刍，这对形成潜在的干预措施至关重要。对不同程度和质量的反刍情境进行仔细考察，对于确定可能支撑反刍的"上下文语境"至关重要：如果我们只考察当事人反刍时的情境，我们就不会知道哪些环境、情境或行为与反刍有特定的相关性，而仅仅知道有一些情境或行为会与之有关。为了更加确信这些因素与反刍有关并可能潜在地影响反刍，我们希望知道，只有当反刍出现时，这些因素才会出现，而只有当反刍消失时，这些因素才会消失。为了确定这一点，我们还需要考虑反刍没有出现时的情况。因此，下一个访谈片段探讨了与刚才讨论的情况类似的另一种情况，但在这种情况中安娜没有出现反刍。干预师和安娜将探寻她反刍较多和较少时的不同之处。

如前所述，其他的比较可以是反刍产生积极结果与产生消极结果之间的，或者是反刍发作时间较长与较短之间的。比较也可以集中在同一次反刍中的各个部分，区分在同一次反刍中哪些是无益的，哪些是有益的。下面的对话紧接着同一疗程中的前一个对话。

反刍持续时间和结果可变性的示例

干预师：安娜，我们刚才谈到了你陷入困境的几个例子，每次都持续了几个小时，让你感觉更糟。我们讨论的第一个例子是你意识到自己有多么胡思乱想的时候。我们讨论的第二个例子是当你想到要做的所有家务的时候触发的反刍。我们还可以看看你在什么时候会应对得更好，反刍得更少，以便我们能从你的经验中了解到什么能帮助你更有效率。要做到这一点，最好能详细讨论一种情况，这种情况，就像我们刚才讨论的那些情况一样，也可能会给你带来压力，但需要它有一种不同的结果——事情最终的结果是好的，例如，你能够继续做事，或者反刍的时间相对较短，不那么强烈。你能想出一个最近的例子吗，即当你面对这样的情况时，你没有那么多的反刍的例子？比如，你想到有家务要做，并开始感到焦虑？

安娜：是的，我能想到还有一次我有家务要做，但我能更轻松地完成它。

干预师：这个例子听起来不错。那是什么时候的事？

安娜：几个星期前的星期天早上。

干预师：那是几点钟？

安娜：大约上午10点。

干预师：你当时在哪里？

安娜：我在厨房。

干预师：你当时在做什么？

安娜：我在考虑所有需要做的家务，打扫卫生、熨衣服等。

干预师：你说你在考虑所有要做的家务。你能更详细地描述一下你当时是怎么做的吗？

安娜：我坐在厨房的桌子旁，充分考虑我需要做的所有事情。

干预师：更生动地描述所发生的事情会有助于我理解当时的情况。你能尽可能具体地向我描述一下你当时的所见所闻吗？

安娜：我能看到我家的厨房、厨房的桌子、窗户外街上的景色。

干预师：为了帮助我了解你周围的环境和背景，你能更详细地描述一下你的厨房吗？这样我就能够在我的脑海中形成厨房的画面。比如，告诉我厨房的布局、颜色和设备什么的。

安娜：那是一个小小的厨房，一边是柜台，柜台下面是橱柜，相邻的墙壁上有炉灶、旧冰箱和洗衣机。墙壁刷成白色，地面铺着瓷砖。厨房中间放着一张小圆木桌和四把椅子。水槽里有一堆脏盘子，桌上还放着早餐用的东西。熨衣板和一篮子衣服放在角落里。

干预师：很好，这是一个非常好的具体描述。我现在真的能想象出来了。当时还有其他人在场吗？

安娜：没有，只有我一个人。

干预师：你当时的身体状况如何？你的精神状态如何？

安娜：我感觉有点忐忑不安，也有点累。

干预师：你当时的注意力集中在什么地方？

安娜：我在看我面前的待办事项清单。

干预师：关注清单后，你立即注意到了什么？

安娜：我感到紧张和焦虑。

干预师：当你感到紧张和焦虑时，你首先发现了什么？

安娜：我感到一种下沉的感觉，心里七上八下，感到反胃。

干预师：好的，这听起来和我们观察到的你在其他反刍之前时的感觉非常相似，是吗？

安娜：确实。

干预师：当你发现有下沉的感觉时，紧接着发生了什么？

安娜：我开始思考首先要做什么。我不知道应该从哪里开始。我开始反思决定做什么怎么这么困难，想着这些事儿怎么这么多啊。我一直在想我应该从哪里开始做起，我会不会做错，为什么这事对我来说这么难。一段

147

时间内我一直在想这个问题，但过了大约20分钟，我就停止焦虑并开始整理厨房。

干预师：好的，这个例子听起来非常不错，那时你本来会陷入反刍，但发生了一些不同的事情。让我们来详细分析一下，看看我们能从你的经历中学到什么，帮助你走出反刍。反刍是如何结束的？

安娜：过了一会儿，我就停止了反刍，开始做眼前的事情，开始收拾厨房的桌子，做家务。我擦了桌子，洗了碗。

干预师：听起来，你刚才似乎没有逐秒描述体验的具体细节，而是对整体体验进行了总结，把几分钟的时间压缩成了几句话。在经历发生的每一刻时，尽可能地身临其境是很有帮助的。让我们试着把这段时间放慢，逐一回想。回想当时发生的事情，就像用慢镜头来播放一部电影。让我们把电影倒带一下，然后再慢慢地、细致地播放。让我们看看反刍结束时发生了什么。你能让自己回到那个时刻，尽可能生动地想象当时的情景吗？

安娜：（点头）

干预师：反刍停止之前，你在想什么？

安娜：为什么我连别人都能做的简单事情都做不了？

干预师：问完这句话后，你对自己说了什么？

安娜：我记得我在想，我已经受够了这种感觉。

干预师：有了这个想法之后，紧接着发生了什么？

安娜：我问自己"我现在能做什么？""我该如何开始？"

干预师：问这些问题有什么效果？

安娜：我开始在脑海中制订计划，并四处寻找可以做的事情。

干预师：你还注意到什么其他的效果吗？

安娜：我开始感觉自己有点精力也有点干劲了。

干预师：然后你做了什么？

安娜：我开始洗碗、晾碗。

干预师：开始洗碗有什么效果？

安娜：我感觉更积极了一点。

干预师：反刍发生什么变化了吗？

安娜：它消失了。

干预师：好的，让我确认一下这个顺序是否正确。你坐在厨房里，看着要做的事情清单，你开始注意到那种下沉的感觉，并开始反刍，问"为什么"问题，为什么这件事这么难，但20分钟后，你想，"我受够了"，转而问自己，"我能做什么？""我怎样才能开始做？"然后，你把注意力集中在眼前能做的正确的事情上，你开始洗碗了。是这样吗？

安娜：是这样的。

干预师：你认为你能从这种情况中学到什么？

安娜：我不确定。

干预师：我想知道这是否能给我们提供一些帮助你摆脱反刍的线索。比如，你能从你问自己的问题的效果中学到什么？

安娜：我想我明白你的意思了。当我纠结于一些事情时，我会不停地问"为什么？""为什么这件事这么难？"但这次我问了一些不同的问题，关于我能做什么，这似乎有所帮助。

干预师：我同意。看来，当你面对一个问题或一件琐事时，你问自己的问题可能会产生很大的影响。问"我能做什么？"和"我该如何开始？"会让你开始思考行动和制订计划，而问"为什么这件事这么难？"似乎会让你更难去做事情，让你感到更加沮丧。看起来，似乎有时当你反刍时，你会从想你能做些什么来解决问题开始，努力选择从什么工作开始，但随后你会陷入对发生事情的原因和意义的思考，去问那些抽象的"为什么"的问题。我在想，如果你能在反刍的早期提出最近这个例子中有用的问题，会发生什么呢？想象一下，在反刍开始的时候，当你第一次注意到下沉的感觉时，就立刻提出这些问题。这可能会消除所有消极的、打击积极性的反刍。你怎么看这个想法？

干预师的思考2：决策要点与回顾反思

从前面的对话可以看出，干预师努力地与安娜一起了解另一个她没有产生那么多反刍的时刻中的细节，他们试图通过这种方式找出反刍可能的调节因素。首先需要注意的是，干预师是如何寻找到一个可以引入反刍结果可变性的案例的。一个在引发反刍的背景、压力和困难程度方面与现有的反刍案例密切匹配，但在结果方面却有所不同的案例是最有效的对照。如果只是简单地比较患者得到好消息的时刻与得到坏消息的时刻，或者比较轻而易举的成功与在困难事情上的失败，那是不值一提的，也是没有说服力的。用于比较的案例需要与可能出现反刍的情况有关，并且与之有一些共同点。

最好的出发点是让患者回忆一段记忆，这段记忆在情境上尽可能接近最近的反刍案例，却有不同的结果，比如反刍较少或有积极的结果。这就是干预师在这里采取的方法。要注意的是，干预师要尽可能具体、明确地描述当时的情境（"你有家务要做，开始感到焦虑，而此时你没有那么多反刍"）。这种具体的提示应有助于患者找出另一段具体的记忆。如果患者无法找出另一段记忆，也许是因为要求的范围太窄，那么后续问题可以转为更概括的描述（例如，另一个时刻，与你最近反刍时一样困难和紧张，但事情进展却比较顺利）。

干预师需要准备好尝试不同版本的可变性问题，直到找到一个能引起患者共鸣的问题。几乎每个患者都能找出反刍在某种程度上发生变化的时刻，但干预师最开始可能需要坚持不懈才能找出一个。请记住，这种变化可能表现在反刍发生或不发生、有益或无益、时间长或短、强度与痛苦大或小，以及患者对某种情况的应对是好或是坏。在寻找替代案例时，从更加类别化的差异（如有益或无益）入手是有意义的，如果患者很难找到这样的案例，则可以从程度化的差异入手（如反刍发作持续时间的长或短）。这种差异比较可以记录在讲义9更有效的思考和行动表中。表6.5是一份填写完整的更有效的思考和行动表，它呈现了干预师或安娜如何填写该表格，以总结前面两段对话中讨论的关于做家务的情况。

访谈的初期部分是干预师着力明确背景和细节的绝佳示例。请注意，干预师在讨论记忆时是如何通过"是什么""在哪里""怎么做""什么时间"以及"和谁一起"来提问的。这是一个很好的案例，说明了对于任何记忆，在讨论时如何做到这一点。这有助于干预师获得那些与功能分析可能有关的背景细节。在整个对话过程中，干预师还提示安娜要更加具体和明确地描述。干预师的重点是让安娜想象和描述记忆中的环境，以加强对细节的回忆，同时塑造和指导安娜尽可能做到更具体和更明确（ACES原则）。在探索记忆的初期阶段这样做将在以后得到回报，因为随后通常会有更多的细节和更丰富的信息涌现出来。

干预师使用的语言也值得仔细观察。你可能会注意到一些特别的问题，比如"你当时的注意力集中在什么地方？"或者"问完这句话后，你对自己说了什么？"这些问题将患者的思维视为一种行为，更具体地说，是一种患者可以控制的行为。这与反刍干预的功能—情境方法是一致的，在该方法中我们将思维视为另一种行为，并从前因结果的角度对其进行考察。此外，由于注意力和内心言语都受到慎重和自发的控制，干预师的语言可以探索患者可能在哪些方面影响了情境中发生的事情。这种语言也为之后的干预做好了准备，干预师可以通过操纵注意力焦点或安娜对自己说的话来影响她的反刍。

你可能还会注意到，干预师是如何通过提问来组织和塑造安娜的回答，并努力让讨论的焦点保持紧凑或离散的。问题倾向于提及刚刚发生的事情，并询问紧随其后的事情，以便使安娜关注她的直接经验，减少她转向更抽象、含蓄或解释性回答的可能性。频繁地总结和与安娜核对也是为了使讨论紧凑、具体、有条不紊地进行。

这段对话还说明了一个常见问题和一种应对方法。在想象或回忆某一情境时，患者常常会发现很难停留在当时所发生事情的每时每刻体验的细节上。相反，反刍患者会自然而然地产生抽象的总结和脱离背景的概括，即报告所发生事情的要点，而不是细节。这可能表现为将几分钟或几个小时的行为（如反刍）压缩成一两句话。

这种抽象的事件描述方式会丢失很多可能有助于确定反刍的前因或调节因素的细节和背景。这种抽象也可能表现为对所发生事情的解释和分析，而不是对实际行为的描述（例如，"他侮辱了我""我真没用"）。在这些情况下，干预师需要刻意明确地强调这种向抽象思维的转变，并重新聚焦到体验的细节上。在这段对话中，安娜起初将20分钟的反刍及其结束概括为几句话，对实际发生的事情含糊其词。这正是干预师需要详细了解的关键时刻。你可以看到干预师是如何注意到安娜的回答脱离了当时情况的细节，并要求她回到那些细节上去的。干预师使用了多种策略来促进注意力的转移，包括让她想象当时的情况，并用慢动作来观察。干预师决定详细检查反刍结束时的情况，而对反刍初期的情况则不作过多的探讨。这是一个务实的决定，因为当务之急是找出更多可能影响反刍减少的因素，而在疗程结束前，没有足够的时间详细追踪整个反刍的过程。

干预师会提出一系列问题，以便详细了解可能是什么导致了反刍的结束。询问在反刍结束前发生了什么，可以提供很多信息，安娜的情况就是如此。

这段对话提出了潜在的干预点。最明显的干预措施是制订一个"如果—那么"应变计划，在该计划中，安娜会出现预警信号，如下沉感和/或提出"为什么"问题；与此同时，她会练习另一种反应，即问自己"我能做什么？""我该如何开始"等更有帮助的问题。这会是一个明智的计划，优点在于它自然地产生于安娜自己的经验，并且反映了安娜试图采取的既有技能中的有效应对措施，这可以使她更加一致而系统地运用它们。由此，功能分析可以直接引出一个行为计划。

表6.5 为安娜填写的更有效的思考和行动表示范

具体问题	当前情况[a]（成功/失败）（例如，打算做某事并做了）	结果相反的类似情况[b]（失败/成功）（例如，打算做某事但没做）
何事？包括目标、事件、行动、感受、身体状况、结果	看着一团糟的局面，心想："要做的事情太多了。""我该从哪里开始呢？"；感到内疚、疲惫、没有动力，沉甸甸、胃痉挛	思考所有需要做的事情，水槽里的脏盘子，一篮子要洗的衣服，感到忐忑和疲惫，看着要做的事情清单，沉甸甸的感觉，胃痉挛
何地？地点、环境、状态	坐在家中的客厅里	坐在家中的厨房餐桌前
何时？时间、日期、之前发生的情况	周日早晨，前一晚睡得不好	几周前的周日上午10点
怎么做？事件是如何一步步发展的，你在事件中的做法	努力给要做的事情排序，然后想"如果我选错了怎么办？"，接着想"为什么这件事这么难？为什么我不能开始做？"；感觉动力不足，坐了几个小时，最后睡着了	想了想先做什么，又想了想做决定有多难，我会不会做错？然后又想："我已经受够了这种感觉"，接着又问："我现在能做什么？""我该如何开始？"制订计划，然后收拾桌子，洗碗
与谁一起？	独自一人	独自一人

a. 这种情况有什么独特之处？在回答每个问题时，详细描述事件的背景。该事件是成功还是失败？
b. 描述本周或更早发生的，结果不同（如成功或失败）的类似情况或任务。这些情况有什么不同？你能从中学到什么？为未来做计划/决定：当我陷入困境时，问自己："我现在能做什么？""我该如何开始？"而不是问"为什么"问题。

153

第7章

选择干预方法

第1节　核心干预方法

反刍干预的核心干预措施——自我监测、直接改变环境条件，以及制订"如果—那么"计划——均源自功能分析，并适用于所有患者。

自我监测

我们鼓励所有患者监测自己的反刍和回避行为。提高对习惯的认识是改变习惯的关键。此外，对许多患者来说，意识到自己在做什么本身就足以使他们摆脱反刍。对预警信号的觉察为"将反刍扼杀在萌芽状态"提供了机会。

直接改变环境条件

对许多患者来说，功能分析会揭示他们所处环境中增加反刍可能性的方面。早在第一次或第二次干预时，就可以尝试将简单的家庭作业练习设置为行为实验，以影响反刍。

制订"如果—那么"计划对预警信号做出反应

这些"如果—那么"计划包括打破反刍并在功能上取代反刍的策略。反复练习这些新策略对引发反刍习惯的线索做出反应，能够对抗不相容的条件反射作用，从而削弱反刍习惯。典型的替代性策略包括应用放松法、可视化练习、转变处理方式、建立自信心、在现实世界中进行实验以及趋近行为。在干预初期就可以开始制订"如果—那么"计划，并在整个干预过程中不断巩固和练习。

干预过程中一个重要的点在于，从第一个疗程开始就努力做出改变，以消除患者的绝望情绪，并增强干预的动力。在最初的两三次干预中，相对简短的干预可能会很有成效。在完成了最初的正式功能分析并提供了令人信服的干预理由后，第一次干预需要在这些评估的基础上迅速做出改变。

第2节　启动干预方法

我建议分三步启动对患者的干预：

首先，通过在功能分析中考察患者的自身经历，确定反刍（或任何目标行为）可能的调节因素。

其次，干预师在干预过程中尝试使用这种调节因素，通过行为实验来证实改变行为的这个方面会直接和积极地影响患者的体验。

最后，在会谈中确认了这种策略的有效性后，干预师和患者可以制订计划，让患者在日常生活中反复练习这种策略，通常是作为对预警信号的应对，并将其作为他们家庭作业的一部分。

这种三步法最大限度地提高了干预师在患者日常生活中尝试之前就确定真正有用的干预措施的可能性。这种方法还能提高患者的参与度和积极性：在干预过程中体验到行为实验的成功，患者就更有可能在干预过程之外使用该策略。例如，对安娜来说，在会话中尝试一个行为实验可能是有用的，在这个实验中，她可以想象一个困难的情境，比如面临家务劳动，然后比较一下此前与安娜进行功能分析时确定的关于"为什么"类型问题和"怎么办"类型问题的效果（关于这种方法的详细阐述，请参见后面章节里的"为什么—怎么做"实验）。

前几次会谈中的早期干预措施是基于在功能分析中了解到的东西：要根据已知能影响反刍的情境和策略，以及每个患者自身反刍的假设功能，来选择干预措施。因此，如果反刍的功能是减少对他人的敌意，那么另一种策略可能包括教授管理愤怒的技巧。

第3节　中断习惯线索

功能分析可以揭示与反刍开始有关的大环境的各个方面——无论是外部环境（人、地点、一天中的时间、对象），行为和惯例的各个方面（患者所做的动作序列），还是内部状态（情绪、身体感觉、思绪）。在行为干预计划中，环境中增加或降低目标行为可能性的那些方面将成为干预目标，因为控制环境就能控制反刍。特别地，干预师会寻找那些与反刍开始反复相关并会自动触发此类习惯的线索或预警信号。减少或消除这些线索是降低反刍总体频率的一个相对容易的方法。这种方法就针对外部环境和行为习惯方面而言，要比针对内部状态容易得多。

要直接防止或消除引发习惯性反刍的感觉、感受或想法，就没有那么简单了。当一个内在线索引发反刍时，干预方案的选择是：要么在前因链的更早阶段就识别出引发这种内在反应的潜在环境线索（如引发不安记忆的躯体信号），要么对这种内部提示进行逆向调节以产生另一种反应。反刍干预往往侧重于后者，着重强调让患者学会对情绪低落、焦虑或压力唤醒的线索做出新的有益的习惯性反应。

如果可能的话，在最初的几次干预中，可以设置简单的家庭作业练习，作为改变外部环境的行为实验，以便为患者提供早期的积极体验，并在减少反刍方面取得"快速胜利"。干预师会在最初的几次干预中将这些改变作为行为实验引入。干预师要求患者预测如果实施建议的干预措施，他预计会发生什么。在下一次干预中，干预师会对预测的准确性进行评估。

一般来说，增加组织、活动和日程安排可以减少反刍。一旦确定了习惯性反刍的潜在线索或触发因素，就可以用行为实验来检验应对环境的结果。功能分析很可能会指出与反刍和回避相关的环境的某些特定方面。

在功能分析期间，以及在考虑如何改变环境以减少反刍和回避时，需要考虑的主要环境方面包括：

1. 环境的丰富性。比较无趣的、缺乏较多转移注意力的感官刺激的环境，可能与更多反刍有关。

2. 一天中的时间。一般来说，早晨起床和晚上就寝时是反刍最容易出现的时候。

3. 独处。反刍通常与独处有关。

4. 仪式和惯例。反刍的增加发生在常规的例行活动中，并与这些例行活动联系在一起（例如，下班回来后坐在特定的椅子上喝咖啡、抽烟，并回顾这一天）。

5. 情绪触发因素。不难理解，反刍通常与改变情绪的事件（如批评、丧失、威胁）有关。反刍也可能会由患者更能自主控制的触发因素（如听悲伤的音乐）引发。

6. 新事件信号。预示着患者预期为负面的新信息到来的事件往往会引发反刍。例如，电话铃声响起或邮件到达，都足以让患者开始胡思乱想可能会收到什么坏消息以及这可能意味着什么。

7. 评估自我、计划和结果。当人们开始考虑自己需要做什么或刚刚做了什么，或开始将自己与他人进行比较时，往往会引发反刍。因此，反刍可能会在一个人参与计划或回顾进展的时候被触发；同样地，被认为涉及某种个人能力测量的即将到来的情况（例如演讲、考试、面试）、被认为是对个人价值的潜在考验的情况，或是引发社会比较的活动（如结识新朋友、接触评价很高的家庭成员、听到朋友的成功，或看到有吸引力的人）也都有可能引发反刍。

8. 想起令人不安的事件或创伤性事件。反刍通常是由于患者无意识地、侵入性地回忆起令人不快或痛苦的记忆开始的。患者可能会回忆起这一令人不安的事件，并开始重新体验相关的负面情绪，但随后往往会开始分析这一事件，并考虑其原因、意义和影响（例如，"为什么是我？""为什么这件事会发生在我身上？""为什么我没有阻止它？"）。这种反刍可能会持续很长时间。抽象的反刍使患者无法近距离直接体验事件、事件的背景和完整的情感体验，从而无法习惯和接受那些令人不安的事件。虽然并不总能确定最初的侵入性记忆的环境触发因素，但接触与令人不安的事件相关的语义信息和感官—知觉细节可能会增加记忆进入意识的可能性。例如，对于一位经历过痛苦而艰难的离婚的患者而言，提到离婚或夫妻争吵的电视节目和报纸文章会触发她对离婚的回忆，从而导致反刍。那些令人不安的事件的周年纪念日也会引发反刍。

对于每一种可能诱发反刍或回避的因素，干预师都需要考虑情况的哪个方面最可能导致反刍的产生，并使用这种构想来设计改变环境的方法。思想实验对于确定哪种情况最重要是有用的。例如，许多患者都说独处会引发反刍。干预师可以考虑是独处的哪个方面引发了反刍。是感到孤独吗？是没有人鼓励患者做事吗？是因为觉得事情不值得一个人去做而不去做吗（如做饭、看电影）？是因为缺乏可能产生互动的结构吗？是缺乏转移消极想法的外部因素吗？确定独处的哪一方面是重要的，对要实施的改变会有影响。

有助于澄清这一点的问题包括：

"你觉得独处最困难的方面是什么？"

"和别人在一起，你真正看重的是什么？"

同样，干预师也会向患者核对来确定如果特定的方面有所不同，情况是否会如此困难。例如，干预师会问患者：

"假设你一个人在做一些有趣的事情，你会为独处而烦恼吗？"

"这会激活反刍的可能性有多大？"

分解环境的哪一方面是重要的，可以让干预更有效地改变环境。如果患者感到孤独，那么想想如何与人接触会有所帮助。给人打电话、安排与朋友见面，甚至给好友写一封信，都可能会增加与人接触的感觉。另外，如果独处的问题在于缺乏安排，那么干预的重点就需要放在教会患者安排自己的时间上。同样，我们建议将这些干预措施设定为行为实验，这样一来，如果起初不成功，我们就能改进我们的假设和干预措施。

简单易行的干预可以产生深远的影响。对于一个相当贫乏的环境来说，从外部世界引入新的元素，让患者有东西能关注，可以是一种有效的干预措施（例如，播放音乐、打开收音机、在枕头上放香味好闻的精油）。一位患者报告说，当她独自开车上班时，往往会开始胡思乱想。当被问及更详细的情况时，她说她在车里倾向于听缓慢而悲伤的古典音乐，这似乎与她负面想法的开始有关。作为一项行为实验，她将悲伤的音乐换成了她也喜欢的欢快的民谣摇滚乐。这一简单的音乐改变减少了她在一天开始时的反刍。由于反刍往往是自我循环的，并可能持续到一天中的晚些时候（例如，患者认为一天的开始很糟糕，由此会继续糟糕下去，导致进一步的反刍），因此在一天开始时，少量但却显著地减少反刍，可以对一天中的剩余时间产生积极的影响。

患者经常会说，反刍是从早上醒来的第一件事开始的。功能分析需要考虑引发反刍的确切诱因是什么。是在患者醒来的第一件事上，还是在一些其他的行为之后？例如，开始思考当天需要做的事情，或回顾前一天的情况，或思考自己当天没有什么计划，或注意到自己感觉有多累，这些都可能引发反刍。

不同的诱因需要不同的干预措施。例如，如果早上的反刍与身体感受有关，那么早起第一件事就做些身体活动可能会有帮助。起身下床活动一下，可能会减少产生反刍的机会。如果反刍与思考需要做的事情有关，那么在前一天把需要做的事情列成清单，然后只关注清单上的首要事项，就可以减少反刍。躺在床上时，注意力可能会向内集中在疲倦和困倦的内在感觉上。在这种情况下，早上听听收音机，将注意力从疲倦感转移到外部世界是很有用的。改变苏醒和起床的惯例也是一种有益的尝试，因为反刍往往与惯例的某些方面有关，改变这些方面可以减少反刍的自动触发。

反刍通常也发生在一日将尽的时候，当人躺在床上努力入睡的时候。和早上一样，这种情况有利于反刍的产生，因为患者可关注的外部刺激较少，更有可能转向内部的反刍。这种情况也可能发生在一个人回顾当天发生的事情或思考明天将要发生的事情的时候。这种发生在晚上的反刍通常会导致失眠。同样，改变睡前和睡觉时的惯例也可以打乱这种反刍。如果患者无法入睡，下床做一些其他事情也是一种有益的改变，哪怕只是为了减少躺在床上和反刍之间的联系。反刍已经成为一种习惯，由惯例的某些方面引发，因此改变惯例可以打断反刍，使其频率降低。

患者有时会报告说他们的反刍与特定的地点有关。许多患者会把反刍和他们的居住环境联系在一起，例如，当他们住在一个破旧的公寓里时，他们会感觉到不舒服，这一感受可能是精确的（比如，邻居吵闹且具有攻击性、墙壁潮湿、装饰简陋或面积太小）。在这种情况下，确定患者反思的是公寓的哪个方面，以及公寓内部是否存在任何差异（例如，某些房间是否比其他房间更差？）是很有帮助的。此外，也许可以改变公寓的某些方面来减少反刍（例如装饰或整理公寓）。对环境做一些小的改变，比如整理房间，可以消除一些会导致反刍的线索。在干预初期，可以去其他一些不会引发反刍的地方，这也是一种简单的缓解方法。

患者所处环境和生活方式的更笼统的方面也会导致出现反刍。许多患者表示，无论是在家里还是在工作中，他们都感到有压力、仓促、匆忙，不得不忙于应付许多不同的活动和任务。这种情况容易导致反刍，因为它往往会产生压力，增加犯错误和不能按期完成任务的可能性。此外，患者经常试图同时做多件事，并在不同任务之间切换。这会使他们难以全神贯注于自己正在做的事情，这也增加了反刍的可能性。我发现，鼓励患者一次只专注于做一件事，把握好节奏，给他们一些空间让他们冷静下来，放慢做事的速度，通常是很有用的。

如果患者的日常琐事和义务与她认为愉快、有趣和自我实现的活动之间存在不平衡，那么她生活的整体环境和生活方式可能会助长反刍。在对有残余抑郁症状的患者进行的反刍干预试验中，患者往往放弃了他们认为最有趣、最快乐的活动。因为他们精力下降，觉得做事情很辛苦，所以他们努力节约资源，优先考虑去做他们认为是必要的活动，如日常家务、工作和对他人的义务。虽然这些活动无疑是重要的，但它们往往枯燥乏味、令人疲惫不堪，而且往往伴随着一种不情愿和无可奈何的情绪。由于缺乏引人入胜和让人充满热情的活动，患者更容易产生反刍。如果活动并不有趣，而且是出于要尽义务的心态才去做的，那么反刍就会更加频繁。在这种情况下，思绪往往会集中在"我为什么要这样做？""为什么这样做如此乏味？""为什么我这么累？"诸如此类上。这些都是需要付出努力才能完成的任务，会让人感觉相当疲惫。此外，正因为放弃了那些有趣和愉快的活动，患者错失了改善情绪和提升精力的机会。因此，在反刍干预中，干预师会解释将活动的平衡点从日常琐事和义务转移到自我实现活动中的重要性。干预师会与患者探讨这些活动的价值，因为这些活动可以为她充电，并为她提供心理空间，让她不再胡思乱想。

功能分析引发环境和行为改变的案例：艾米丽

在看下一个记录之前，让我们先来介绍一下艾米丽，她是一位有着长期重度抑郁症病史的患者，同时还共病广泛性焦虑障碍、创伤后应激障碍和贪食症。她的反刍中经常充满非常严重的自我批评，集中在判断和评价自己为"懒惰的、傲慢的、自私的"。她与母亲之间的关系很僵，她认为母亲麻木不仁、专横跋扈、为人挑剔、固执己见。她刚刚经历了一段艰难的分手。

以下对话发生在艾米丽的第三次干预中。艾米丽已经和干预师一起发现了一些预警信号，她对反刍的习惯也有了更多的认识。他们讨论了这样一个观点，即艾米丽不需要自动进入反刍状态，而是可以学习做一些不同的事情。干预师首先跟进了之前的自我监测家庭作业（使用讲义6反刍经历记录表），然后检查了最近的一些情况，了解什么可能影响她的反刍。

干预师：本周你对早期预警信号的发现情况如何？有没有发现新的信号？

艾米丽：没有，这周没有了，不过我开始可以更快地注意到它们了。

干预师：那很好。你能注意到哪些有效的预警信号？

艾米丽：我的心跳加快了，我的姿势改变了，变得紧张，感觉到热。

干预师：此时你可以采取什么不同的方式来打断反刍？

艾米丽：我可以停下来想，"等一下，不一定要这样"。我可以问自己："我该如何处理这件事？"与其责怪自己，不如试着做些什么，让自己感觉好一些。

干预师：这听起来像是一个从反刍中后退的好方法。上周你能做到这一点吗？

艾米丽：在这一周里，我有好几次能从反刍中抽身出来，但也有很多时候，即使我注意到了警告信号，也无法停止反刍。有时候，我发现自己沉浸在一些事情里，却没有意识到它是怎么开始的。

干预师：大多数人在刚开始尝试改变反刍时都会有这样的经历——面对一个顽固的习惯，出现这种情况是意料之中的。一开始，一个顽固的习惯会在大部分时间里持续出现，但渐渐地，当你越来越意识到这一点，并不断做一些不同的事情来代替反刍时，这件事就会变得越来越容易，习惯也会越来越少出现。当你注意到这些预警信号时，有什么能帮助你停止反刍吗？

艾米丽：当我能够改变我的环境的时候，改变环境能帮助我停止反刍——有一两次，当我发现自己变得烦躁不安时，我站起来走到花园里，这能帮助我冷静下来。但上周有好几次我做不到。最糟糕的一次是我必须去我前任家取一些东西——那真的让我很紧张，就引发了一阵非常糟糕的反刍。

干预师：我看到你在监测表中写下了这个情况。看起来似乎那个处境令你特别难受。监测表上显示，事后你反刍了5个小时，在反刍的过程中，你有很多负面的想法，比如"我不够好""他讨厌我"，这让你感觉更糟糕了。

163

是这样吗?

艾米丽:是的,这是这一周里最糟糕的时刻。

干预师:那么是否值得更详细地考虑一下这种情况呢?我想知道考虑这种情况,并试着从中吸取教训,或许还可以把它与另一种情况进行比较,这是否会有所帮助?我们可以试试吗?

艾米丽:可以,这可能会有帮助。

干预师:再跟我说说这个发生在你和前任之间令你压力很大的情境。

艾米丽:我必须去他的公寓取我的东西。在我收拾东西的时候,他走进来,开始喋喋不休地说事情,这让我感觉非常紧张。我们都很生气,反应剧烈。我们都很激动。我非常难过,冲了出去,这天剩下的时间都一直在想这件事。

干预师:好的,听起来这里发生了很多事情,你也快速地回顾了很多事情。你能意识到你是在用一种概括和抽象的方式来总结所发生的事情,脱离了所发生事情的准确的细节吗?要记得我们说过,你很容易回到这种抽象描述的习惯中去。放慢速度,一步一步来也许会有帮助。你能试着这样做吗?

艾米丽:可以,虽然很难。

干预师:别担心——因为我们不常会这样做,所以一开始会感觉有点不自然,需要花点力气。让我们试一下,看看是否有帮助。让我们回到开头。在你去前任家之前发生了什么?

艾米丽:我在家做家务。

干预师:你当时感觉如何?

艾米丽:要去见他让我感到紧张和担心。我还觉得有点匆忙,因为我努力要在去之前把一些家务活做完。

干预师:好的,接下来发生了什么?

艾米丽:吃完早餐后,我开车去了他的公寓。

干预师：接下来发生了什么？

艾米丽：唉，那是一次糟糕的行程——交通很糟糕，那时候正是上班高峰期，堵车堵了很久，那趟车开得真是紧张。

干预师：这趟路途有什么影响？

艾米丽：让我更加紧张和焦虑，因为我赶时间，而且说好了要早点在上班前到。

干预师：好的，到了你前任家里之后发生了什么？

艾米丽：我开始翻找公寓里的东西，想知道该带走什么。我仍然感觉压力很大，因为我不确定该带走或留下什么，我觉得我必须尽快想清楚。我担心会弄错。我还担心我前任会有什么反应。

干预师：所以总的来说，你已经感到压力很大，而且在你整理公寓里的东西时，因为匆忙、家务、开车之类的原因，你已经感到非常紧张和激动了。是这样吗？

艾米丽：是的。

干预师：你是怎么注意到压力的？

艾米丽：我注意到我的心跳在加速，我感觉很热，我的思维有点混乱。这让我很难想出该怎么做，该怎么收拾东西。

干预师：你当时在反刍吗？

艾米丽：没有，我只是想办法把注意力集中在我正在做的事情上，但是当我的前任开始唠叨的时候，我真的失控了。

干预师：好的，告诉我当时到底发生了什么，慢慢地，一秒一秒地说给我听。他说了什么，做了什么？

艾米丽：他走进房间，看了看我整理好的东西——我开始把要带走和要留下的东西分开放置，在地板上放成两堆——他说"你才弄完了这点儿吗？""你得快点了，我可没那么多时间"。

干预师：他是怎么说的？

艾米丽：他用了一种恼怒的、不耐烦而且轻蔑的语气。

干预师：他看起来怎么样？

艾米丽：他看起来很恼火，很生气。

干预师：就在他说这些话的时候，你在心理和情绪上有什么反应？

艾米丽：我感到泄气，非常沮丧。我想，"哦，完了，又来了"。

干预师：你当时做了什么？

艾米丽：我努力跟他解释，我想在拿东西之前先跟他确认一下。

干预师：你还记得你当时到底说了什么，是怎么说的吗？

艾米丽：大概是这样的："我很难决定要带走哪些东西，我想确定你对我的选择感到满意，而且你对我指手画脚也不会让我干得快一些。"我可能听起来有点恼火和急躁。

干预师：之后发生了什么？

艾米丽：他回答说这应该很简单，我总是把事情搞得很复杂，实际上根本不需要。他开始重提那些导致我们分手的所有事情。他说我就是典型的"小题大做"，说为什么我就不能更有效率一些呢？

干预师：这对你有什么影响？

艾米丽：它唤起了我对争吵的回忆，以及在这段关系中处处被批评的感觉。为什么我觉得这件事这么困难？

干预师：是不是现在才开始反刍？

艾米丽：是的，我变得越来越烦躁。我开始对他大喊："你为什么总是这样？""你为什么总是贬低我？"

干预师：接下来发生了什么？

艾米丽：他开始提高嗓门回击我，我们俩都很激动，开始翻旧账，指出对方的缺点。你为什么总是这样？你为什么总是那样？我气得浑身发抖，而他则越说越尖酸刻薄，说我是多么的不为他人着想和自私。

干预师：这种争吵持续了多久？

艾米丽：我们争吵了大约5分钟，然后我受不了了，就离开房间，走出房子，上了车。几分钟后，我开车离开了。

干预师：你当时在想什么？

艾米丽：我一遍又一遍地反复回想。

干预师：你那时反复对自己说的想法和问题是什么？

艾米丽：为什么这件事这么难？他看不起我——很多极端的想法，我受不了这种想法。

干预师：这些想法有什么影响？

艾米丽：它们让我悲伤和愤怒。

干预师：在这些愤怒的想法之后，你会想到什么？

艾米丽：然后我开始怀疑自己，想知道"我为什么这么易怒？""我为什么这么自私？"也许发生这些是因为我不够好，不够优秀。我感到非常沮丧。

干预师：这种反刍持续了多久？

艾米丽：持续了整个下午，一直到深夜。我无法入睡。

干预师：是什么让它持续了这么久？你的反刍顺序发生了什么变化吗？我想知道它是否遵循我们之前确认和描述的你的反刍的任何一种模式？

艾米丽：是的，我会一直纠结于他为什么要这么做，并感到愤怒，然后过了一会儿，我会开始责备自己，想知道为什么我总是造成这样的情况，为什么我这么没用，我会感到沮丧，然后情绪又会变回到愤怒上。

干预师：好的，那么反刍就是在愤怒和自责之间来回切换的。

艾米丽：是的。

干预师：那它怎么结束的？

艾米丽：最后，我筋疲力尽地睡着了。

干预师：谢谢你能这么长时间、这么详细地身临其境。我可以看出当时的情况对你来说是非常困难和令人紧张的。刚才你身临其境并对这种情况进行了详细的分析，你有什么感受？

艾米丽：感觉这很难，它让我重新感觉到了当时的一些感受——我觉得有点压力，但看到发生了什么并与别人分享是很有帮助的。我能明白这里是有一个明确的模式的。

干预师：很好。如果我们观察这段经历，并试着从中学到一些东西，我们似乎可以认识到，在与你的前任见面之前，你已经感到紧张、有压力了。如果我们能看看你在类似的情况下能够摆脱反刍的时候，并且注意到这一次和你陷入反刍的时候情况之间的差异，我们甚至能学到更多。发现你的策略在什么时候有效、什么时候无效，是有好处的。那么是否存在另一次经历，也许也是你不得不与你前男友见面，但事情发生了变化，你没有陷入反刍？

艾米丽：是的，这周晚些时候为了把东西收拾好我不得不再去见他，虽然他还是很难缠，但这次我应对得好多了。

干预师：这听起来是个很好的例子，可以详细看看。这次发生了什么？

艾米丽：星期天我去他的公寓收拾一些家具和其他东西。我又进了公寓，看了看里面的东西。他又开始了，说我需要尽快把事情理清楚，然后又拿那天的事找我麻烦。不过，这一次我稍微冷静了一些，尽管有些压力，但我还是设法保持冷静，顺其自然，做出决定。虽然很困难，但我还是挺过来了。

干预师：你在这种情况下感觉如何？

艾米丽：我有点紧张、发热、心跳加快——所有这些迹象都表明我正变得易怒和焦虑，但我还能保持思路清晰。

干预师：你做了什么来帮助你保持思维清晰？

艾米丽：我决定尝试把注意力集中在完成工作上，我不断提醒自己，我需要做的就是把清单上的工作做完。

干预师：什么清单？

艾米丽：哦，在我去我前任家之前，我坐下来写了一份清单，列出了我想收拾的东西，并标明了哪些是我想要的，哪些可以一次装进车里，这样我就为这次出行做好了准备。

干预师：这听起来是个不错的计划。这次去见前男友之前发生的事情有什么不同吗？

艾米丽：我安排在下午和他见面，在去之前，我去和我的朋友乔伊一起度过了一个上午，这让我感到平静和安宁。

干预师：这一趟过去的路途怎么样？

艾米丽：我没有那么匆忙，交通也没那么嘈杂，所以旅途比较轻松。

干预师：好的，听起来你在第二次去之前感觉平静了很多，这可能有助于你应对当时的情况。此外，你还准备了一份清单，帮助你保持头脑清醒和注意力集中。是这样吗？

艾米丽：是的，第二次我的压力小了很多，也能更好地应对我的前任了。

干预师：听起来你第二次在情急之下也应对得更好。在这种情况下，你具体关注到了什么，对自己说了什么？

艾米丽：在坚持记录每日监测表后，我已经注意到了上一次我让自己受到他的影响是多么无益，而且那只会让情况变得更糟。因此，这一次我下定决心不做任何回应，并在脑海中为自己的言行制定了一些基本原则，比如回答尽可能简短、直接，只回答"是"或"否"，只专注于手头的工作。我想，我可以在其他时间再操心我们关系中的种种麻烦。

干预师：效果如何？

艾米丽：这能帮助我集中精力，更快地离开。我的压力依然很大，我不知道自己还能不能坚持更长的时间——我怀疑自己是否能一直做到这样，甚至和我的前任在一起的时候也能做到这样，但那天我确实做到了。

干预师：好的，所以听起来你第二次去见你的前男友的时候并没有重复第一次时发生的事情，但是在日记中记录了第一次的情况，你在环境和应付方式上做了一些改变，以便能更好地应对。对比这两种情况，你能学到什么吗？

艾米丽：提前做好准备，列出我要做的事情，并想好如何应对我的前任的计划是很有帮助的。在和他见面之前保持冷静也很有帮助。

干预师：在去见他之前，你做了什么来确保自己能更加冷静？

艾米丽：我没有那么着急，也没有那么匆忙，所以我不觉得有压力要去见他。去之前我和一个好朋友在一起，这让我在见他之前心情很好。

干预师：那么听起来你第二次去见你的前男友时已经做好了准备，所以在见面之前你比较平静，这给了你一点缓冲时间，让你不至于太激动，从而使处理这些情况变得更容易。再加上你的准备工作——尤其是对该做什么、该说什么有了非常具体和详细的计划——这都让第二次的情况变得更容易应对，也让你避免了争吵和陷入反刍。这样总结合理吗？

艾米丽：合理。听起来很明显，我可以做些什么来更好地应对。我以前没有这样做，真是既尴尬又愚蠢。

干预师：好消息是，这说明未来你可以做一些简单的事情来帮助自己，比如在遇到类似有压力的情况之前，腾出时间，做一些放松的事情，并做好详细的准备。我认为没有必要因此对自己有怨气。毕竟，这些计划都是你想出来并付诸行动的，说明你知道该怎么做。大多数人并不擅长做这些简单的、有时甚至是相当明显的事情，因为他们并不总是像我们刚才做的那样详细地关注他们正在做的事情。此外，我们刚才已经讨论过一种会陷入无益的思维方式，并且了解到这是一种习惯。这就解释了为什么你并不总是做最有益的事情。很多非常聪明的人之所以一而再再而三地陷入无益的事情中，也是因为这些事情已经成为一种习惯。这些习惯往往在我们还是儿童和青少年的时候就开始养成了。它们反映了我们长期以来学到的东西。通过比较之前那两种情况，你可以找到改变这些行为模式从而向前迈进的方法——而改变习惯的第一步就是意识到哪些方法有效，哪些方法无效，就是我们刚刚所做的那样。

艾米丽：我想这些模式是我年幼时形成的过时的反应，不是我的错。我需要停下来，有意识地注意到它们，改变它们。

干预师：没错。这种方法会有助于做到这一点吗？

艾米丽：以前做不到，但这个方法有帮助。通过今天的谈话，我看到了它的细节和破绽，以及所发生的一切。这比仅仅博取同情更有挑战性。

干预师：回顾一下我们所做过的一切，你认为今后在遇到困难时可以怎么做？

艾米丽：管理好自己的时间，安排好自己的日程表是有帮助的，这样，如果我知道自己稍后要做一些有压力的事情，那么在此之前，我就不会让自己太着急，并会去做一些放松的事情，让自己有一个良好的心态去面对。制订一个具体的计划也会有所帮助。

干预师的思考：决策要点与回顾反思

上面的片段再次说明了详细询问背景和使用设问的价值，这些问题可以挖掘出正在发生的事情中更具体的细节，从而尽可能丰富对反刍事件的讨论。这也说明了将两个不同的事件直接进行比较以寻找到能够解释反刍变异性的差异的价值。

与艾米丽的讨论着重强调了发生在反刍之前的事情可能是重要的，而且这些情况可能受到环境和行为的控制。简单的计划和应急管理，如腾出更多时间、安排休息，或在预期会出现的困难或压力任务前后安排放松活动，都能以建设性的方式改变环境，从而限制反刍。这个例子说明，改变环境条件也包括改变行为模式和时间管理。它还说明了具体而有针对性的准备工作能如何有助于应对困难的情况。

通常情况下，这些发生在环境和行为上的改变是简单、直接的，甚至也许是显而易见的。这些方法通常很容易实施，而且成功率很高。但缺点是，患者经常会批评自己为什么没有做这些事情。对于干预师而言，重要的是要将这种情况正常化，

171

并提示患者，使其注意到虽然这些变化一旦被发现就很容易看到（事后诸葛亮），但大多数时候我们并不能注意到它们。尤其是那些针对习惯性行为方式的改变，我们还需要齐心协力才能将其付诸实践。

思考一下你自己的个人经历。我猜想，这些关于安排时间的原则中也有一些能适用于你自己的生活，比如在即将面临困难事件之前有一个平静的空间。我想知道，你平时真正将这些原则付诸行动的次数有多少。我知道自己并不总能成功地将这些原则付诸实践。我们中的很多人都意识到自己可以做一些简单而明智的事情来提高生活质量，但不一定会去实施。这段对话说明了干预师是如何直接与艾米丽交涉这个问题的。

这段对话还强调了反刍干预中苏格拉底式提问的重点。问题集中在艾米丽所做的事情的效用上，强调她能学到什么，以及下一步可以做什么。在这次讨论中，通过比较具有不同结果的事件，干预师明确了艾米丽行为上可能对她更有效的改变，并对其进行了总结，还要求艾米丽再对其进行回顾以查验她学到了什么。最后，干预师要求她思考今后如何使用这些方法。这些问题的作用是强调新的做事方法，并将其与行动和计划紧密结合起来。

第4节　制订"如果—那么"计划

一旦患者发现了反刍的预警信号，反刍干预的一个关键步骤就是制订明确的"如果—那么"计划，当他们注意到这些信号时，就可以使用该计划来打断和切断反刍，并用更有用的策略取而代之。反复练习这些计划的目的是通过对抗条件反射，使患者对同一线索做出与反刍不相容的替代反应，从而养成一种新的有益习惯，取代反刍。

这些计划被称为"如果—那么"计划或应变计划，因为它们将一个事件的发生（警告信号或提示）与一个新行为的实施联系起来。干预师可以用"如果—那么"计划向患者解释这些行为，因为这简洁地描述出计划的结构："如果我注意到这个预警信号，那么我就会采取这种替代反应，而不是反刍。"通过详细说明触发因素和反应，"如果—那么"计划使反应变得清晰，并增加了实施的可能性。将计划的行动与确定的预警信号关联的逻辑在于它能帮助患者牢记反应并在日常生活中回忆起来。这种方法借鉴了有关执行意图的实验文献。

如果目标和计划具有执行意图，即明确表示了"我将在特定的时间和地点做这件事"，那么它们就更有可能得到实施。这种明确的承诺，并伴随着明确的时间进程（例如，"我明天会做"），减少了拖延的风险，并降低只有在"我想做，或者我感觉好到可以做的时候"才会实施计划的风险。在制订行动实施计划时，患者需要具体说明如何、何时、何人以及在何处做出反应以达到目标。这样，患者就会把目标和计划的步骤与环境线索而不是感觉联系起来。这种方法对于减少拖延和抑郁患者只有在感觉足够好时才会做事的倾向特别有用。这种方法将计划的启动与感受分开，使其与更稳定的因素联系在一起，例如完成另一个任务、特定的地点或特定的时间。

例如，可以鼓励患者制订"如果遇到X情况，我将做出Y行为"的计划。通过制订与环境相关的计划，患者的行为会变得更加一致，他们会开始对自己的行为有一定的控制，而不是任由感觉支配。此外，有证据表明，制订"如果—那么"计划可以提高自动性，并减少实施计划所需的心理努力。基于以上原因，反刍干预将"如果—那么"计划作为制订应变计划的最简单、最易记忆的方法，以取代反刍。执行意图有助于更好地启动行动。

除了直接说明计划将在何时、何地执行以及如何执行之外，对患者进行辅导，让他们自问"我将如何开始？"和"我将如何坚持完成任务？"也是有益的。一旦介绍了行动计划的概念，就应将其与干预的其他方面，尤其是家庭作业联系起来。

这些应变计划与行为激活疗法中的方法相似，并且平行进行。后者的方法是识别"触发因素—反应—回避模式（TRAP）"，并通过摆脱这些陷阱来重新回到"触发因素—反应—替代应对（TRAC）"。反刍干预和行为激活疗法都有一个共同的理念，即在不希望的目标行为之前发现一个警示标志或触发因素（前因），然后会产生一种反应（例如，悲伤情绪），随后跟随着一种回避性反应（例如，退缩、反刍）。行为激活疗法和反刍干预的共同理念都是用功能性和适应性的替代行为取代回避反应。从这个方面来看，"如果—那么"计划和从触发因素—反应—回避模式到触发因素—反应—替代应对在概念上是等同的。两者都可以用来向患者解释这一过程。反刍干预与行为激活疗法的主要区别在于，反刍干预强调不想要的反刍和回避是一种习惯，强调自动触发反刍的线索的相关重要性，以及需要反复练习不相容的替代反应才能产生持久的改变。反刍干预还将这些应变计划表达为"如果—那么"计划，以获得基于证据的执行意图的益处。

这些计划需要使用SMART口诀详细制订。如果计划是建立在功能分析的基础上的，则效果最佳；根据患者自身经验将反刍转化为更具适应性的思维或缩短反刍持续时间的替代策略对制订"如果—那么"计划是有益的。通过这种方式，应变计划就建立在患者自己的经验基础上，可以使其自身的策略更有效、更系统。

在制订应急的"如果—那么"计划时，还采用了一种实验性的方法：对每种策略都进行试验，以测试其有效性。建议的步骤如下：回顾从功能分析中学到的东西，在会谈中尝试新的策略作为行为实验，然后将这些策略纳入计划，每周遵循。一个应变计划可能包括多个步骤，包括环境变化、行为变化和认知变化。

应变计划中最常用的干预措施包括：（1）应用放松法；（2）问题解决；（3）可视化和想象，包括沉浸和自我关怀；（4）转变思维方式，最典型的是具体化；（5）趋近行为。例如，应变计划可以包括利用专注于沉浸过程的意象来对抗反刍。在本章或接下来的具体化训练、沉浸训练或慈悲训练等章节中，我们将对这些干预措施逐一进行详细介绍。重要的是要认识到，这些方法中有许多是重叠的，这表明我们可以用一种干预方法在多个点上进行干预。

应变计划是利用功能分析建议的对每个患者都最有帮助的措施制订的。因此，不同患者之间的替代反应完全不同。没有一种标准的正确替代行为。应变计划可以非常简单，如"当我注意到反刍的警告信号时，我会打电话给我的朋友约翰或苏珊聊聊天"。此外，这些计划会根据实证测试和经验进行调整。一套策略可能对某个患者非常有效，但对另一个患者无效。如果某个策略连续实施了几个星期，反刍或情绪没有任何变化，那么就需要采取新的策略。

与患者一起制订明确、具体的计划。在制订计划时，与患者分享计划的逻辑。这是从功能分析中自然而然地延伸出来的。实际上，通过"如果—那么"计划，干预师会与患者讨论其无益行为的特殊前因，并确定潜在的有益替代行为。"如果—那么"计划制订了如何系统地使用已确定的替代方法来应对预警信号的正式规划。

例如，对于艾米丽，干预师可能会这样说：

"通过几个例子的详细讨论，我们了解到，你的反刍往往是在你紧张、烦躁、发现自己变得燥热时触发的。你还提到自己的思维变得模糊。找到一种方法来缓解这种紧张，并帮助你保持头脑清醒，听起来可能是更好地处理事情的有效的第一步。回顾过去，我们可以发现，当压力较小的时候你应对得更好。基于这一点，练习减少紧张和压力的技巧可能是减少你反刍的好方法。渐进式肌肉放松就是一个很好的方法。如果你能在头脑中体验紧张的感觉，然后再进行放松练习，这将会特别有用。要做到这一点，我们要制订一个'如果—那么'计划，这是一种口头上建立联系的方式，'如果我注意到我变得紧张，那么我就会听我的放松练习'。你觉得怎么样？"

练习，练习，练习！

由于应变计划被设计为替代不良习惯的另一种方案，因此需要多次演练和反复实践才能完全确立并发挥最大效果。干预师应向患者强调反复练习的重要性，并将其与习惯的养成联系起来。由于旧习惯已经养成，因此无法每次都练习新的反应，这是正常的，但每次练习新的应对方式都会强化新的习惯，注意到这一点是有帮助的。

在干预会谈中练习新的方法或技巧是很好的，可以确保患者知道如何做。对练习进行录音，让患者有一个有条理、有指导的技巧版本，以便在家庭作业中反复练习，也会有所帮助。我建议每天都练习新的方法，并在出现相关的预警信号时进行练习。

在干预过程中直接练习使用应变计划来应对预警信号也很有用，目的是加强这种联系，使替代反应更有可能受到预警信号的提示，并提高计划在现实世界中的普适性。要做到这一点，最好的办法是让患者接触确认的提示，要么是身体内部的，要么是意象中的。例如，如果反刍的预警信号是开始烦躁，干预师就会要求患者尽可能生动地回忆最近感到烦躁的记忆，以诱发烦躁，并将这种经历"活生生"地带到干预过程中。一旦患者接触到这种体验，并报告和表现出一些烦躁，就可以练习新的替代性反应。通过这种方式，患者可以直接体验学习对预警信号做出不同的反应。多次练习配对是一个好的想法，通过建立暴露等级逐渐增加刺激的强度和严重程度，从引起轻微烦躁且不太严重的情境开始，并在每次成功后逐步进入下一个层级。在一次干预过程中，可以多次重复练习这种方法。

如何选择目标诱发事件：所谓"如果"

为应变计划选择前因或预警信号并没有硬性规定。功能分析可以揭示出一个或多个被假设为触发反刍（或任何目标行为）的线索，比如情绪、思维、记忆或身体感觉。任何经常与反刍一起出现，并且被发现与之有关的线索（即在反刍不发生时不会出现；只有在反刍倾向于发生时才会出现）都是一个很好的预警信号的选择，也就构成了"如果—那么"计划中"如果"的部分。当然，前因链中可能有几个步骤，其中可能会按顺序出现几个可能的前因。例如，患者看到了一张照片，使她想起一段悲伤的记忆，这使她感到悲伤，接着想到"为什么是我？"——所有这些都在反刍之前发生。在识别前因时，最好能在反刍链的早期就开始追踪，因为越早打破反刍的顺序，就越容易阻止和打断反刍。另外，链条中较早发生的事件可能对患者来说更难察觉，因为它们可能更加微妙，与反刍的直接联系更少。此外，较早期的步骤可能并不经常发生，或者并不总是与反刍相关联，而链条中较后的步骤可能与反刍的关联更密切，并且发生更频繁。寻找那些属于目标行为（如反刍）"最终共同途径"部分的前因是非常有用的。例如，虽然看到令人不快的图片并不总是触发反刍，但想到"为什么是我？"很可能会引发反刍。此外，一系列其他情况也可能引发"为什么是我？"的反应。从实际角度考虑，最好的前因是那些患者容易注意到的并且发生相当频繁的事件。总而言之，干预师要寻找的前因应该出现得早到足以轻易打破序列；或出现得晚到足够频繁，易于被患者注意到，并且是最终共同路径的一部分。无论是什么，预警信号都需要尽可能详细地明确规定。

如何为事件选择替代性行为：所谓"那么"

认知行为技能库中的几乎所有行为都可以作为"如果—那么"计划中"那么"部分的潜在替代行为来使用。行为的选择反映了功能分析和从功能分析中产生的构想。所选择的行为应与反刍不相容，并能满足其假设的功能。它需要有助于摆脱反刍，达到建设性的结果。在选择可能的替代行为时，我们要寻找"阻力最小的路径"——一种与反刍不相容的替代行为，并且这种行为最有可能回应预警信号，成为一种习惯。如果选择的新行为不能抵消反刍，或者本身就是一种无益的回避，那就没有任何价值，因此，检测替代性反应的效用和功能非常重要。同样，选择一种能强力打断或对抗反刍的行为，但患者无法在日常生活中反复使用，也不容易养成习惯，这样的行为也没有价值。

有一些原则有助于选择使用特定的可使用的技巧。

功能和概念化

我们希望选择一种既与反刍的构成相一致，又能对抗反刍的方法。在可能的情况下，我们还希望替代性行为与反刍具有相同的积极功能，这样我们就可以用一种更有帮助的行为来替代反刍，并发挥相同的作用。这种功能上的等效性使新行为更有可能被坚持、重复和保持。如果患者觉得这种行为能够解决重要的个人担忧，那么她就更有可能参与其中。此外，如果确定的功能正在强化反刍，那么任何替代行为都需要达到至少同样多的强化程度才能取代反刍，即使患者没有意识到反刍的功能。例如，如果反刍似乎能减少愤怒，而这一功能似乎又在强化反刍，与此同时控制愤怒对患者来说很重要，那么给患者一个不解决愤怒的反刍替代性行为，就很可能无法激发患者的热情或实践。在这种情况下，应采取有助于减少愤怒的替代性行动，如放松或培养自我关怀，这样更有可能提供一种可行的反刍替代方法。

经验性证据

是否有患者自身经验的证据支持这种策略的有效性？理想情况下，我们希望采用的干预方法与患者在功能分析中已经报告的内容相吻合，而且患者的亲身经历也能证明这种方法是有效的。如果我们已经尝试过行为实验或体验练习，而且它证实该策略是有效的，那就更好了。我们所掌握的关于这种方法对特定患者有用的证据和试验数据越多，我们就越有信心选择这种策略。我们希望患者积极主动地尝试新方法。如果患者已经尝试过这种方法，并在干预过程中发现这种方法是有益的，就能最好地实现这一目标。这种积极的体验使患者更有可能实施这种方法并从中受益。这也意味着我们知道这种方法有可能奏效。因此，反刍干预的常见顺序是：（1）从回顾患者的经历中确定一种可能的干预方法；（2）在干预会谈中一起尝试建议的技术，作为实验或体验练习；（3）如果实验成功，计划让患者在日常生活中进一步练习，作为其家庭作业的一部分。

全部技能

患者是否已经掌握了该技巧所需的行为？我们希望患者能够轻松地采用这种行为。选择患者已经会做并且不需要重新学习的行为有助于实现这一目标。如果这种行为已经在她掌握的技能库里，我们就知道她能够做到，我们就不需要再进行太多进一步的训练。这还有助于批准和引导患者的参与。

实用且简单

干预策略是否实际可行且易于使用？我们希望确保所有干预措施都符合患者

的情况，并且在实施过程中不会遇到现实的障碍。例如，我们要确保计划中的活动不会过于昂贵或耗时，并且在实际操作中是可行的（例如，不会超出患者的体能范围）。我们希望新的替代行为尽可能简单易行。简单的计划比复杂的计划更好。同样地，替代反应越能被具体、明确地详细说明（是什么、在哪里、什么时候、怎么做、谁来做），并能被分成越小的步骤越好。应对措施是否可以一再重复？要成功地训练出一种新习惯，就需要多次重复和演练替代反应。如果所选的应对方法因为太累人、太耗时或只能在有限的情况下使用而难以重复，那么它就不是一个好的替代反应。

与预警信号接近

我们的目标是让新的反应与现有的反刍线索密切配对。如果替代反应是在预警信号本身之后自然出现的，或者是与预警信号有一定生态接近性和关联性的反应，这将更容易做到。这将使关联学习更容易。而完全任意的替代反应则更难学习。例如，如果预警信号是一种内在的身体感觉，如紧张，那么涉及对这种身体感觉的认识和关注的替代反应，如放松，就会有一种自然的联系。如果预警信号是一个认知反应——比如一个"为什么"的问题，那么另一个认知反应——例如一个"如何"的问题，就会提供更自然的匹配。

第5节　应变计划的常见替代行为

应用放松法

在一些干预忧虑的方法中，一个重要的早期干预措施是教授应用放松法。患者将其与自我监测一起使用，作为中断忧虑思维循环的一种策略。放松法的优点是能减轻紧张和焦虑，而这正是这些患者经常出现的问题。此外，这种方法很容易学会，因此放松有可能为患者提供成功应对困难和减轻症状的早期积极体验。由于焦虑和生理唤醒往往会导致更多的担忧和反刍，因此减轻紧张和焦虑可以相应地减少担忧和反刍。更进一步地，通过鼓励患者将注意力集中在身体感觉上，并使用意象技巧，可以使放松作为反刍的对策，打破反刍的循环。放松还可用于促进意象工作，因此学会放松可以帮助到反刍干预的后续要素。有激动人心的证据表明，教抑郁症患者放松以应对他们的预警信号本身就是一种有效的抑郁症状干预方法。需要强调的是，应用放松法需要定期练习（每天两次渐进式放松/呼吸练习），这样患者才能学会更快、更有效地放松。

使用的应用性放松方式是渐进式肌肉放松，配合减缓呼吸和一些放松意象。这种方法涉及在干预师或录音练习的指导下，让患者关注身体各个部位中的不同肌肉，从头部开始，逐渐往下至脚，有意识地紧绷并保持每个肌肉的紧张状态，然后释放并放松它们。指导强调患者在完成练习时会变得更加平静和放松。练习包括放慢呼吸速度，用横膈膜深呼吸，呼气时间长于吸气时间。所有这些肢体动作都有助于减轻身体的紧张和生理唤起，减缓呼吸和心率。因此，当反刍的预警信号是紧张或压力时，放松可以成为一种有用的替代反应，也是反刍旨在控制情绪时的一个良好的功能性替代品。

在干预过程中练习放松，并让患者在家中使用干预过程的录音进行练习是非常有用的。为了进一步练习，可以在每次干预开始时进行5分钟的简短放松。随着患者放松能力的提高，干预师可以将释放紧张情绪与释放思想和情感进行类比。然后，将放松作为一种更广泛的策略模式，以消除顾虑和担忧。一旦患者能够很好地诱导出放松状态，他或她就可以更有规律地练习使用放松来应对反刍的预警信号。

问题解决

反刍经常开始于试图解决问题，但被对问题前因结果的思考所困扰。因此，教授患者更明确的问题解决策略通常是有益的。具体化训练法提高了问题解决能力，并包含一个解决问题的元素。

此外，干预师可以采用德祖里拉和内祖的明确问题解决干预模式，该模式包括以下步骤：

1. 评估并改进问题导向。

2. 评估并改进问题定义。

3. 评估并改进替代方案的生成。

4. 评估并改进解决方案的实施。

问题导向是指患者解决问题的态度，即他对解决问题的态度是乐观还是悲观，以及他是否相信自己能够解决问题。问题定义是指如何对问题进行描述和概念化。替代方案的生成是指思考解决问题的不同方式的能力。解决方案的实施是指将计划付诸行动，然后根据所发生的情况对其进行评估和完善。

问题解决疗法可针对患者可能存在缺陷的领域进行培训。干预师通过使用前因—行为—结果分析法和CUDOS分析法来观察患者解决问题的尝试，并确定他们在哪些方面被反刍所困扰，从而将这种方法与功能分析相结合。对解决问题的尝试——比较成功的尝试和陷入反刍的尝试——进行详细分析，将有助于确定问题出在哪里。

对于许多抑郁反刍的患者来说，他们在解决问题方面的障碍是过度泛化和无益的抽象思维方式造成的（例如，问"为什么这种事情会发生在我身上？"或"这意味着什么？"，而不是问"我怎样才能对此做些什么？""我现在可以做些什么来让事情变得更好？"）。这种思维方式常常表现为问题定义上的困难。问题最终被定义得过于抽象，关注评估和比较。这种抽象、过于笼统的思维方式也很可能导致在产生替代方案时遇到困难。因此，如果反刍似乎阻碍了问题的解决，那么具体化训练往往是一种有用的替代方法。

对于消极的问题取向，干预师可以使用成功的可视化和积极的自我对话来增加积极取向。对于问题界定不清的情况，干预师要训练患者询问"问题是什么？"并探寻全部的事实。问题定义与目标设定有很大的重叠：在这两者中，患者都需要学会识别障碍，并为问题定义设定现实可行的目标。因此，SMART的目标设定部分与问题定义相关。转向更有益的思维方式（例如，"怎么办"思考而不是"为什么"思考）也会有所帮助。

针对替代方案生成能力不足，干预师会指导患者进行头脑风暴并暂时搁置判断。例如，鼓励患者尽可能多地想出砖块的用途，并告诉他们不要排除任何可能性，也不要对他们提出的任何选项进行评判。通过比较解决问题的有效尝试和无效尝试，功能分析有助于产生可能的替代方案。

针对决策能力差的情况，干预师教导患者使用可能性估计和利弊分析来改善他们的决策能力。例如，鼓励患者评估每个潜在的解决方案，包括自身和他人的短期和长期潜在优势和劣势，以及解决方案成功的可能性。这种方法很自然地建立在反刍干预的功能理念之上。

用趋近行为替代回避行为

当干预方案表明反刍的功能是为了避免不想要的结果、避免不想要的自我，或是为了自我激励时，计划一种趋近行为往往是一种有效的替代和对抗反刍的方法（常见的回避行为见表7.1）。通过与患者合作，对反刍所要达到的目标进行重铸和重构，将其从回避（"避免自私""防止坏事发生"）转变为趋近和促进（"成为一个更体贴的人""促进好事的发展"）。这种转换有助于减少回避，增加患者接触奖励和积极强化的可能性。它还能让患者更多地接触世界，增加他们学习新事物的机会。此外，趋近目标的进展通常比回避目标的进展更容易被注意到（常见的趋近行为见表7.2）。

这种重新定义为患者提供了尝试的替代行为，例如：

"与其在反刍中一次又一次地打击自己来努力防止自己变得傲慢，我想知道是否有实现同样目标的替代方式，即努力让自己成为一个更友善的人。你怎样做才能成为一个更友善的人呢？你会有哪些不同的做法？"

在计划和增加趋近行为时，干预师会明确讨论并将趋近行为作为反刍和回避的替代方案，从而鼓励患者在面对问题或接触到反刍的诱因时，使用趋近行为作为替代策略。这样，趋近行为的增加就与自我监测和功能分析方法联系在一起了。趋近行为最好以行为实验的方式引入，作为直接测试事物的方法，而不是努力在头脑中解决问题的形式。我们可以明确地设定预测，然后进行测试（例如，"你认为当你尝试这样做时会发生什么？""我们如何定义你认为会发生的事情？"）。

表7.1 常见的回避行为

● 胡思乱想（反刍）	● 认知回避，包括抽象思维
● 躺在床上	● 避免冲突
● 待在家里	● 回避风险、挑战和责任
● 推迟工作	● 分散注意力
● 回避人群	● 反复分析事件以寻求确定性和控制力
● 逃避工作晋升	
● 回避他人的评价和判断（如测试、考试、面试等）	● 寻求保证
	● 抱怨
	● 情绪回避（阻止、压抑）

如果趋近行为是对不想要的反刍或回避的真正功能性替代，并能解决相同的问题，那么趋近行为就更有可能取得成功。例如，一个为了避免生气而反刍的患者可以通过学习放松来控制生理唤醒，然后在和其他人分级接触时练习不发脾气。在这种情况下，一种替代的趋近行为是建立自信心。

制订尽可能具体的行为计划（再次使用SMART原则）。关键是要明确每周的次数、计划的具体时间、任何可能出现的障碍，以及演练绕过这些障碍的方法。

趋近行为的一个重要方面是鼓励患者关注经验。干预师会指导患者在诸如散步或做家务等活动中关注并注意所有的感觉（颜色、形状、声音、气味、质地），以此来暂时减少反刍。询问患者他们对视觉、听觉、嗅觉和其他感官体验还能记得多少，这将提供一些线索，让他们知道自己在所做的事情上真正投入了多少。另一种方法是让患者花几分钟时间努力注意环境中所有不同的形状和颜色深浅，或者注意他们能听到多少种不同的声音。患者可以自行使用这些问题，作为在反刍过程中接触外部刺激的一种方式。这种方法将在后面章节中进一步发展和阐述。

表7.2　常见的趋近行为

● 直接行动	● 社会接触
● 寻求人们的帮助和支持	● 活动安排——快乐与掌控
● 有主见	● 在现实世界中通过试错来学习
● 冒险	● 解决问题
● 尝试新事物	● 学习和发展技能
● 做出决定和计划	● 让自己体验感受
● 承担责任	● 留住记忆的细节
● 向他人表达感受	

　　在增加活动时，将关注点放在积极、愉快的活动，并使计划简单明了是有用的。留意那些干扰任务的想法和这些想法的结果，明确地识别出消极的预测并测试它们。

　　由于反刍的患者可能会很关心对自己表现的评估以及给他人留下的印象如何，干预师可以有效地指出，任何计划都不是为了测试她，也不是为了看她能做什么，而是进一步提供机会，让她看看当她以不同的方式做事时会发生什么。例如，干预师可以说："这不是对你的测试；这是对活动的测试，测试它是否有助于控制你的抑郁。"

　　趋近行为也可以是"如果—那么"计划的一部分，或者整合到应对环境和行为的意外事件的过程中。例如，安排更多有吸引力的活动可能是降低一般反刍可能性的一种方法。对于露丝来说，晚上哄孩子睡觉后的安静时间被认定为是她产生反刍的危险期。在这里安排不同的活动，可以改变环境，减少反刍。

第8章

干预的困难和障碍

为了提供从功能分析中制定干预方案的实践，本章提供了一个新的案例摘要（彼得）以及已完成的前因—行为—结果（ABC）表格的示例。这为思考彼得的干预方案和考虑替代干预的可能性提供了背景。本章末尾总结了方案和干预的备用选项。随后还梳理了常见的困难及解决方法。

第1节　使用反刍干预框架进行工作

案例：彼得

彼得是一个35岁的已婚未育男子。他在一间办公室里担任全职的公共服务管理员。他与妻子的关系良好。他报告说，自己有长期的慢性抑郁和焦虑症病史。目前症状较严重（BDI=30）。他意识到自己总是反刍，并且这成了一个问题。他谈到他总是分析自己在做什么并且发现自己容易陷入过度思考。在初始的干预会谈中，彼得和他的干预师达成了共识——认为反刍是一个关键的困难和习惯，他们同意一起解决这个问题。

彼得反刍的典型内容包括："为什么人们会这样行动？""这是什么意思？""他们为什么那样做？""为什么我会有这种感觉？""他/她的话是什么意思？""他/她

接下来会做什么？""他/她为什么会说那样的话？""为什么会发生那件困难的事情？""为什么我会有这样的想法？"

与其他人的互动经常会触发他的反刍，尤其是在对方的行为或意图存在一些模棱两可和不确定性的时候。例如，当一个人说了一些模棱两可的话时，当他阅读一封无法确定语气的邮件时，或者当他被要求参加一场会议时。在这样互动的前后，他的反刍会增加。他还经常对过去的困境进行反刍，比如分手或令他后悔的事情。他在工作中经常感到疲惫，并觉得自己经常在与人交往时装模作样。

他的反刍出现的预警信号包括身体感觉的变化，比如感到紧张或发热、自我意识增强、注意力逐渐集中在他的忧虑上。彼得形容自己是一个非常理性和有逻辑的人，喜欢理解事物。他认为自己是一个科学型和分析型的人，擅长处理问题。之前当他感到好些时，他曾经参与更多的体育和社交活动——他喜欢与朋友在乡村进行越野跑步和划皮划艇。自从他的抑郁症加重后，他就停止了这些活动。

他过去的经历包括在学校受欺凌的一段时间，当时他变得非常难为情。他开始思考自己在其他人眼中的形象，努力弄清楚什么可能会引发欺凌行为，并想办法避免受到欺凌。他形容自己是一个相当重视学业的学生。

在早期的干预会谈中，干预师与彼得一起回顾了几个他反刍的例子，并总结在两个前因—行为—结果（ABC）表格中（见表8.1和表8.2）。彼得和干预师还一起回顾了一个他反刍没有那么严重的情境，总结在表8.1中。了解和学会确切表述彼得的案例并制订干预计划，然后将其与下面的讨论进行比较。

表8.1　已完成的彼得的前因—行为—结果（ABC）表格示范1

	行为前发生了什么？什么触发了行为？事件，感受，想法，人物，地点，时间，活动？确定情境：在哪里？什么时间？谁？发生了什么？如何发生的？
前因	在一个开放式办公室，坐在办公桌前，收到了来自上司的一封电子邮件，邮件中安排了第二天的会议。最初的想法包括："我想知道这个会议是关于什么的。""我的上司可能想要什么？"有一些轻微的焦虑和担心，感到紧张。

行为	你做了什么：需要理解的目标行为，行为的增加或减少。提供行为如何发生的细节（例如，反刍的内容和风格）。
	开始思考关于会议的问题："这个会议可能是关于什么的？我的上司想要什么？这意味着什么？我是否做错了什么？如果我有麻烦怎么办？如果我在会议上出洋相怎么办？为什么他要召开会议？会议中会发生什么？为什么他想见我？他为什么要这样做？他在想什么？"回顾最近的会议，并想象不同的结果。
结果	行为的结果是什么——积极/消极，短期/长期，对自己和他人的价值目标产生什么影响？它增加或减少了什么？它有什么优点/缺点？它避免了什么？如果您不做该行为，会发生什么？不做该行为的效果是什么？您将做什么代替该行为？过去该行为的结果是什么？
	很难集中注意力在其他任务上，反刍了几个小时，感到焦虑但对会议准备得稍微好了一些。对于"这样做避免了什么？"和"如果我不这样思考会发生什么？"的回答是："我需要了解事情的来龙去脉以及其他人的情况，我希望感到准备充分，确保会议顺利进行。"

表8.2　已完成的彼得的前因—行为—结果（ABC）表格示范2

前因	什么先于行为之前发生？什么触发了行为？事件，感受，想法，人物，地点，时间，活动？确定情境：在哪里？什么时间？谁？发生了什么？如何发生的？
	在等待与老板会面的时候稍微有些紧张，不知道会发生什么，正在家里的休息室看电视，电视播放的是我和前女友在结婚之前去度假的地方的节目，这勾起了我对那次度假的回忆，进而让我回想起我们关系结束的时刻。注意力开始向内聚焦。
行为	你做了什么：需要理解的目标行为，行为的增加或减少。提供行为如何发生的细节（例如，反刍的内容和风格）。
	对分手、有关最后几天的侵入性记忆以及女友说关系结束的令人不快的回忆进行反刍。"为什么这段关系结束了？""她为什么要结束它？""这对我意味着什么？""为什么这段关系没有成功？"这些想法让我感到焦虑和紧张，然后又引发了其他想法，比如"为什么我现在会想起这些？"

续表

结果	行为的结果是什么 ——积极/消极，短期/长期，对自己和他人的价值目标产生什么影响？它增加或减少了什么？它有什么优点/缺点？它避免了什么？如果您不做该行为，会发生什么？不做该行为的效果是什么？您将做什么代替该行为？过去该行为的结果是什么？
	感到焦虑，内疚和羞愧。如果我没有仔细思考并搞清楚发生了什么，我可能会重蹈覆辙。在以前，有时这种想法让我觉得能够避免坏事情发生。

表8.3 比较彼得回答的持续时间和结果的可变性

事件：同事之间传阅一封邮件，对之前的工作进行了一些模棱两可的评价，其中包括彼得参与过的工作。彼得没有沉湎于这些评价中，感觉更加积极。

地点：工作场所。

时间：早上第一件事情。

心态：起初有些焦虑，想知道这可能意味着什么，但随后提醒自己最近同事和客户给出的积极反馈。办公室里还有另一位同事，彼得向他询问他对此的看法，同事表示邮件并不重要。

相关人物：另一位在场的同事。

表8.4 自测——为彼得制定干预方案

根据表8.1、表8.2以及表8.3中的信息，开始为彼得制定一个概念化和潜在的干预方案。以下问题对于指导你作为干预师制定规划和干预计划非常有用：

● 在彼得反刍之前发生了什么？

- 反刍的常见诱因是什么？

- 这是否表明有可能改变环境或患者行为，以减少引发反刍的线索？

- 反刍之后会发生什么？

- 它短期的效果和后果是什么？

- 它长期的效果和后果是什么？

- 反刍可能是如何形成的？

- 知道了这些如何有助于向彼得提供合理性解释？

- 这表明反刍可能的功能是什么？

- 我如何进一步验证有待论证的假设？

- 我还需要哪些其他信息？

- 在讨论具体例子时，我需要更详细地核查什么？

- 哪些外部环境调节因素会影响彼得反刍的频率、持续时间和有效性？

- 哪些行为或心理状态调节因素会影响彼得反刍的频率、持续时间和有效性？

- 在干预过程中，可能有哪些行为实验在信息和干预上有用？

- 下一步可能的干预措施有哪些选择？

- 对彼得来说，哪些监测可能是有用的？

- 有哪些环境和日常习惯的改变可以打断反刍的线索？

- 对于彼得来说，可以在一个"如果—那么"计划中进行练习的良好的替代行为有哪些？

对彼得案例的回顾：考虑干预方案和可能的干预选项

- **在反刍之前发生了什么？他的反刍的常见诱因是什么？** 在彼得担心别人对他

的看法的情况下，他会感到紧张，注意力狭窄，问"为什么"的问题；不确定性和模糊性，尤其是在社交场合。

● **这是否表明有可能改变环境或患者行为，以减少引发反刍的线索？** 没有明显的环境线索可以消除，这样做可能适得其反。我们不希望通过让他回避所有情况来减少反刍。也可以去除对一些过去的令人不安的事件的提醒，尽管这些事件可能并不突出。彼得在应对可能发生的事情的压力方面也有改进的余地，例如，安排时间来冷静和放松，从而减轻他的紧张情绪，进而减少反刍。

● **反刍之后会发生什么？反刍的短期效果和后果是什么？** 注意力不集中，有时会增加焦虑，有时会减少焦虑并对情况感到更有准备。彼得想要理解并为各种情况做好准备。他感到内疚和羞愧。有时感觉似乎把事情想清楚有助于防止糟糕的事情发生。

● **反刍的长期效果和后果是什么？** 他的抑郁症随时间推移变得更加严重，他做得越来越少（即减少身体活动和社交活动）。

● **反刍可能是如何形成的？** 它可能是童年欺凌的后果，他试图理解正在发生的事情，并通过一遍又一遍地思考来防止它发生。

● **知道了这些如何有助于向彼得提供合理性解释？** 这有助于解释为什么他倾向于深入研究模棱两可和不确定性。当他遭受欺凌时，这样做有助于他尝试避开麻烦，他过度学习了这一习惯，以至于它在一系列情况下都会出现。彼得可能还了解到，逻辑分析在解决学术问题方面是成功的，从而养成了思考问题的习惯，但他没有意识到这种抽象思维在应对情绪困扰方面可能效果不佳。

● **这表明反刍可能的功能是什么？** 有几个可能的功能，它们之间并不相互排斥：

1. 试图理解为什么会发生不希望发生的事情，以及人们为什么会以某种方式行动，以便更好地理解和避免问题，并避免再犯错误。这与关注原因和意义的高频率问题一致（"为什么？"）。即使这些问题无法得出确切答案，他也可能会一遍又一遍地问这些问题。的确，如果获得对事情的理解非常重要，彼得可能会加倍努力地问自己这些问题，因为它们没有作用（"我没有得到答案，所以我需要更努力尝试"）。

2. 为各种情况做准备，以免措手不及，并准备应对负面事件。这是通过预测来预防可能发生的事情的一种方式。

3. 也可能有一个功能是在做某些事之前努力对事情有把握，以避免出错。

4. 他脑中的思考比现实中的实际行动更多，因此可能有一个功能是通过不与他人互动来避免与他们陷入麻烦。

● **我如何进一步验证有待论证的假设？** 这些假设可以通过进一步观察例子并查看是否出现相同的模式来进行验证，还可以将工作构想与彼得分享并与他核对，以及通过相关的行为实验来验证。特别是干预师可以询问他在感到对事件缺乏理解或准备的情况下的例子，以确定这是否与反刍增加有关。与之相反，看他在成功理解或有准备感时反刍是否会减少也是有用的。通过比较这些情况，可以揭示影响他理解程度或准备程度的环境和行为因素，这可以为改进干预计划提供参考。

● **我还需要哪些其他信息？** 确定他当前的策略在获得对事情的理解和变得有准备方面是否有效将会对干预有帮助。反刍对于理解他的情绪或他人的反应效果如何？这个问题提出了该策略并不那么成功的可能性，引导干预师和彼得考虑可能效果更好的替代方案。干预师还可以检查彼得寻求理解和准备背后的目标。如果彼得无法理解某件事情，会发生什么？如果他能够理解某件事情，又会发生什么？之后他会怎么做？例如，干预师可以问："如果你能够完全理解为什么会发生这件事，那会让你能做些什么吗？"或者"如果你能比现在更好地理解事情，你会做些什么？"或者"获得理解对你来说会如何改善这种情况？"通过这些问题，干预师探究了彼得寻求理解或变得有准备的潜在作用。一种假设是这与获得确定性或控制有关。可能存在一种功能层级，干预师希望确定哪个功能至关重要。这种澄清将改进工作构想，它也为后续变化提供了切入点。如果彼得对理解的追求是为了获得控制，那么干预可以以获得控制为目标而没必要增加对事情的理解。干预可以通过提高彼得的控制能力来解决问题，而不用加强理解。例如，干预师可以说："彼得，我们发现你尝试理解有时会让你陷入痛苦的反刍，而且并不总是能得到问题的答案。你是否真的需要更好地理解才能更好地控制情况？在没有完全理解的情况下，你可以怎么做来解决问题？"这种询问方式将使彼得更直接地参与到现实世界中，并引导他转向趋近行为。

同样，干预师可以检验努力获得理解、控制和确定性的价值，以及在这些维度上寻找什么是有用的和适应性的目标。例如，拥有更多的理解、控制和确定性可能会增加安全性，减少不良事件发生的风险。然而，实现完美程度的理解、控制和确定性是不可能的，在某些情况下，甚至可能无法达到高水平的理解、控制和确定性。此外，还可能存在一个收益递减的临界点，即增加理解或控制（或尝试这样做）实际上并不会导致更好地计划、风险的减少或安全性的增加。对于获得这些结果的能力具有现实的期望才是适应性的。

确定彼得对这些问题的看法，并一起探讨有关可能只能实现有限程度的理解、控制感和确定性的想法，这将会是有帮助的。干预师可以回顾他的个人经历，以便检验追求什么水平的理解、控制和确定性是现实的和有效的，也就是分析继续寻求理解的功能效用。有一个什么是"足够好"的结果的概念，比如一个合理的理解或控制水平，这也是有帮助的。这可以与需要达到100%或完美的标准进行比较，评估不同标准下的相对优势和劣势（即有效性）。彼得可能会发现，当他不断努力获得更多理解时，存在一个尽管他花费了大量时间和精力，却没有进一步优势增加的点，认识到这点对他是有帮助的。检查经验法则来决定他的反复思考是否有帮助可能是一种有效的方法，例如询问持续的思考是否增加了价值，询问彼得是否在提出无法回答的问题，以及询问思考是否能够引发计划或行动。

● **在讨论具体例子时，我需要更详细地核查什么？** 这对探究上述提到的问题会很有用。我们对他反刍的环境调节因素了解不多，所以询问与他反刍相关的外部环境背景将会很有帮助。

● **有哪些可能的外部环境调节因素会影响彼得反刍的频率、持续时间或有效性？** 除了我们已经了解到的模糊和不确定情境会增加反刍，而解决不确定性会减少反刍（例如，当同事说一条消息不重要时），我们对影响彼得反刍的环境调节因素了解不多。彼得可以改变他的行为方式，以降低不确定性的可能性，例如，多与他人交流，而不是自己思考解决问题。

● **有哪些可能的行为或心理状态调节因素会影响彼得反刍的频率、持续时间或有效性？** 与他人交谈而不是在脑海中反复思考某种情况似乎是减少反刍的一个有用方法。当面对不确定性时，提醒自己以往事情顺利进行的时刻似乎是有帮助的。将注意力从内部转移到外部来收集新的信息而不是努力在内部分析同样的信息似乎是有价值的。

● **在干预过程中，可能有哪些行为实验在信息和干预上有用？** 一个选择是在一个行为实验中测试问他人问题而不是问自己问题的想法，尽管这可能在干预之外更有效，例如通过设置一个实验来比较这两种方法（问自己和向他人提问），并测试它们在日常情境中的不同后果。以一个行为实验来检验是否可以通过直接转为不寻求理解的计划来应对困难情况，可能会很有用（例如，通过比较问题解决的方式和为了理解原因而分析情况的方式，或者通过比较"怎么做"和"为什么"的操作）。由于彼得的预警信号包括紧张情绪的增加和注意力变窄，干预师和彼得可以进行实验，看看放松是不是一种有用的应对策略，是否可以缓解他的紧张情绪并让他感到对局面更有掌控。

● **对于彼得来说，哪些监测可能是有用的？** 监测理解程度、准备情况、确定性和控制感等方面的评分，把其作为与反刍相关的日记形式的一部分来产生更多的详细信息，并检查这些状态与反刍之间的关系，这些对彼得来说可能是有帮助的。这可以确定在反刍之后是否会改善理解和控制感，即测试其可能的功能。干预师可以鼓励他更加密切地关注自己的紧张反应，以确定最早的可能的预警信号。

● **有哪些环境和日常习惯的改变可以打断反刍的线索？** 干预师需要确定彼得在反思发生了什么的时候，是否有特定的地点和时间会使他倾向于反刍。如果存在特定的模式，这就提供了可以被打断的日常习惯。考虑调整每天活动的节奏，一次只做一件事，并安排时间放松，可能会改善他的日常习惯，减少反刍。

● **对于彼得来说，可以在一个"如果—那么"计划中进行练习的良好的替代行为有哪些？** 下面是多种"如果—那么"计划的选项：

1. 可以建立一个"如果—那么"计划，将紧张的预警信号与放松的替代反应联系起来。放松是一个直接而简单的替代行为，与感到紧张相匹配。然而，我们并不清楚放松是否解决了维持彼得反刍的潜在功能问题。

2. 干预师可以鼓励彼得由思考事件的原因和意义转变为寻找解决方法。如果关于理解的讨论表明，一直寻求理解并不是最有帮助的方法，并且在干预中进行的一个体验性练习表明提出具体的"怎么做"问题比抽象的"为什么"问题更有价值，那么这可能是个好的选择。"如果—那么"计划可以是："如果我注意到我开始提出'为什么'问题，我将转而提出更有帮助的'怎么做'问题。"

3. 通过比较获得在什么情况下，彼得可以通过回忆积极记忆来更好地应对模棱两可的情形，之后干预师和彼得可以共同制订一个计划，在这个计划中，彼得应该留意让自己感到不确定的预警信号，然后有意识地提醒自己类似情况的结果是好的。为了做到这一点，彼得和干预师需要操作化定义他感到不确定的预警信号，以便彼得能够清晰准确地识别它们。干预师也可以与彼得合作，提前确定让彼得关注细节的具体积极记忆，以便他更容易实施这个策略。

4. 彼得花了很多时间分析情况，问自己关于发生了什么事情的问题，以及试图理解这些情况。他很容易陷入这种思维中。在一个例子里，他发现向他人询问情况有助于解决问题。因此，一个明智的计划可能包含从反刍的回避行为转变为趋近聚焦于真实世界中的测试行为。具体而言，彼得可以练习从问自己问题转变为问他人问题。这里的"如果—那么"计划可以是："如果我注意到我在问自己问题来理解为什么发生了某件事或某件事意味着什么，我会去问别人的意见。"与彼得一起在一系列情况下练习这些问题的确切措辞，也许可以通过和他进行角色扮演来帮助他在心中巩固计划，以确保提出有用的问题，并引导他远离没效果的或起反作用的问题。

5. 彼得反刍的功能之一似乎是为了避免犯错误和防止坏事发生。例如，他通过反刍与前女友和妻子关系的问题，努力不再重蹈覆辙。与其专注于防止坏事发生，干预师可以鼓励彼得转变为更有益处的行为方式，比如专注于如何促进和改善与妻子的关系。干预师通常可以询问彼得在不需要理解过去发生了什么的情况下，如何加强他们的关系。这种关注于促进而非回避的方式可以是一个"如果—那么"计划的一部分，也可以是他行为习惯的整体变化。

选择与彼得应用哪个计划应基于以下几点：（1）那些回顾他最近的例子时自然浮现出来的计划；（2）最符合功能分析的计划；（3）与彼得进行协作讨论。选择替代行为的原则（功能和构想；经验性证据；全部技能；实用和简便；与预警信号接近）应该决定哪个选项看起来有最大成功机会。然后，试验并评价计划，根据观察到的结果进行改进或变更。

第2节　解决实施计划中的困难

患者并不总能够始终一致地执行"如果—那么"应变计划。有时候，患者尝试了计划，但发现它并没有停止反刍或改善心情。在这种情况下，干预师应采取哪些行动呢？

处理这些困难（与干预过程中出现的大多数困难一样）的第一步是回到基本的干预原则中去。也许计划需要更具体、详细和明确，并且需要分解为更小的步骤（原则3：鼓励积极的、具体的、经验性的和具体的行为；原则7：向适应性的思维方式转变）。重申"反刍是一种习惯的想法，与患者一起回顾习惯需要时间和重复来改变"的事实是非常有用的，因为习惯是被高度学习过的反应，即使患者不想要它们，它们还是会继续出现，直到习得了新的习惯（原则1：正常化患者的反刍经历）。将反刍作为一种习惯的概念化减轻了患者不成功的责任感，将干预只在某些时间起作用的事实正常化，并鼓励患者不断重复这些反应（原则5：将行为与触发因素和预警信号联系起来；原则6：强调重复和练习的重要性）。进一步的功能分析可能需要去检验方案是准确的或直接解决在完成作业或其他回避形式中的困难（原则4：采用功能分析方法）。可能需要在干预过程和干预间隔中进行更多的练习。

对于患有抑郁症的患者来说，一个常见问题是动力低下且难以开始新行为。反刍干预旨在解决这种低动力。该干预模式的基本原理和互动过程旨在要与患者相关并引起他们的兴趣，同时给予他们希望，让他们寄希望于这种方法可能是有价值的。我们强调在干预会谈中使用体验式练习，给患者积极的体验并给患者一种新策略有助于增加参与度和动力的感觉。我们通过在功能分析中识别回避行为，并与患者共同审视其后果和有效性，当回避行为出现时明确指出它，并寻找替代方案来直接解决回避行为。

在行为激活疗法中还有一种有帮助的方法，它与反刍干预一致，鼓励从"外部"进行改变，即在没有任何内部改变（"由内而外"的改变）的情况下改变行为。这种方法与将反应与预警信号相联系的想法重叠。鼓励患者根据他们的目标而不是他们的感受去行动。这个想法是将患者的行动与情绪依赖性或状态依赖性分离开来。鼓励患者在承认他们当时不想采取行动的情况下行动。这通常是作为一个行为实验来完成的，专注于让患者先迈出一小步。可以问患者哪种方式更有帮助——按照他们的目标行事，不管他们的感受，还是等到他们感觉情绪或心境合适时再行动。

以往的个人证据可以用来将增加的活动与感觉更好联系起来。可以问患者他们对自己的感受还是行为有更多的控制力，并因此问哪种策略能更好地改善情绪：从内部开始（等待感觉变得更好再行动）还是从外部开始（采取行动以使感觉更好）。此外，干预师还可以要求患者考虑每种选择的长期影响：

"如果你只有在感觉好的时候才按计划行动，会发生什么？随着时间的推移，这会对你产生什么后果？相反，如果你不顾感受而做一些事情，又会发生什么？如果你反复这样做，会产生什么效果？"

患者可能会意识到，随着时间的推移，他们更能学会控制自己，不论感受如何。干预师可以鼓励患者回顾一下将他们的感受作为做一项任务的能力的标志，其准确性如何，这对于患者来说也是有益的，例如：

"你能想到有一些时候，你感到疲倦或情绪低落，然后你做了一些事情——那时发生了什么？有没有尽管在这些感受存在的情况下你还是做了某些事情的时候？结果如何？你可以从这当中学到什么？"

另一个鼓励行为改变的重要方法是评价原有的反刍或回避行为，以及可能的新方法行为的优缺点。这是一种更详细地考虑行为功能和有效性的方式。通过询问诸如"你能在脑海中解决问题吗？""你能想清楚任何事情吗？"等问题对于检查反刍的有效程度是极其有用的。干预师应明确讨论行动与思考之间的利弊。通过这种方式，患者可能开始认识到生活中的许多事情并不是逻辑的、线性的、直接的，而实际上是有些"混乱"的。这尤其适用于其他人和与他们的关系。因此，引导式的发现可以探索如何有逻辑地解决问题在这些情况下可能不是有效的方法。对于某些情况，通过试错、实验和从直接经验中建立对发生了什么的感觉对于解决问题更有效。同样，将行动视为获取更多知识、提高表现水平和提高判断准确性的途径也是适应性的。审视逻辑概念分析是否适用于所有情况是有价值的。对于复杂的、动态的、不可知的系统，比如我们自己的情感和其他人，直觉可能和概念性和抽象分析一样，甚至更好地起作用。在这样的系统中，我们永远无法获得所有相关信息，即使获得了所有信息，我们也不知道应该优先考虑哪些信息，并且计算和处理太费时间。此外，系统也总是依据刚刚发生的事件而不断变化。

一些患者通过反刍来尝试理解他们的问题，这导致他们一直在想一些事情。这实际上包括不断问自己问题（例如，"为什么会发生这种事？"），同时反复回顾相同的信息。干预师可以指出这种方法并不能产生新的信息。这指向考虑其他可替代的方法，例如向他人提问（即从外部世界寻求信息）作为引入新信息的途径。

这种对优缺点的检验支持了使用功能分析来探索在什么情境下特定的反应是有用的还是没用的。逻辑分析和抽象思维在某些情况下是有帮助的，例如在解决实际的物理问题或思考长期生活决策时。然而，在处理困难、情绪和与他人相处时，它往往不太有用。功能分析的目标之一是提高患者的辨别能力，让他们知道特定策略在何时、何地、何种情况下、对谁以及如何起作用或不起作用。在反刍干预中，功能分析被用作一种辨别训练的形式。提高患者在其技能库中使用不同策略的辨别能力是充分考虑不同行为的利弊的有用结果。

第3节　功能分析和干预中的阻碍

每当在干预中遇到障碍或困难时，都值得考虑进一步的功能分析是否可能会有帮助。通常情况下是会有帮助的。例如，如果患者没有完成家庭作业练习，那么可以使用功能分析来研究家庭作业完成或未完成的情境，或者类似计划已经完成的情况。这样可以提出增加执行家庭作业计划的可能性的方法。当困难出现时，标准的方法是明确指出它并将其与干预的原则和模型联系起来。

功能分析在应对干扰干预的行为方面尤其有价值。这些行为经常具有回避功能，例如不完成家庭作业、不参加干预会谈、关闭情绪、以抽象的方式交谈、改变话题或在会谈中切换话题、寻求安慰或将注意力转向个人关注的事物而远离干预师。这些回避功能通过去除短期痛苦而得到负强化。如果患者表现出干扰干预的行为，比如回避停留在某个主题上和在干预会谈中切换不同的话题，干预师会明确指出并在功能分析的显微镜下对其进行研究，考虑其功能、确定调节因素，并实施计划来解决这种行为。例如，如果对于某个意象和可视化练习（比如专注和同理心），患者的效果并不一致，那么可以使用功能分析来检测练习产生效果的情境与未产生效果的情境，并制订计划以增加练习有效的可能性。

在与患者一起应对这些干扰干预的行为时，第一步是识别问题行为并确定其潜在功能（原则4：采用功能分析方法）。例如，如果患者在提出新的解决方案或实验时总是产生"是的，但是"的回应，干预师会观察该行为的前因和结果，以了解其功能可能是什么。例如，干扰干预的行为可能已经成为患者的习惯，并且可能通过帮助他避免不适和痛苦让他感到安全（通过防御自己以免暴露于困难之下）来起作用。反复而冗长地谈论困难和问题可能会具有类似的功能，既可以为不采取任何行动提供正当的理由，也可以为患者的困难寻求支持和安慰。

　　第二步是明确向患者指出这种行为，并将其与干预模式联系起来（原则1：正常化反刍的经验；原则2：让反刍成为干预的明确目标；原则8：关注非具体因素）。这最好以探索和合作的方式进行，将其与习惯和回避的概念联系起来，并询问其有效性，同时仍然对患者进行验证和支持。例如，对于不断说"是的，但是"的患者，干预师可以注意到这种回应不断出现，并探究这对患者来说是否可能成为一种习惯，例如：

　　"我注意到每当我们开始考虑给你尝试一些新事物时，你总是列举出各种阻碍和困难，说着像'是的，但是'这样的话。你对此有何感受？"

　　干预师询问患者说"是的，但是"对他自己、他的感受和行为以及其他人的影响如何。这包括询问这种行为的效用（例如，"这样做有帮助吗？"）。这提供了一个合作探索的机会，以确定它是否可能是一种回避形式，以及它是否可能在短期内有益但会导致长期问题。

　　在验证患者反应的同时，可以通过注意到该反应在患者的背景和生活史中是有意义的，并尽可能地使其正常化对患者的反应进行探索。例如，对于那些不断提出和想要分享新问题的患者，承认这些困难对患者来说很重要、他们一定非常难以处理，以及想要谈论这些困难和表达这些感受和想感受到被支持是很自然的，这样会很有用。在进行这种验证时，干预师应尽可能对患者行为可能的有用功能做出回应。例如，一个不断提出和想要讨论问题的患者可能正在寻求有人认真对待她的问题并安抚她的不安情绪。那么，通过承认和验证她的反应来做到这一点，同时将其与反刍干预的构成联系起来，都是十分重要的。例如，干预师可以明确将患者的反应与特定的前因或触发因素联系起来，并指出她的反应是对这些触发因素的自然反应，从而同时解释认知行为疗法模型并验证她的经历（原则5：将行为与触发因素和预警信号联系起来）。

当观察行为的后果时，我们也可以进行类似的处理。干预师继续认真对待患者的困难，并承认她确实面临许多真实的问题，同时询问她专注于这些困难的方式会让她有什么样的感觉以及如何影响她的行为，以此作为建立与后果的联系的方式。探索患者的反应在长期和短期内是否有帮助非常重要（原则4：采用功能分析的方法；原则8：关注非具体因素）。

这个过程中的一个重要部分是协作地、明确地分享对患者行为功能的工作构想。这个构想可以以一个暂定的方式来分享，作为一个假设供患者和干预师一起考虑，例如：

"关于这点我不确定，但我想知道，是否每当我提出尝试不同的事情时，你都可能会找到理由不去做，因为那样会让你感到更安全。我想知道是否尝试新事物可能让你觉得有风险，因为它会让你处于危险之中并有可能失败，从而对事情不成功持消极态度，至少在短期内，意味着你不必冒这些风险。渴望感到安全对于人类而言是一种非常强烈和自然的动力，我真的理解你会竭尽所能去让你自己感到安全，尤其是考虑到你过去经历了一些不好的事情。如果我置身于你的处境，并经历了你经历过的事情，我也会非常珍惜我的安全，并尽我所能去感到安全。你对此有何体验？这个假设与你的情况是否契合？"

这使干预师能够更进一步，并考虑这种方法的有效性，例如：

"我想知道，从长期来看找出不去做事情的理由对你有什么影响。"

在这个范围内回顾患者的经历和情绪困扰的发展，例如，看看他的问题是否随着时间的推移、随着他练习这些策略，而在整体上变得更好或更糟。患者经常会发现这些回避策略不仅没有改善问题，而且经常使情况变得更糟，因为问题仍然没有得到解决，他们的生活会越来越糟糕。干预师可以有效地指出当前的方法似乎行不通，并且可能值得考虑尝试替代方法。

例如，对于那些每次会谈都想要详细讨论，对新的一系列困难表达强烈情感，并不断寻求支持和安慰的患者，干预师会肯定她的经历和寻求支持的愿望，同时指出仅凭这种方法本身并不能帮助她变得更好：

"在我看来，你好像又养成了想要谈论你所有的困难、你的感受，以及它对你意味着什么的习惯。我真的很能理解这一点，这些对你来说是真实的问题，会引发强烈的感受。想要分享这些感受并得到支持来应对这些困难，以及想要感受到有人关心你并认真对待你的问题，这是正常且自然的。你处在一个艰难的境地中，值得得到支持。我们将会一起看看你的问题，并努力向前迈进。我想知道仅仅思考和谈论你的感受、困难以及它们的意义是否足够帮助你感觉好一些。毕竟，这是你多年来一遍又一遍在做的事情，并且听起来似乎你仍然感到困顿。想要分享你的痛苦却很容易变成无益的反刍，看起来这种方法并不起作用，你需要尝试一些不同的方法。为了认真面对你非常真实的问题，支持你，并同时帮助事情向前发展，我们能一起做些什么呢？"

这是一个有效的阶段，此时可以回顾已经涉及的干预中的元素。例如，如果患者在干预过程中非常抽象化，干预师会指出抽象回应的模式似乎再次出现，并评估其是否有帮助，然后考虑其他选择（原则3：鼓励主动的、具体的、基于体验的和细节的行为——ACES原则；原则7：向适应性的思维方式转变）。一旦干预师命名和标记了一个无益的回应模式，就更容易在干预中再次提到它。这需要干预师的坚持不懈（原则8：专注非具体因素）。因为这些不受欢迎的反应通常是习惯性的，它们会不断再次出现，干预师需要不断指出并向患者命名这些反应。每次命名一种行为并尝试一种替代反应，干预师都能增强患者对习惯的意识，并强化替代反应（原则6：强调重复和练习的重要性）。

第三步是考虑一个有用的替代行为可能是什么。这可能涉及在干预会谈中立即用替代反应进行实验（原则3：鼓励主动的、具体的、基于体验的和细节的行为——ACES原则）。给患者建议或提示一个替代方案，并让他立即在干预会谈中尝试，这是一种改变模式和收集更多信息的有力方法。例如，对于说"是的，但是"的患者，干预师要求他尝试说出更中立的话来替代，比如"这可能有效也可能无效，我不知道，也许我可以试试看"。然后观察他这样做的体验。对于那些变得内聚焦并陷入反刍中的患者，干预师会提示她将注意力集中在外部，并仔细听干预师的声音。对于想要详细讨论不同困难和情绪的患者，干预师会以这个问题为例，寻求就一个问题达成一致意见，以便能够更详细地关注这个问题。行为实验是在会谈中进行，干预师和患者会花10分钟讨论感受和事件的意义，或花10分钟解决问题或制订应变计划。然后可以比较这些不同方法的效果。随后这些替代行为包括干预本身会被纳入"如果—那么"计划，在日常生活中进行练习（原则6：强调重复和练习的重要性）。

在干预中，当情绪出现时，采用相同的方法和步骤来直接处理。当患者在会谈中变得情绪激动时，干预师通过询问情绪出现前发生了什么来决定是什么导致或触发了情绪（即前因是什么？），并与患者回顾是什么导致她产生了这种情绪。然后明确讨论触发因素，同时指出患者对该触发因素产生情绪反应是有意义的。

保持对患者情绪体验的开放态度是有用的，因为情绪本身可能是适应性的或非适应性的。情绪对触发因素的反应通常是正常且有益的。重要的是向患者承认这一点，并强调情绪可以是积极的，而不是需要评判或害怕的东西（原则1：正常化患者的反刍经历；原则8：关注非具体因素）。例如，干预师可以说：

"听起来，这次讨论唤起了你对这件令人不快的事件的记忆。这对你来说是一个巨大的丧失，在经历巨大丧失后感到悲伤是一种正常的反应。实际上，在这种情况下感到悲伤是有帮助的，因为它向他人传达了你经历了一次丧失并需要支持，也因为它向你显示了你有一个需要解决的巨大变化。"

情绪后续的反应尤为重要，因为这可能是由情绪触发的无益的回避性反应（如反刍、情感麻木、注意力分散或退缩），并会导致更多消极后果。通过"前因—行为—结果"分析追踪可以确定情绪及对情绪反应的后果。如果患者有回避情绪的倾向，那么这就提供了在干预过程中尝试不同方法的机会，例如要求她继续体验这种情感。

第 9 章

让思维具体和明确

反刍干预的一个核心要素是在对困难进行反刍时识别出无益的思维方式，并帮助患者将其转变为更具建设性和有益的思维方式。在前面章节我们总结了反刍中不同风格的加工方式的实验证据，并强调了具体处理比抽象处理更有帮助的证据。反刍干预的一个关键原则是引导患者采取积极的、具体的、经验性和具体的回应方式（ACES），从而有意识地将反刍的患者从抽象的、评价的、比较的、概念化的和被动的默认回应方式中转变出来。

反刍倾向于关注原因、后果和意义，而不是如何解决问题。反刍的风格往往是抽象、极端和过度泛化的，关心的是评价，而不与发生的具体细节相联系。这种抽象和极端的风格使患者更难解决问题，并且往往让情境看起来更糟，因为患者倾向于以脱离情境的方式看待事物（例如，"我总是做错"），而不是以富有情境的方式来看待（例如，"在特定的时间、地点、情绪和与特定人相处时，我犯了一个错误"）。患者的描述越具体、越具有针对性，它们在指导行动方面就越有帮助，而且越不容易引发类似记忆的普遍主题（例如，"其他时间我失败了"），即反刍的典型特征。任何思维与情境的具体情况联系越紧密，就越不可能会极端。

本章详细介绍如何识别抽象思维，以及通过不同的方法将患者转移到更具适应性、更具体的加工中。在反刍干预中，重点是训练患者发现他们的抽象思维方式，然后改变他们的思维方式，挑战每个负面思维的内容可以作为一个替代方案。通过改变整个思维方式，我们希望将人们从无益的抑郁反刍模式中转变出来。

保持这种方法的简单性非常重要，可以通过专注于一到两种策略来实现。最容易解释并且看上去对患者最有帮助的策略包括：

1. 用有帮助的"怎么做"问题替代无益的"为什么"问题。

2. 训练患者使用明确、有针对性和具体的思维方式，关注所发生事件的背景和顺序。例如，要求患者练习生成高度具体和详细的回忆和对当前情况的具体描述。（这前两种策略的结合形成了具体性训练包，经过明确的个体干预测试，初步结果令人鼓舞。）

3. 对患者进行自我实施功能分析的培训，让他们学会识别自己的思维何时对病情有帮助（通常以具体思维为特征），何时对病情帮助较小且通常较为抽象。

4. 如后面章节所述，使用可视化和意象练习，将患者转变为更注重过程而非评价结果的模式。

第1节　识别个体的思维方式

第一步是确定患者的思维是否具有抽象性，如果有，就帮助患者认识到这种思维模式。这里有几种方法可以做到这一点。所有方法都涉及将注意力集中在抽象思维的特定方面，然后观察该种思维方式的后果。

"为什么"类型的问题

一种识别抽象思维的方法是，当患者描述他们的反刍或对问题的回应时，在干预过程中可以寻找"为什么"类问题的自发话语。所谓"为什么"类型的问题，指的是关注事件原因、后果和意义的问题，例如："为什么这种事情发生在我身上？""为什么我做不到这个？""为什么是我？""为什么他们那样做？"

在患者使用这些问题时，将它们记录下来并建立一个列表是很有用的。在进行一次或两次干预后，干预师可以与患者回顾这些问题，并询问他对于自己提出所有这些问题的事实有何看法。当详细探索最近一次反刍事件并详细追踪想法片段的顺序时，这些问题很容易被注意到。干预师可以问："当你问自己这些问题时会发生什么？它们是否能帮助你得出任何有用的结论？"

干预师还会探讨在相同的情况下，患者可能会问他自己哪些替代性的问题以及这可能会产生什么影响。患者经常会自发意识到他们可以问如何解决问题或下一步该怎么做。然而，如果患者没有自发意识到这一点，干预师可以指出：

"有趣的是，在所有这些情况下，你一直问'为什么这事发生在我身上？这对我意味着什么？'等，但你不问'关于这件事我可以做什么'，你对此有何看法？如果你问'我应该怎么做'，可能会发生什么？"

这种方法会帮助患者认识到他们所问问题的类型可能是无益和偏颇的。我们随之可以探讨提出不同类型问题的利弊。

抽象描述

另一种帮助患者认识到他们正在使用抽象和评价性思维的方法是，在他们以抽象、笼统或极端的方式描述一个想法或情况时，给予注意并将其指出。例如，患者可能会报告一种抽象且过度泛化的想法，比如"我无法应对"。这种思维之所以是抽象的，是因为它不针对特定的情况，并且没有关于无法应对发生时的环境背景的细节。因此，每次患者描述一个情况或做出一个判断，且这些情况和判断中缺乏详细的区分信息（比如与谁在一起、何时、何地、在什么情况下以及事件如何发生），干预师就会停下来记录这个想法，随后与患者共同回顾。在这个过程中，保持非评判和好奇的态度非常重要，例如："你以那样的方式描述它很有趣。你还有其他方式可以描述它吗？"

例如，如果一名患者在描述自己没完成作业时说："我是一个失败者。我做的任何事情似乎都不起作用"，干预师可以指出这个评论似乎缺少了很多可能相关的信息，并且非常抽象。采用引导发现的方法，干预师可以问：

"这种描述情况的方式是否遗漏了什么信息？你会如何描述这个想法，它有多详细？它的信息含量丰富吗？它有多模糊？"

如果干预师已经解释了抽象和具体思维方式之间的区别（请参考下面关于解释这种区别的部分），他可能会问道：

"这是不是一个能体现过度抽象的例子？"

正如在前面章节所指出的，通常有必要提出进一步的问题，寻求更多的细节和信息，直到你获得了详细、明确和具体的答案。像"他到底做了什么？""确切的话是什么？"和"当你生气的时候，你注意到了哪些身体感觉？"这样的问题做到了更加明确和具体。干预师还可以与患者一起探讨描述发生在一个情境中的实际行为的价值，即由谁说了什么、做了什么，因为这样可以澄清发生了什么，并展示从情况中学习或解决问题的方法。

考虑某个描述是否涉及了某种解释水平而不是考虑它直接描述发生了什么，这样是有用的。正如前面章节讨论的那样，如果一个患者报告说一个朋友冷落了她，你并不知道确切发生了什么，因为这个描述涉及一个模棱两可的解释性动词。干预师会强调这种描述，并指出它们与直接经历的事情之间存在距离，并不能总结和解释经历。然后，干预师会解释这是一个以抽象的方式描述事件的好例子，并且告诉患者去练习以更具体、详细和明确的行为和情境来描述事件是有用的。对发生的事情进行更加基于行为的描述可能会提出一个不同的解释，并帮助患者获得针对情境的客观判断力。

同样，我们也要注意那些使用形容词对事件和情况进行的描述，特别是那些与人格和人物特质相关的，这是抽象思维的另一个标志。如果患者将自己描述为愚蠢的或将另一个人描述为不可信任的，这些都是抽象表达的例子，之后探索这些例子并要求患者更具体地描述事件并将其与特定背景联系起来将会很有帮助。

一旦患者意识到有不同的思维方式以及它们对情绪和反刍的影响，干预师就可以明确地训练他从不那么有益的思维方式转变为更有益的思维方式。例如，干预师会说：

"看起来你花了很多时间评价你周围的事情，并以一种过度泛化的方式考虑事情——你会对许多不同的情况进行总结但没有考虑到每个情况独特的细节。我们知道这种思维方式是没有帮助的。你愿意尝试一些方式训练自己以更有益的方式思考吗？"

如果抽象、评价性的思维方式的例子没有自发地出现（不用担心，它们很可能会出现！），可以通过要求患者描述他们在最近的问题情境中想什么，或要求他们记录想法来寻找这些例子。干预师还可以检查这种思维方式是否经常发生。它是不是患者频繁使用的一种方式？认识到这是一种普遍的方式有助于强调努力改变这种思维方式的重要性。

第2节　"为什么—怎么做"行为实验

一种有助于鼓励具体思维的行为实验是"为什么—怎么做"实验。干预师与患者合作，确定一个当前的困扰或问题。然后，患者将花几分钟思考这个困扰，一种方式是使用"为什么"类型的问题，另一种方式是使用一系列"怎么做"类型的问题，并对比两种方式对问题的影响。"为什么"类型的问题是基于患者自然使用的问题，即干预师在最初几次会谈中已经注意到的问题。鼓励患者在每组问题之前和之后评定自己的情绪（例如，她感到多么悲伤、紧张、专注或自信，以0—10分的量表计量）。此外，让患者在每一组问题后评估她觉得问题的可控程度，以及她是否提出了问题的解决方案是很有用的。我通常发现大部分患者在使用"为什么"类型的问题后，报告他们的情绪和对问题解决能力的信心都会变差，相比之下，在使用"怎么做"类型的问题后的情况则更好。因此，这个实验有效地佐证了"为什么"类型的问题可能没有帮助的观点，并介绍了一种更适应性的替代方式，即"怎么做"类型的问题。每个实验都聚焦于一个患者最近在干预过程中提出的、与反刍相关的问题。

一些患者认为这些"为什么"问题是必要且有用的，这反映了反刍的感知功能，比如获得对问题的理解和洞察力。这个行为实验提供了一个强有力的方式来证伪这些信念。另一个替代方法或后续实验是让患者比较他们在隔天问自己一系列"为什么"类型的问题和一系列"怎么做"类型的问题时的感受和应对方式。

以下是一个"为什么—怎么做"行为实验的示例，其中患者描述了最近一次她在咖啡馆等待朋友时出现的反刍情况。当朋友没有按时出现时，患者开始越来越多地陷入对情况的反刍。首先，干预师和患者详细探讨这个情况，并确定其中被提出的抽象问题。然后，干预师准备好鼓励患者想象自己再次回到这个情境中。随后，干预师鼓励患者使用她自己的"为什么"类型的问题。最后，干预师利用最近沟通中讨论的细节来提醒患者对场景的回忆，并使其尽可能地生动。

干预师按照以下方式开始实验的第一部分。

好的，现在闭上你的眼睛，想象自己回到了咖啡馆，等待朋友的到来。尽可能真实地想象你现在就在那里，通过自己的眼睛看着眼前的场景。创造一个详细而生动的场景……感受你身后的座位和手中的杯子……你看到面前墙上的咖啡馆钟表……听到其他顾客低语中时钟的嘀嗒声……想象时钟上的指针转到了10点……看到咖啡馆的门在你面前缓缓打开……但是进来的是一个陌生人……你的朋友没有准时出现……尽可能生动地想象自己在咖啡馆里等待的这个人没有出现……然后问自己以下问题：

"为什么我身上会发生这种事情？"……（问题之间暂停大约3秒）

"这对我意味着什么？"……（3秒暂停）

"会有什么后果？"……（3秒暂停）

"为什么这种事情总是发生在我身上？"……（3秒暂停）

"为什么是我？"……（3秒暂停）

"为什么这种情况总是发生在我身上？"……（3秒暂停）

"他为什么要这样对待我？"……（3秒暂停）

注意你现在的想法。注意你有什么感受，它们有多强烈。注意任何身体感觉。

注意你在咖啡馆里，当你的朋友没有出现时所经历的想法、感受和感觉，并问自己这些问题。在心中记录一下你正在经历什么，并将其保留下来以备日后使用。

然后，干预师暂停下来，与患者一起反思当重新想象这个情况并问这些更抽象的"为什么"类型问题时有何效果。这包括探索回忆这种情境对患者的感受以及其他方面的影响。除了快速对情绪和相关症状（悲伤、紧张、焦虑、自信、疲劳）进行0—10的评分外，干预师还可能会问：

"在询问自己这些更抽象地关注原因、意义和影响的问题时，你有何感受？你注意到了什么？这是你经常会出现的典型思维吗？"

然后，干预师探索患者在想象同样情况并提出更有帮助的具体的"怎么做"问题时的反应。

让我们回到之前你创造的那个画面的想象中，再次尝试对这个情景进行更深入的思考……闭上你的眼睛，再一次尽可能生动地想象你正在咖啡馆里等待与这位朋友见面，这次会面对你来说意义重大，而他已经迟到了。尽力想象自己置身于此刻的场景中，通过你的眼睛观察周围。创造对这个详细而生动的场景的想象……想象你背后的座位和手中的咖啡杯……你看到面前墙上的咖啡馆时钟……听到其他顾客低语中时钟的嘀嗒声……想象时钟上的指针转到了10点……看到咖啡馆的门在你面前缓缓打开……但是进来的是一个陌生人……你期待的人没有出现……

尽可能生动地想象自己在咖啡馆里，你的朋友没有出现，并向自己提出以下问题：

"当我专注于在咖啡馆的体验时，我注意到了哪些细节？"……（3秒暂停）

"导致我们安排见面的一系列事件是什么？"……（3秒暂停）

"这次的情况与我按计划见到他人时的时候有何不同？"……（3秒暂停）

"可能导致这个人没有出现的一系列事件是什么？"……（3秒暂停）

"如果我继续推进或处理了这个问题，情况会有什么不同？"……（3秒暂停）

"为了朝着我的目标迈进，我可以采取的第一步是什么？"……（3秒暂停）

请留意你在咖啡馆里向自己提出这些问题时的想法、情绪和感觉。在心里记下你体验到了什么，并将其保留待用。

像所有认知疗法问题一样，找到对患者最有意义并反映他们自己话语的"怎么做"类型的问题的版本是很重要的。以下是一些有用的示例：

"这件事是如何发生的？"

"导致这一事件发生的先后顺序是怎样的？"

"我可以从这件事中学到什么？"

"我如何能从这里到达一个有用的终点——一个意图或一个计划？"

"如何解决这个问题？"

"我应该如何开始解决这个问题？"

"采取什么样的第一步或下一步最有可能给我带来最好的结果？"

"我应该如何决定下一步做什么？"

"如何做出决策？"

"对我来说，这个想法有多有用？"

"什么对我会有帮助？"

"什么方式最有可能让我得到想要的东西？"

"这是实现我想要的东西的最好方式吗？"

"我能做些什么来最大限度地得到我想要的东西？"

"我要如何做才能最大限度地得到我想要的东西？"

此外，患者提出的任何"为什么"类型的问题都可以重构为"怎么做"类型的问题，方法是将问题的重心从理解情况和思考情况的意义转移到患者如何对情况采取行动以及具体的情境细节上。例如，"为什么事情不能更容易些？"可以重新表述为"我要如何使事情变得更容易？"。

干预师简要回顾在思考相同的且以前导致了反刍的困难情况时，询问这些"怎么做"类型的问题的经验。然后，他/她暂停下来与患者一起反思在提出这些更具体的"怎么做"类型的问题时重新想象情况的效果，在"为什么"类型问题之后，重复之前同样的问题并按要求评分。然后比较想象在同一情况下两种不同问题版本的回应，以检验不同风格的加工方式是否产生了不同的效果。

当患者提出"怎么做"类型的问题而不是"为什么"类型的问题时，干预师会寻找对同样情况做出更积极反应的例子。我们经常注意到的好处包括：相对于"为什么"类型的问题，"怎么做"类型的问题让患者感觉更平静、更积极、更有活力、更自信或更积极地解决问题。而抽象的情况通常伴随着感觉更糟、情绪低落、更焦虑、更疲劳和更有压力。我们有时还观察到，当提出"怎么做"类型的问题时，患者发现他们更容易制订出建设性的计划。此外，抽象思维的一个影响是，它可能使人过度泛化特定情况的具体细节，并开始回忆或想象其他类似的情况（例如，患者在其他情况下被放鸽子的情形；她在其他情况下觉得自己被辜负的情形）。因此，干预师可以有效地检查具体的问题是否有助于患者正确看待困难事件，并防止出现这种过度泛化。更具体的好处可以简单地向患者总结为变得更加行动导向，正确看待问题，并改善问题解决能力。具体的"怎么做"类型问题可能仍会伴有一些不安和压力，但我发现与提问默认的"为什么"类型问题相比，许多患者在被提问具体的"怎么做"类型问题后经历了更积极的结果。

正如在整个反刍干预的干预过程中一样，我们寻求通过苏格拉底式提问来促进对抽象情景和具体情境的比较。例如，干预师可能会说类似于这样的内容：

"通过比较两次你想象中别人没有出现的情况，我们可以比较两种思维方式。你注意到了什么？你会如何总结它们之间的差异？"

一旦干预师回顾了这两种不同思维方式的影响并强调了其中的差异，他或她会总结它们的不同效果，并解释抽象思维与具体思维之间的区别。最后一步可以是制订一个家庭作业计划，让患者练习寻找无益的问题，并用有益的问题来替代它们。

第3节　解释抽象和具体加工方式的区别

我建议向患者解释抽象与具体加工方式的相对的优势和劣势。传达的关键信息是，抽象思维和具体思维都是正常的，每种思维方式在不同的情况和背景下可能有益也可能无益。重要的是要将抽象的倾向正常化（原则1：正常化患者的反刍经历），同时指出以更具体的方式看待问题的价值。例如，干预师可以说：

"每个人都会这样做，你无法停止也不会希望停止这么做，然而，过多的抽象思维可能会使问题难以解决。"

以下是一份示例的对话稿，其中包含了干预师需要传达的许多关键信息。干预师可以根据需要进行修改和编辑：

"抽象思维和具体思维在适当使用时都是正常和有益的思维方式。它们之间存在一些关键的区别。抽象思维是一种更倾向于概括和全局性的思维方式，它会提出'为什么'的问题，并且专注于很多情况下的共同要点。它强调事件的含义和影响，并问'为什么会发生这样的事？为什么是我？这对我的意义是什么？'。抽象思维关注评估行为和事件的原因、意义、后果和影响。它倾向于更加注重结果，更加具有分析性和概念性。我们经常发现，当人们陷入反刍和抑郁时，这种思维方式是普遍存在的。"

"与之相反，具体思维往往更具体、局部，倾向于提出'怎么做'问题，侧重于特定情况的环境、背景和感官细节。具体思维集中在事件和行动的手段和方法上——事件是如何发生的，如何完成的，包括行动或事件的过程和顺序。它更直接地涉及对情况的体验，强调置身其中，而不是对情况展开思考。也就是说，利用我们所有的感官来觉察使情况具有独特性的具体细节。重要的是，这包括注意事件和行为展开的过程，以及事件的特定情况和环境，并且意识到事件的顺序：每个行动之前发生了什么，以及之后发生了什么。它包括提问'这是怎么发生的？'和'关于这个情况，我该做些什么？'。"

"思考刷牙的一个抽象方式是关注其目的，即改善口腔卫生，而思考刷牙的一个具体的方式是关注如何进行刷牙这个动作，即通过在牙齿上移动牙刷来完成。"

"我们所有人都会使用这两种思维方式，它们是每个人思维工具箱的一部分，我们经常在两者之间进行切换。然而，重要的是在使用这些不同思维方式时要保持平衡和灵活性，并能够根据情况改变我们的思维方式。"

"这两种思维方式都很有用。抽象描述帮助我们进行总体评估和跨越不同情境进行学习，并帮助我们与目标保持一致，但它并不适合指导行动。由于抽象思维强调了更广泛的问题，比如询问'这对我意味着什么？'和'这件事的影响是什么？'，它可以帮助我们追踪对我们重要的事物、我们的长期目标和抱负。在促使我们通过理解情境间的共性与普遍性将学到的知识从一种情境转移到另一种情境方面，抽象思维也发挥了极其宝贵的作用。"

"然而，正如你在我们之前的实验中学到的（如果实施了'为什么—怎么做'实验，请参考之前的实验），抽象思维被用来应对困难或有压力的事件时，也可能是无益的。回想一下……（'为什么—怎么做'实验中的例子）。在这些情况下，抽象思维会导致一些在抑郁症中发现的问题，比如反刍、过度泛化和活动减少。"

"具体描述并不能给我们一个更广泛的概述，但是可以帮助我们制订计划。当我们陷入困境时，我们倾向于转向更具体的描述，而当事情进展顺利时，我们又会回到更抽象的层面，例如考虑我们行为的影响。在抑郁和反刍中，这种平衡通常会被打乱，患者会更倾向于抽象思维，而较少使用具体思维。这种思维平衡的紊乱会随之影响问题解决，并对思维产生负面影响。我们将练习不同的方法来纠正这种不平衡。"

"当思考问题陷入困境、持续时间过长、但似乎无法达成任何解决方案时，就会发生反刍。当一个人在进行抽象思考、考虑问题的意义和影响时，这种情况更有可能发生。这是因为抽象思维脱离了情境的具体细节，并且没有提供下一步该怎么做的线索。此外，关于问题的意义和影响的抽象思维，是一种会导致更多的思考而不是促进制订计划和采取行动的思维方式。当思考导致更多思考而不是导致计划和行动时，就会发生反刍。"

"过度泛化是一种倾向，它使人倾向于妄下结论、失去客观判断力、夸大事情的重要性，并使思维从一个情境蔓延到许多其他情境。例如，摔掉一个盘子后产生'我总是把一切搞砸'的想法，进而相信'我是个笨手笨脚的人，不能信任我去做任何事情'。过度泛化涉及抽象思维，它会观察不同情境中的共同点，并寻找情境之间的普遍特征，而不是停留在特定的情境的具体细节上。"

"过度的抽象思考也可能导致活动减少。更多的抽象思考会使开始行动变得更加困难，因为它不涉及如何将计划付诸实践。此外，更多的抽象思考涉及关注整体的大局、任务或目标，而不是任务中更小的步骤。这种抽象思考可能会让一项活动看起来更大、更难以完成，甚至让人感到不知所措。当你无法将一个任务分解成较小的步骤时，整个工作做起来可能会显得太过庞大和困难，这可能导致拖延行动。"

"与之相反，具体思维会问'这是怎么发生的？'和'我能做些什么？'这在从许多不同方面思考困难或压力源时很有帮助。具体思维可以让我们正确看待事情，这样我们就不会对自己得出结论，不会将事情混为一谈，也不会从一个事件推广到许多其他的情境。意识到事件的具体感官细节和环境条件有助于我们发现这个事件与其他情境之间的差异，避免得出过度泛化的结论。例如，在某项任务上没有取得成功后，思考'我失败了是因为我疲惫和准备不足'就会比思考'我是一个彻头彻尾的失败者'更有用——它的描述保持了适当的比例，并为下次如何做能获得更好的结果提供线索。"

"具体思维有助于我们学习。通过思考导致事件发生的顺序，我们可以开始注意到是哪些因素影响了结果，是否有任何预警信号或线索表明将会发生什么，以及是否可以通过采取不同的措施来影响结果。注意到两种情况之间的细节差异可以帮助你学习什么因素会影响成功或失败。"

"具体思维更为行动导向，并使我们可以处在更好的位置问自己'我将如何从这里前进？'想象一个事件的细节和接下来可能采取的行动有助于产生可能的替代行动方案，这能改善问题解决能力。此外，更加具体地思考有助于将问题分解为更小、更可管理的步骤，使问题看起来没有那么庞大和具有压倒性。如果你能正确看待园艺活动并将其看作一系列小任务：逐个除草、修剪果树等，并在其中间休息，那么你更有可能在庭院中开始动手。"

"每个行动发生在不同的背景下，这是你做什么、如何做、何时做、在哪里做、为什么做、还有谁参与其中、你的身体和精神状态以及进行该行动的条件的独特组合。了解所有这些因素对于学习哪些因素会对结果产生积极或消极影响至关重要。用更具体的方式思考可以帮助你更加意识到这个背景以及它是如何影响发生的事情的。"

识别你的思维方式是否平衡的一个好的方法是考虑思维和行动之间的关系：如果对一个问题的思考只会导致更多的思考，那么你的思维可能是过于抽象的，会自我反哺的，会导致陷入反刍、过度泛化和无所作为的恶性循环中。如果思考问题会引发一个计划、决策，和一些解决问题的行动，那么你可能是在进行具体思维。这正是当面对困难或压力事件时你所需要做的。

制订一个家庭作业计划

会谈中的有益实验为患者在日常生活中继续进行更具体的思考提供了强有力的依据。仅仅通过几分钟不同的思考，患者的情绪和信心就得到了改善，这种经历可以令人信服地证明不同加工模式之间的差异，并促使患者尝试这种方法。这个实验经常能够说服患者抽象方式是无益的，并表明有一个可采用的、行得通又很有效的替代方案。在这一点上，干预师可以鼓励患者将"怎么做"类型的思考纳入未雨绸缪的"如果—那么"计划中。例如，在注意到反刍的早期预警信号，包括"为什么"类型的问题时，患者会练习将其改为"怎么做"类型的问题。以一个行为实验的录音来指导在干预过程之外的进一步练习是有帮助的。我们鼓励患者首先通过反复听取会谈中进行的练习来熟悉思维方式，然后将其纳入他们日常生活中的反应。

我建议努力将"为什么"类型的问题改编成与个人相关的"怎么做"类型的问题。重要的是鼓励患者通过"怎么做"类型问题进行思考，并随后根据问题的答案采取行动（即利用问题来启动问题解决和行动计划）。当与问题解决训练结合使用时，"怎么做"类型的问题尤其有用，因为这些问题提醒患者练习问题解决而非反刍，并帮助他们保持正确方向（即在解决问题时不偏离主题）。此外，这些问题强调基于技巧和效果的方法。它们的优势在于让患者专注于做出决策和计划，并以这种方式帮助他们打破反刍循环。当患者能够在困难情境中停下来并使用这些问题时，他们会报告这些问题是有用的。

一个重要问题在于确保患者能够在最需要时使用这些问题，即在压力大和情绪困扰时（原则5：将行为与触发因素和预警信号联系起来）。可以采取几个步骤促进这一点。首先，如上所述，这些实用的问题可以直接纳入患者的"如果—那么"计划中。其次，一些患者会发现准备小巧便携的记忆卡片很有帮助，可以在上面写下他们最常用的问题。携带这些记忆辅助工具放在手提包或钱包等方便取用的地方，这可以帮助患者在日常生活中提醒自己使用这种技巧。最后，想象练习也是有用的。反复想象困难和令人沮丧的情境，然后练习这种应对策略，可以巩固这种替代性反应（例如，想象自己处于问题情境中，想象发现"为什么"类型的问题并将其替换为"怎么做"类型的问题）。如果这种意象工作能够为患者引发或涉及真实世界反刍预警信号，它将更有帮助，因为它直接将新的应对反应与现有的线索相关联，从而患者会更有可能在真正需要时使用更适应性的反应。

以上描述的序列展示了在反刍干预中被使用的常见且重要的步骤模式：

第一，我们寻求探索患者自身的体验（例如，识别"为什么"类型的问题）（原则1：正常化患者的反刍经历；原则4：采用功能分析方法）。

第二，我们直接试验一种替代方法，给患者不同且有希望更积极的体验（例如，进行为什么—怎么做实验）（原则3：鼓励主动的、具体的、基于体验的、细节的行为——ACES原则；原则7：向适应性的思维方式转变）。

第三，如果实验成功，我们将新的方法建立为患者可以在他的日常生活中重复练习的常规训练（例如，每天收听会谈录音并将其纳入"如果—那么"计划）（原则5：将行为与触发因素和预警信号联系起来；原则6：强调重复和练习的重要性）。

这种方法的助记词是六个E或E6（Explore Experience, Experiment with Experience, Exercise and Engage），即探索体验，尝试体验，练习与投入。这种方法背后的三重逻辑是：将干预的重点放在转变的体验上（原则3：鼓励主动的、具体的、经验性的和细节的行为——ACES法则），进行与日常生活相联系的重复练习（为了更好地面向习惯；原则5：将行为与触发因素和预警信号联系起来；原则6：强调重复和练习的重要性），并在会谈中通过给予患者积极的经验和基于这些经验的新行为来建立对患者的积极期望和希望（原则8：关注非特异性因素）。

第4节　具体化训练

我开发了一项训练任务，在这个任务中，人们反复练习对各种情境进行具体描绘，并发现重复练习这项任务可以减少反刍和抑郁。在反刍干预中，具体化训练方法是基于成功的为什么—怎么做实验，由此为患者提供改变他们思维方式的方法。

每个患者在训练中练习的关键步骤总结如下。该用法说明可以应用于最近的令人不快的事件，此时患者需尽可能生动地回忆事件并按照这些步骤处理；也可以应用于当前正在发生的问题。此外，进行具体性练习的干预会谈会被录音，然后将音频交给患者，以便他或她能够将其作为家庭作业进行反复练习。

具体化训练的主要用法说明和核心要素

专注感官细节并注意具体和独特之处

● 注意你此刻正在经历的事情。将注意力集中在情境的具体细节上：景象、声音、味道、气味、质地、发生的时间和地点、谁在场、发生了什么以及你在身体中感受到的感觉。

● 注意事件与其他类似场合的不同之处。注意在时间、地点、环境或情况上标志事件独特性的特征。

注意事件和行为的展开过程

● 注意情境如何发生。留意事件的顺序，注意每个行动和事件之前和之后发生的事情。注意导致事件发生的一系列步骤或行动。

● 留意线索或预警信号。注意暗示困难可能出现的迹象。

● 留意转折点。注意任何可能改变事件发展的不同的决策、行动或情况的节点或步骤。

专注于你可以如何向前迈进

● 具体说明你希望事情如何改变。想象一下，如果你解决掉一个特定的困难，事情将会有何不同。要具体而现实地设想。

● 制订计划。问问自己如何将事情分解为独立的、可管理的步骤，以便朝着有益的行动前进。

● 付诸行动。采取行动链上的第一步（无论是心理上还是躯体上），处理特定的困难，然后按照行动顺序，一步一步处理新出现的困难，并在事情进展顺利时承认自己的进步！

● 为了充分利用每一次经历，在心中记下你从处理每个困难中学到了什么，以及如何将这种学习应用于将来和因此可能会制订的任何计划。

一旦你解释了具体加工和抽象加工方式的区别（如上所述），就可以在干预过程中引入和实践具体技术，如沃特金等人所讨论的那样。以下剧本在括号内提供了对干预师的指导：

"为了帮助您更具体地思考，我想请您练习一组特殊的思维练习。这些练习旨在减少反刍、过度泛化和不活跃等问题，我们知道这些都是导致抑郁症的原因。主要的练习集合包括在面对问题、困难或压力事件时学会更具体的思考。这就是我们今天将要练习的内容。研究表明，每天进行30分钟的练习可以显著减轻抑郁症状，所以我们知道这种训练是有效的。

"为了帮助您在这些练习中集中注意力，我会要求您闭上眼睛或者看着地板、墙壁或天花板等无趣的不会吸引你注意力的东西。请找一个舒适的姿势，双脚放在地上。如果您发现自己的思绪在任何时候飘忽不定，不要担心，就轻轻地将注意力回归到我所说的内容上。如果您在任何时候感到不舒服，请让我知道，可以吗？

"我们将练习以一种具体的方式来思考一些不同的压力和困难的事件。对压力事件反复练习会增强你进入具体思维方式的能力，使之更像是一种自动的习惯……这样您会发现它使用起来更容易、更自然了……这样您就可以在最需要的时候更有效地使用它……在面对日常的困难或压力时……自然而然地、本能地使用。

"让我们从详细练习一个你自己过去生活中的例子开始，来说明如何具体地思考。之前，您提到过一个情境，它涉及反刍（或过度泛化或不活跃）的困扰。"

干预师回顾患者之前提到的反刍或过度泛化的例子。选择一个可能适合训练的例子是非常有用的：在这个例子中，可以对事件进行更详细的分辨，而且事件对患者来说不会太难或太具有情感挑战性。最好从较轻微或中度令人不安的事件开始练习，而不是从更严重的事件开始。

"你觉得谈论这个事件还好吗？很好，对于第一个例子，我会给你相当多的指导来帮助你掌握这个练习。

"让我们从设定情境开始。请简要告诉我这个事件和发生了什么。"

干预师通过提问"它在哪里发生？""那时是什么时候（日期、时间）？""有谁在场？""那时正在发生什么事？""它是怎么发生的？""你的反应是什么？""他/她做了什么？"等问题，当必要时提示患者提供更多关于事件的细节。干预师会不断提问直到获得足够的细节，足以生动地想象场景，并对情况的可追踪性有所了解。

"因为这个事件已经发生过了，为了能够具体地思考它，你首先需要在心中重新塑造它，并沉浸其中，就好像你现在就在那里一样，透过自己的眼睛，身临其境地重温这个事件。通过这样做，你已经开始了练习具体思维的第一阶段——专注于当下的感官细节，注意事物的具体的和独特之处。从你自己的角度以这种方式看待事情非常重要，因为它能使体验更加真实，将你和你的直接经历连接起来，并且鼓励你成为更积极主动的角色。在抑郁中，人们经常以'暗中的旁观者'的角度想象事件，观察自己在场景中的表现，这让他们感觉与外界脱节或有距离感，导致他们采取被动、不参与的方式，无助于他们继续生活。

"现在，尽力集中注意力跟随我的指导——专注于我所说的和你正在想象的事情——直到我要求你告诉我你正在经历什么。（这个指导在训练中非常有用，因为有些参与者会在指导进行到一半时不断打断来解释他们正在做什么）"

"好的，我希望你尽可能生动具体地想象自己处在这个情境中（如有必要，给一些提示）……就好像你现在就在那里一样……透过自己的眼睛、身临其境地看待这个情景……（2秒暂停）……将注意力集中在使你的体验与众不同的具体细节上……突出它们……（2秒暂停）……注意你当下的体验……从你自己的视角看待这个情况就好像你正在观察整个场景……（2秒暂停）……清晰地构建出你所处的位置，周围的环境的想象（根据简要描述填写）……注意到具体的（根据简要描述填写相关的景象、声音等）……感受你身体上的感觉……注意使这个情境独特的具体细节……（5秒暂停）……

"简单地告诉我，你注意到这个情境的什么？告诉我你能够在场景中看到什么？"

干预师会检查和探究具体的细节（例如面部表情、语调、感官信息）。干预师会给予反馈、示例、鼓励、指导、理由，并在必要时给予进一步提示，以引导患者更具体地描述。干预师需要确保有详细和具体的意象画面，并且患者使用了场景视角，例如：

"当你想象这个场景时，你是透过自己的眼睛看还是你看到了你自己在场景中？

"这个事件与其他类似的情况相比有何不同？它在时间、地点、环境和情况上与其他相似的情形有什么区别？是什么帮助你把这个事件定位在特定的时间和地点？是什么使这个事件独特？"

干预师会给予反馈、示例、鼓励、指导、理由，并在必要时提供进一步的提示。

"接下来，在继续练习想象自己身临其境地观察整个场景的同时，我们将练习具体思维的另一个要素：注意事件和行为的展开过程，意识到事件的先后顺序，每个动作和事件之前以及之后发生了什么。这有助于你看到一件事情是如何导致另一件事情的，帮助你从事件中学习，预测接下来可能会发生什么，并看到你可以如何行动来改变事情。

"所以，依然透过你自己的眼睛看……把注意力集中在这个事件是如何发生的……关注导致这个事件的一系列事件的顺序……尽可能生动而具体地想象出导致这个（插入简要地描述情景）的一系列步骤、行动和事件，仍然从你自己的眼睛看出去，置身于自己的身体中……

"就像你可以以不同的速度回放电影，例如通过慢动作来捕捉关键事件，当你想象到发生了什么，你可以控制你体验事件序列的速度，以捕捉到导致事件发生的关键步骤和时刻。这些可能持续几秒钟、几分钟、几小时、几天或几周。往往想象事件发生得非常缓慢是有帮助的，以便逐秒地体验事情的发生，就像逐帧地体验事情一样……始终从你自己的视角看着一系列事件展开，就好像你现在就在那里，通过你的眼睛看出去……注意事件的过程、导致这个事件发生的事件序列……（5秒暂停）……

"保持闭着眼睛，向我描述导致这个事件的一系列步骤。"

干预师会检查和探究具体信息，并在必要时给予反馈、示例、鼓励、指导、理由和进一步的提示。一旦清晰地想象出适当详细的步骤顺序，干预师就可以询问关于预警信号和应急措施的问题：

"当你想象导致这个困难情境的一系列事件时，你能否发现任何线索或预警信号表明这个困难即将到来？告诉我你能发现的信号和线索。有没有任何早期的线索？

"当你想象这个过程时，你是否注意到有哪些不同的决策、行动或环境条件可能改变了发生的事情？你如何可以对发生的事情产生积极或消极的影响？告诉我有什么可能会影响到发生的事情。

"很好，现在你已经清楚地掌握了你所处具体情况的细节以及你是如何陷入这种情况的，你现在有一个很好的机会来练习具体思维的另一个要素：关注如何从这里出发向前发展的详细步骤，如何采取一些解决问题的方法。（干预师向参与者明确指定问题）

"首先，简要地考虑一下，尽可能具体，如果你从这个困难出发，解决了这个问题，事情会如何改变，会有什么不同？你将会做些什么不同的事情？（2秒暂停）

"闭着眼睛告诉我，如果你从这个困难中迈出一步，解决了这个问题，事情会有什么不同？你将会做些什么不同的事情？"

干预师检查和探索一个现实的目标，用具体的行为或环境变化来描述，并在必要时给予反馈、示例、鼓励、指导、理由和进一步的提示。

"接下来，请将注意力集中在你如何从这里向前迈进上……你可以采取初始步骤前进……你能如何制订计划，如何朝着有益的行动前进……记住，你所采取的步骤可以包括身体上和心理上的'行动'，比如'离开'的行为、'做决定''对某人说些什么'或'告诉自己一些不同的事情'（或者之前的章节中建议的可能对个人有用的行动）。

"现在，想象你继续前进，仍然通过自己的眼睛，置身于自己的身体中向外看……尽可能生动和具体地想象，你下一步该如何做来处理这种情况……再次想象你在最有帮助的时间框架内采取的步骤——这些步骤可能只需几秒钟、几分钟，或者会持续数天、数周或数月……重要的是，你要将任务分解成分离的、可管理的步骤，尽可能地具体描述。看到你为应对这个困难事件所采取的行动中的第一步……然后按照一个步骤引导另一个的顺序进行……尽可能生动地想象出来……（5秒暂停）……

"告诉我你为实现目标所采取的第一步是什么，然后你是如何继续的？"

干预师会检查和探究所采取的分离的步骤，反映出一种有序性和可能性，这似乎是有益的。

"告诉我你学到了什么，以及你如何在现在和将来的生活中运用这些知识。在心里记下你接下来打算采取什么行动。你学到了什么对你将来可能有用的东西？"

干预师会根据影响结果的特定情境和环境检查和探究学习情况。哪些特定的行为增加了成功的机会，以及一个在当时或现在都可以实施的明确的行动计划？

"你在更具体地思考这件困难的事件时，有什么体验？"

干预师会检查是否有任何有益的体验，纠正所有困惑和不确定性，并回顾在反刍和过度泛化上是否有变化。

"所以你刚刚以一种具体的方式思考了一个困难的、有压力的情境……运用所有的感官来察觉使情况独特的具体细节……专注于事物是如何发生的……正确看待事物……使你更好地看清你能如何前进……解决问题……

223

帮助你制订计划并注意影响你进展的因素，所以你能更加意识到在将来什么是重要的。

"很好，我们现在已经练习了更具体地思考个人过去的有压力的事件。有任何问题吗？"

在练习了过去的事件并确保患者理解了练习之后，可以按照相同的指导在会谈中再次重复进行这个练习，可以是另一个过去的事件，也可以是患者当前正在面临的困难。确保在会谈中反复进行这个练习是非常重要的。与将反刍视为一种习惯一致，干预师应强调重复日常的具体性练习的重要性，起初患者可以留出一段时间听会谈的录音并练习过去的事件，然后随着对这个练习越加熟悉，在困难和压力源出现的时候，患者就可以开始在日常生活中使用它来应对。

以下的指导说明了具体化训练如何作为急救策略引入和强调，供患者在面对现实困难时使用：

"你也可以将这个具体化练习用作情绪急救策略。每当你注意到自己感到紧张、心情低落，或者在日常生活中面对问题时，你可以使用具体思维作为一种急救策略，更好地应对困难。一旦你掌握并练习了这个急救技巧，你可以在任何感到需要的时候使用它，在一天中的任何时间都可以。我们建议你最开始定期进行情绪急救练习，例如，通过回听干预会谈的录音。在你练习一段时间后，你应该能够专注于急救练习，而无需听录音。

"让我们现在开始进行情绪急救练习。在这个练习中，请将注意力集中在眼前事件的具体细节和情况上，如同它就发生在你的身边，而不是想象自己回到了有压力的情境中。"

这可能是一个实际的问题、消极的想法、担心、忧虑或情绪（如感觉难过、焦虑、沮丧、无聊）。

"你现在心里有任何可以运用于急救练习的困扰吗？（干预师记录下忧虑，并获取一些背景信息）好的，在练习期间，我们将专注于这个困扰。

"请告诉我这个困扰让你现在有多烦恼（使用患者自己的表述），从（

（一点也不），到100（非常多）？

"请告诉我你现在有多大的压力，从0（一点也没有压力），到100（非常有压力）？

"通过专注于你的呼吸开始情绪急救练习……尽你所能将注意力集中在呼吸上……（2秒暂停）——让呼吸变得深沉和有规律……慢慢地……稳定地……放松地……注意你如何进行每次吸气……（2秒暂停），让你变得更加舒适……在自己内心更加放松……吸气……（3秒）……然后呼气……（3秒暂停）……细微而缓慢……（2秒暂停）……平静……和放松……（2秒暂停）"

干预师让患者专注于感官细节，并注意到具体和独特之处。

"现在，尽你所能将你的注意力集中在尽可能具体地体验当前时刻正在发生的事情上……（3秒暂停）。注意你周围正在发生事件的具体细节……（5秒暂停）。观察你所处的位置。意识到你的周围环境……（3秒暂停）。注意你能看到什么，注意你能听到的具体声音，你能闻到的气味，你能感觉到的质地……（3秒暂停）。专注于你身体上的感觉……（3秒暂停）。注意任何可能困扰你的感觉、想法或担忧。密切关注自己对这些感受、思绪或担忧的体验。

"将你的注意力集中在使你此刻的体验与其他任何时刻不同的具体细节上。

"简要告诉我，你对这个情况注意到了什么？"

干预师会检查和探索具体细节（例如，周围环境和感官元素的具体细节）。干预师会给予反馈、示例、鼓励、指导、理由和必要时进一步的提示，重点是确保患者与体验直接连接。

"根据你的忧虑（或想法、感受），你注意到了什么？这个（忧虑、想法、感受）在时间、地点、环境和情况上有何不同？是什么让它与众不同？

"现在将你的注意力集中在这种情况如何发生上……从导致此刻这个

实际问题和担忧的系列事件开始，尽可能生动具体地重现导致（这个忧虑、想法、感受）的一系列步骤、行动和事件，就像从你自己的眼中看到的一样……注意导致这一时刻的过程和一系列事件，无论是几秒、几分、几小时、几天还是几周……注意（忧虑、感受、想法）开始的时间……（5秒暂停）……简要告诉我，你是如何处于这种情况之中的？"

干预师检查和探究具体信息，以确认一个事件序列，并提供反馈、示例、鼓励、指导、理由和必要时的进一步提示。

"当你专注于导致此刻的事件序列时，发现任何线索或预警迹象，表明这个（关注点、思绪、情感）开始出现。告诉我你能够察觉到哪些信号和提示。"

干预师会检查和探究显示事件顺序的具体信息，并给予反馈、示例、鼓励、指导、理由和必要时的进一步提示。

"是否有任何早期的线索呢？

"注意任何可能改变发生事情的不同决策、行动或不同情况的时刻。告诉我什么可能影响到发生的事情？现在简要考虑一下，如果你从这个困难中继续前进事情会如何改变……处理这个问题……（2秒暂停）……接下来，把注意力集中在你可以采取的最初步骤上……如何制订计划，如何向有益的行动前进。（2秒暂停）……现在想象一下，你继续前进，还是从你自己的眼睛看出去，置身于自己的身体中……尽可能生动具体地想象你下一步应该如何做来处理你当前的情况……一秒一秒地，或者一个月一个月地……将任务分解为独立的、可管理的步骤。查看你可以为了处理这个困难的事件而采取的行动链中的第一步，……然后按照从一个步骤引导到另一个步骤的顺序进行想象……尽可能生动地想象（5秒暂停）……

"简要告诉我，你计划要如何前进呢？"

干预师检查并探究所采取的独立的步骤，反映出一种有序性和可能性的感觉，这似乎是有帮助的，并根据需要给予反馈、示例、鼓励、指导、理由和进一步提示。

"在心里记下你学到了什么以及你计划下一步要做的行动。

"请告诉我这个困扰让你现在有多烦恼（使用患者自己的表述），从0（表示一点也不），到100（表示非常多）？

"告诉我，你现在感到有多大压力，从0（表示一点压力都没有），到100（表示有极大的压力）？

"观察当下发生的问题，你注意到了什么？

"还有一种方式可以使用急救练习。你可以将其用于你学会注意的预警信号，作为预防问题并抑制其发展的一种方式。例如，如果感到肩膀和颈部紧张，心率加快常常是你开始反刍之前的预警信号，那么在你注意到这种紧张时使用情绪急救是很有用的。将减少紧张作为急救的目标，可能会阻止你继续反刍。

"这些抑郁的预警信号因人而异。它们可能是冲突、失望、新奇、不确定性、挑战、风险等事件；它们可能是肌肉紧张、紧张感、胃部'下沉感'、疲劳等身体感受；它们可能是焦虑、烦躁、挫败感等情绪；它们可能是注意力变窄、思维变得混乱和模糊等心理体验；它们可能是感到压力、努力同时做太多事情等情境；它们可能是怀疑和自我批评等想法。当你专注于具体的思维体验时，在预警信号和具体思维之间建立一种心理联系。想象使用急救练习，在预警信号出现时切换到具体的思维方式，作为积极尝试来应对和改善你的处境。

"你认为抑郁最主要的早期预警信号是什么（比如反刍、不活动、过度泛化）？让我们思考一下当你注意到这些预警信号时，可以如何运用急救练习。哪一个预警信号——哪一个想法或身体感觉——最常见或最早出现？

"好的，现在在这个预警信号和进行急救练习之间建立一种心理联系。想象一下，当你下次注意到这个预警信号时，你就进行急救练习。尽可能生动地想象。

"在你心里记下——如果我注意到一个预警信号，那么我将使用急救练习。

"现在集中注意力于你可以对预警信号做出的有用反应，当你注意到预警信号时，你可以如何阻止情况进一步恶化。你可以采取哪些步骤？请将注意力集中在这上面一会儿。"

干预师会检查和探索所采取的具体步骤，反映出一种有序性和可能性的感觉，这似乎是有帮助的。

我想再次强调患者能够在日常生活中反复练习发现更抽象的思维，并将其转化为更具体的思维的重要性（例如，使想法与特定情境的各个方面更多地联系起来，即情境的内容、位置、时间和如何发生的）。想法的内容并不重要，因为练习会增强具体化的能力，并使其更容易应用于更重要、更情绪化的想法。此外，经常性的简短练习会激发和重新激活更具体的思维方式，因此，即使是几分钟的练习也会让这种思维方式变得更易于使用。

给干预师的指导：在具体化训练过程中进行检查和提示

在整个具体化训练的过程中，干预师会检查患者是否选择了一个合适的例子进行练习，并采用了具体的方式。如果患者的描述不够具体，干预师会引导和提示患者更加具体地描述。以下是如何做到这一点的建议。更多细节可以在本章开头和前面章节中找到。

选择练习的情境

关于练习例子的选择，干预师会检查所选的例子是否过于令人不安，或者是不是患者极有可能反刍的事件，从而在训练初期难以解决。所选事件需要具有可以被识别出来的独特的和具体的要素。如果所选事件似乎不合适，干预师会与患者合作，或通过将时间焦点移至导致重大事件的一系列事情中较早的位置，或通过关注一段时间后的反刍期来改变所选择的例子的时间焦点，找到另一个适合练习的例子。

　　干预师要求患者首先设置场景，以了解事件的可控性，以及它是不是一个好的训练案例，并向干预师提供细节，使其能够更有根据地引导和提示练习。

及时关注一个具体的点

　　在设置场景时，我建议意象的时间线从问题变得明显或达到最严重的时刻开始。许多抑郁症患者面临的困难通常是复杂的，并在较长的时间段内逐渐积累，或者涉及重复出现的情况。因此，专注于具体的场合和困难序列中一个清晰的节点对于具体化练习是重要的。出于同样的原因，我们需要明确练习的焦点，以及它是集中于困难事件（例如与一个家庭成员争吵），还是对事件的反应（例如事后反刍）。无论哪种方式都是恰当的，但干预师需要确保练习保持专注于其中一种，而不是在它们之间切换。当困难事件不太容易改变时，经常有必要专注于对事件的反应。

提示更多感官细节

　　当患者设置场景时，干预师会寻求足够多的细节，以便他或她能够清晰地想象出来。可以用来促使更具体细节的有用问题包括："发生了什么？在哪里发生的？是什么时候发生的？有谁在场？事情是怎么发生的？是什么时候开始的？是什么时候结束的？"另一种使患者转变为更具体描述的方法是在意象中提示他们更多地关注背景、感官和知觉（例如，"注意你在休息室里能看到什么"，"描述一下你面前能看到什么"）。对于社交场合，干预师会询问患者和其他人的行为、面部表情、语调和身体姿势（例如，"他听起来怎么样？""你是如何知道他生气了？""他的什么行为/表情中预示了那件事？""你是怎么对他说那件事的？"）。对于心理和情绪反应，干预师会要求详细描述身体感觉、确切的想法和注意力的焦点（例如，"你在身体上注意到了什么？""你脑海中正在想些什么？""你正注意着什么？"）。

提示关于外部环境的细节

在帮助患者注意到情境中的具体和特别之处时，干预师会提出具体问题来获取有关外部环境（例如地点、他人存在）和行为（包括行动、想法）的信息，这些信息使这种情境与其他情境有所区别并显出独特性（例如，"当这种情况发生时，这个地方、时间、行为和环境有什么特别之处？你在想什么或做了什么与其他类似情况有所不同？"）。例如，患者指出在取消与朋友的约会时头痛，如果她经常头痛，可能并没有将这种情况视为独特的依据，但可能还有其他与所发生的事情相联系的独特元素。问题本身越能描述具体的背景，对生成具体的回答就越有帮助。此外，在问题中突出可能的对比，并选择最有意义、最可理解和对患者有帮助的对比是有用的。如果一个对比不起作用，可以尝试另一个对比。对于那位已通过电话取消与朋友的会面为练习案例的患者，因为她头痛，问题可以包括："这一次打电话给朋友有什么不同于以往打电话给朋友的地方？""这个事件与你继续与朋友见面的时候有何不同？""这个事件与你头痛但仍然与朋友见面的时候有何不同？"不同的问题突出情境的不同方面，可能会产生不同的选择。

提示展开事件序列的细节

在分析事件展开的步骤时，干预师需要确保事件序列中有足够的细节。患者通常会以失去时间细节的方式总结情境。因此，应该将所发生的事情按秒进行详细拆解，就好像在慢动作中一样，并使用更多提示来确定患者在当时经历了什么样的想法、情绪和身体感觉（例如，干预师问道："那时候你脑海中闪过了什么念头？然后下一秒，你感受到了什么，或者想到了什么，或者做了什么？"）。

同样，在下一步计划的部分，干预师需要详细具体地了解事物将如何改变、有何不同，以及患者希望朝着什么目标努力。这被有效地操作化为一个行为，正如如果问题得到解决，患者会做些什么，而不只是改变身体或心理状态或情况（例如，"你会有什么不同的行为？"）。对于一个对一段分手耿耿于怀的人来说，他渴望的目标可能是恢复与之前的伴侣的关系、不再去想那段关系、以更自信的方式行动、寻找一个更好的关系等。干预师会与患者一起具体说明这个目标所涉及的具体行为。

对于过去已经无法改变的事件，重点是从事件中学习。干预师会提出如下问题："你可以从这个事件中学到什么？""为了预防或为将来应对这些问题做准备，你可以做些什么不同的事情？""你如何改变维持这个问题的行为模式？""你如何表达对所发生事件的感受？""如果让你放下或从这个事件中前进，你会有什么不同的行为？"

为解决问题而采取的措施中最有可能取得成功的是，能够改变环境或患者自身反应的简单的行为和行动。在接受反刍干预的患者中，许多常见而有用的步骤不断重复出现。这些步骤包括：一次只做一件事；询问某人近况；适当表达感受；给自己更多空间；减少分心之事；远离紧张的环境；当他人压力大时识别出来；对自己说些更积极的话；将注意力转移到更积极的事物上；将注意力转移到外界和任务上；起床并去做一些事情；将任务分解为较小的步骤。

第5节　功能分析和思维方式

另一种训练患者远离抽象思维的方法是鼓励他们练习功能分析。功能分析表格可用于帮助患者考虑与某种情境相关的判别刺激（何人，何地，何时，如何以及何事）以及它们如何影响结果。

在描述情况时，干预师会提示患者以包含全部背景信息（即包含何地、何时、如何、什么和与谁在一起）的方式来描述情况。例如，"我是一个失败者"可以变成"周二下午2点时，我感到疲倦，我的朋友打电话说她不能来，所以我没能去游泳"。

注意与该想法相关的背景有助于确定该想法和感受是否适用于其他情况。例如，"我太累了，什么都做不了。我放弃明天出行的计划"这个想法可以被放置于背景中，"我在想我可能太累了，明天不能去鸟类保护区帮助其他人清理路径，毕竟今天一整天我都没做什么，就自己一个人坐在家里"。这个具体情境的描述包含了更多关于内容（想法和活动的细节）、地点（室内还是户外）、时间（今天、明天）

以及与谁在一起（独自一人，还是有其他人）的细节。以这种方式重新构思可以帮助患者看到她现在感到的疲劳并不一定与明天的状态相关，特别是如果她喜欢在户外与他人一起活动的话。

患者可以进行自己的功能分析，以识别与他们的活动结果相关的、更具体和情境化的信息。例如，当一项任务尝试失败时，患者会检查失败发生的情境，哪些情境因素（如何、何时、何地、与谁在一起）可能影响了结果，以及在他成功和失败时有哪些不同的情境因素。举个例子，在没有完成自己动手的工作后，患者会关注更具体的信息，"今早当我匆匆忙忙、感到压力很大要赶去开会的时候，我没有很好地挂起一幅很重的画，而且当时我是独自一人，这是我第一次挂画"。引入更具体的信息，使思维变得不那么抽象和模糊，这更可能让思维变得不那么极端，而且能增强从情境中学习的能力。

患者报告说，更具辨别力的计划看起来更易于管理，同时还可以为下一步该做什么提供线索。例如，一个患者害怕去看望她的母亲，并将此视为非常有压力的事情，她说："我无法应对这些。"她将此视为自己受挫的原因。在进行每天更具辨别力的尝试时，她第一次注意到自己不喜欢去母亲家这件事的某些方面（如整理杂物），但享受其他方面（如与母亲坐下来聊天）。以前，她将去母亲家这个情境过于笼统和抽象地认作是困难的，而不是在情境内进行具体的辨别。通过在情境内进行辨别，她能够更好地应对它。此外，这种增加的辨别力提供了与问题解决相关的见解（例如，安排好未来的访问，使陪伴母亲和做家务之间的平衡更有利于她）。

在另一个例子中，可以在其发生的情境中描述"我感到饥饿"这种想法（例如"上午11点，在我自己的公寓里坐着无所事事时，我感到饥饿，那天早上8点我吃了两片吐司"）。情境细节不仅表明了这种状态可能是可变的，还表明某些因素可能与做出改变有关。

虽然这是一个相对微不足道的想法，但同样的过程可以应用于临床相关的想法，例如"我感到悲伤"或"我感到疲倦"，这些想法会影响患者的行为。通过练习以更具体的方式观察想法，患者可能能够改变他们对这种状态的稳定性的看法。例如，患者可以意识到疲劳可能是情境的因素（比如独自一人、没有做任何感兴趣的事情、在室内），然后意识到改变情境可能有助于减轻疲劳。通过详细讨论例子并使用家庭作业表格更明确地练习功能分析，可以进一步加强这些方法。

当功能分析帮助患者识别到自己的思维方式在不同情况下的差异，并意识到不同的思维方式可能会产生不同的效果时，它就能在转换加工方式方面发挥作用。当功能分析揭示出不同的思维方式时，干预师可以随之引导患者更系统地切换为更有益的思维形式。这种方法的优点在于它直接建立在患者自己的经验基础上，通过识别已经存在于她行为库中的行为并增加其频率来帮助患者。

一位患者将她对困难的反刍是无益还是更有益的时刻进行了比较。她找到了影响结果的具体情境、环境和自己的一些行为。患者首先描述了最近的一个情况，她收到了一份邮递的账单并开始感到焦虑和紧张，心率增加，注意力变得狭窄和集中。当她的一系列想法每时每刻被追踪时，思维的链条开始于一种建设性的想法（"我将如何支付我的账单？"），但很快就转向了更多评价性和抽象的想法，比如"我是个失败者，因为我没有工作"，然后是一系列反刍的"为什么"类型的问题，如"为什么我一无是处？""为什么人们会容忍我？""我有什么问题？"以及"这对我意味着什么？"。这一系列想法导致患者变得更加焦虑、抑郁、哭泣和精疲力竭，并躲进了床上。这段反刍的时间超过了3个小时。

相比之下，该患者报告说，她还有一次在讨论某个决定时感到被伴侣否定了。这种经历也导致她感到紧张，心率加快，注意力变窄。当她的想法链被逐秒检查时，她最初的想法是"我可能会做出错误的决定"，然后是"为什么这会这么困难呢？"。在最初的想法后，她又有了一系列其他问题："别人会如何应对？""获得积极结果的最佳方式是什么？""我可以做些什么不同的事情？""我该如何处理这个问题？"询问这些问题帮助这位患者感到没那么紧张，并制订了一个计划。反刍的时间只持续了25分钟，之后她能够继续她的日常生活。

比较这两种情况，显然紧张情绪的增加、心率的上升和注意力的狭窄是反刍的潜在预警信号。同时可以清楚地看出，她在这两种情况下的思维方式对她的感受和应对方式产生了不同的影响。第一个例子阐明了反刍事件中的一个常见现象：最初试图建设性地思考问题（"我将如何支付我的账单？"），但很快被陷入更抽象和评价性的"为什么"类型问题的倾向所取代。第二个例子阐明了自然而然发生的具体的"怎么做"类型的思考。当比较这两种情况时，患者能够看到后一种思维方式可能比前一种更有帮助，并且在日常生活中增加这种思维方式可能会有用。这些自然发生的思维方式上的差异符合之前提到的"怎么做"和"为什么"的区别，也表明"怎么做"类型的思考可以自然而然地在患者身上发生。

当出现这种情况时，干预师会强调患者已经在做一些有用的事情，并试图使它的用处变得更系统和更频繁。对于这位患者，干预师遵循了之前介绍的六个E或E6准则（探索体验、尝试体验、锻炼和参与）的方法，并通过在会谈中试验一个"为什么—怎么做"的行为实验来进一步巩固这种认识。实验揭示了"怎么做"类型的问题是有帮助的，因此这些问题被纳入了一个"如果—那么"计划中：如果我注意到自己变得紧张，注意力变窄，我会问自己一些有帮助的问题，比如"别人会如何应对？""我该如何处理这种情况？"。

第6节　可视化、意象和具体化

在帮助患者从不太有帮助的反刍风格转变为更有帮助的具体风格，以实现有效地解决问题方面，意象和可视化技术可以发挥强大的作用。意象和可视化练习对于反刍同时存在多种好处。

第一，意象往往是具体的，可以使加工过程远离以无用的反刍为特征的抽象思维。第二，意象可以帮助患者专注于行动序列、事件过程和机制。这有助于问题解决，减少了对反刍中所发现的意义的关注。第三，意象可以帮助快速灌输不同的思维模式，从而改变加工的风格。

然而，重要的是要注意意象和具体化之间并不存在简单的一一对应关系。在没有意象的情况下，也有可能进行非常具体的操作，例如以制订详细的口头清单和计划的方式进行。此外，也可能有一些意象带有更一般和抽象的意义，比如总结了多种情况但没有具体背景的原型的意象。从观察者的角度得到的意象（例如，看到自己在意象中）会比从场景的角度得到的意象（例如，想象从自己的眼睛看出去）更加抽象。

例如，许多焦虑症的特征都呈现为以观察者视角看到的负面意象（例如，社交焦虑的个体看到自己颤抖、出汗、脸色通红）。

第7节 意象的总体原则

对于一些患者来说，在想象与个人相关的情感场景之前，练习以简单中性物体为对象的意象可能会有用（例如，尽可能详细地想象一个苹果）。在用于镇静的引导问题的帮助下进行，并确保患者处于放松状态时，意象工作效果最佳。使患者适应意象的理念，并通过已经进行过的一些放松训练来帮助他们做好准备是非常有用的。要求患者唤起并描述每种情况下的感官和情绪体验。如果以第一人称、场景视角（即作为行动者，从想象的场景中观察外界，而不是观察自己在想象的场景中）以及进行时开展想象，意象通常最具有威力（例如，"想象自己现在身处这个情境中。通过你的眼睛，你能看到什么？"）。如果患者的描述在干预师的脑海中形成了一个生动的图像，那么这很可能是一个适当的、鲜活的意象。

可视化一个计划

"可视化一个计划"练习能促进问题解决，并提供了一个具体、行动导向的策略，用以打断即将发生的对问题的反刍。患者被要求具体地想象和在心里排练达到目标或应对困难情况所需的步骤。以下是相关指导的一个例子：

"重要的是看到自己在进行（确定的活动），并将这个画面牢记在心。当你想象这个情境时，填充关于和谁在一起、何时、何地以及发生了什么的所有细节。使想象尽可能地生动和真实，想象你能看到的形状和颜色，想

235

象你能听到的声音，想象你的身体姿势，注意任何气味，意识到自己在房间中的身体感觉。向我描述你能看到什么。注意你的感受如何，当你注意那种感觉时，让它变得更加强烈和深沉。"

这种意象工作是基于一个研究发现，即在解决问题时，想象过程比想象结果更有效。因此，干预师鼓励患者逐步地想象情境，包括其中发生的事情、他们将尝试的行动、行动的后果、事件周围的环境以及他们所经历的感受。这种想象可以成为具体化训练的有益辅助。

可视化成功的体验，包括运用积极的自我意象

让患者首先可视化成功的体验，然后再去可视化可能的困难以及如何克服这些困难，会是一个有用的办法。例如，一名患者对于去工作办公室有一些自发的侵入性意象，这让她感到焦虑。干预师与她合作使用意象来应对这种情况。

干预师：这个意象让你更焦虑，而且这似乎是反刍的早期预警信号。是这样吗？

患者：是的。

干预师：好的，让我们把这当作一个练习应变计划的机会。计划的第一个阶段是发现预警信号，在这个例子里，也就是这种意象。然后你要做什么？

患者：想象一些更积极的事情。

干预师：好的，让我们现在就练习一下。继续想象你处在同样的场景中，因此能清晰地辨认出这是工作办公室。想象当你走进去时它的样子，现在，通过你的眼睛看外面，看到和你交谈的人——尽量让它生动逼真，看到颜色，房间的样子，看到他的面部表情，听到他的语气，稍微推进这段对话，看看你正在谈论、处理什么，将其想象得尽可能生动。花一些时间在脑海中构建这个意象。

干预师：你在脑海中有一个生动的画面了吗？

患者：是的。

干预师：很好，继续想象这次会面，它在继续进行，看看它会如何以积极的方式展开。当对话向前推进时，想象它以一种令人满意的方式进行——他比你预期的更加乐于助人。当事情如你所希望的那样发展时，注意他说的话、他的面部表情和语气。注意你的感受如何……（停顿）

干预师：在这种情况下发生了什么？

患者：我正在和那个人聊天，情况进展得相当顺利。

干预师：太好了。你现在感觉怎么样？

患者：有点平静，我胃里的感觉已经消失了。

干预师：很有意思。你肚子里的这些感觉可能是另一个反刍的早期预警信号吗？也许我们也应该记下来。让我们快速简要回顾一下——你刚刚花了几分钟以与之前不同的方式想象这个情境。这产生了什么效果？

患者：我感觉更加平静，不再那么心事重重了。

干预师：我们从中可以学到什么呢？

患者：想象对我的感觉有非常强大的影响。

可视化如何应对困难

在为患者确定了有用的应对策略之后，重复生动地想象困难情境以引发一些情绪，然后运用应对策略（例如放松、改变思维方式）、增强应对反应、巩固"如果—那么"应变计划，并增加在现实生活中使用它的可能性。同样，对于反刍触发的替代反应进行心理排练也是有用的。当反刍的线索是情绪反应，如感到紧张、低落或易怒时，这种方法尤为有效。在干预过程中使用意象来诱发这些感觉，哪怕只是微弱的感觉，然后再练习替代反应，这样就会在这种诱因和与反刍不相容的有益反应之间建立起联系。换句话说，这涉及对反刍触发的替代反应进行反条件反射，以学习一种新的、更具适应性的习惯。

在上面的例子中，担心去工作办公室的患者可视化了一次顺利的会面。然后，干预师帮助她排练应对一个不太积极的会面。对话继续如下：

干预师：让我们考虑去看下一张图片。想象你回到之前出现的更困难的情况，但这次想象自己要应对它。让我们先回顾一下你会做些什么来应对这种情况。你学到了哪些可以帮助你应对困难情况的方法？和我详细讨论你会使用的策略。

患者：我可以运用想象，我可以试着平静呼吸，我可以试着以平静的方式行动和说话。

干预师：太棒了，所以你有很多策略可以使用。现在，当你想象这个困难情境时，尽量想象自己使用部分或全部这些策略。好吗？

患者：嗯。

干预师：好的，那么重新创造一下自己处于困难情境中的意象——想象自己回到工作办公室里，看着对面的那个人，想象他的表情。注意你在那个情境中的感受如何——你感到有点焦虑和紧张。一旦你有一个清晰的想象，继续想象自己处于这个情境中，然后感受自己做呼吸练习，开始平静下来。想象自己使用一种意象练习来放松，注意自己专注于积极的事物。想象自己做所有的应对措施，在这个情境中保持冷静。注意你可能仍然会感到有些焦虑和担忧，但你无论如何还是会继续前进。想象自己以一种平静的方式坚定地表达自己的观点。尽量栩栩如生地想象自己在那个情境中，做我们谈论过的那些事情。牢记你处理这个困难情境的想象，让想象尽可能生动……（停顿）

干预师：好的，接下来发生了什么？

患者：我感觉平静多了。

干预师：很好，你想象自己做了什么来应对困境？

患者：只是呼吸，当我心烦时，我往往会呼吸急促，然后颤抖并开始大声喊叫。

干预师：那当你想象自己放慢呼吸时，情景中发生了什么？

患者：我变成了一个完全不同的人。我只是想，我能够处理这个问题。我可以用更积极的方式来思考。

干预师：那么如果你以更积极的方式来思考，下一步可能是什么呢？如何将想法转化为行动？看起来似乎使用想象帮助你摆脱了忧虑。你是否可以制订一些计划来继续保持这种状态？

加工令人沮丧的事件

当考虑患者对过去事件的反刍时，也可以采用视觉意象的方法。当患者报告对过去令人沮丧的事件反复进行反刍，而这些事件随着发展似乎无法解决时，这种方法非常有用。第一步是检查患者在回想起过去事件时是否能够接触到事件发生的细节和情绪体验。可能患者一遍又一遍地思考不愉快的事件，但她并没有适应或完全情绪化地加工这些事件，因为在关键时刻她会从具体的情绪细节转向更抽象的思考（例如，问"为什么会发生这样的事情？"）。为了成功处理，可能需要让患者专注于事情发生时与情感相关的具体细节。因此，ACES原则既适用于处理过去的事件，也适用于应对当前的问题。

过去令人不愉快或困难的事件（如创伤、丧失或拒绝）的侵入性记忆引发反刍的情况相当普遍。这些记忆一般会引发对事件意义和影响的进一步反复思考。虽然回忆起这些记忆，尤其是侵入性和无意识的记忆，最初往往涉及特定的感官感知细节，但是这通常很快被更抽象和概念性的思维所取代，因为患者试图理解发生了什么和为什么。这种反复思考的结果是，患者很少花时间关注负面事件的具体细节、情绪和直接体验，这使她很难处理这个事件，只能勉强接受它并适应这种困扰。相反，患者沉浸在对事件意义的思考中（例如，"为什么会发生这样的事情？这对我意味着什么？"）。这种思考使患者与原始事件的细节产生距离感和脱离感。

此外，当提出这些抽象的问题时，其他类似的事件和情境经常会涌上心头，导致患者最终会思考许多不同但相关的困难事件和记忆。这使情绪处理和适应令人不愉快的事件变得更加困难，因为患者在思考多段记忆。因此，一个倾向于反刍的人可能会陷入一个自我循环的周期，令人不愉快的记忆会触发反刍，但抽象的反刍阻止了患者有效地处理它们，所以它们会不断回来。

为了解决这些反刍的触发因素，干预师需要引导患者在足够详细的记忆中停留，并在足够长的时间内对事件进行充分的加工，使其习惯令人不安的情绪。这与使用意象暴露来处理创伤后应激障碍患者的不安事件和创伤事件相似。这完全符合ACES原则。它也符合解决反刍功能的原则：抽象反刍的一个（也许是无意识的）功能是避免关注不快事件的细节，并因此通过减少短期内严重的负面情绪来产生负强化。实际上，对于这种令人不安的记忆，我们正在进行意象暴露工作，即仔细而缓慢地处理过去令人不安的细节。

干预师要求患者将问题的发生可视化，并逐步回忆事件的发生：她采取的行动、事件周围的情况以及她在事件中经历的感受。这些可视化的时期需要反复排练，就像一般进行想象暴露工作时那样。当患者回忆并专注于记忆时，我们希望通过她专注于事件具体和特定的细节来确保她完全体验所发生的事情。为了确保适应令人不安的事件，患者需要停留在每一个令人不安的事件发生的时刻，并足够长时间地完全体验发生的情况，以使情绪唤起开始平息。由于经常存在重新转向抽象思考记忆以及迅速浏览这些记忆的倾向，干预师可能需要不断提醒患者回到情景的感官—知觉细节（例如："你能看到什么？""接下来他做了什么？"）。干预师还可能需要提示患者放慢节奏，以电影中慢动作的方式回放记忆，以确保每一刻都花足够的时间来充分加工、暴露和习惯。

一个处理令人不快事件的例子涉及一位经历了痛苦离婚的患者，她的前夫曾经刁难并虐待她。她报告了许多关于婚姻最后几个月的事件的记忆，比如她的丈夫离开家庭的那一天。这些记忆触发了一阵阵的反刍。她的反刍集中在为什么离婚会发生、这对她意味着什么以及她做错了什么上面。当干预师进一步详细探索这些记忆和她的反刍时，很明显的是尽管这些侵入性记忆频繁出现，但她只花了一会儿关注每个记忆的细节，然后就进入更笼统的关于发生了什么以及它意味着什么的反刍。在确定了这一点之后，她与干预师都同意尝试一些不同的方法，即花时间探索其中一个记忆，她丈夫离开的那一天，关注她当时所处的位置、她的感受、他的言行等细节。干预师计划了一个更长的会谈疗程（2小时），以增加在持续暴露于情境时她情绪开始减少的可能性。干预师还录制了干预过程，这样患者就可以每天把重复暴露的过程作为家庭作业。

在练习听录音一周后，患者回来报告说她感觉更加悲伤了。然而，当干预师查看她的抑郁评分时，症状已经显著减轻。此外，她的反刍水平也明显降低了。似乎，详细回忆离婚的记忆让她接触到了在重大个人丧失之后正常的悲伤情绪，而减少反刍则开始改善了她的抑郁症状。在随后的几次会谈中处理了其他具体的事件。她还对前夫对待她的恶行感到愤怒。反刍可能阻止她处理离婚的主要情绪反应，如悲伤和愤怒，而将她困在次级反应中，比如自责。如果不停止反刍，可能就无法帮助她处理令人不快的情绪，并与过去达成和解。

第10章

沉浸

如前章所述，在反刍干预中，患者会使用特定意象来生动地创造一种更有帮助的思维方式（如具体化），以直接对抗反刍。

例如，患者完全投入于某项活动的记忆就可以构成一组有效的材料。这些记忆可能是在感官经验中感到有创造力或沉浸感的高峰体验或心流体验，也可能包含参与需要注意力高度集中的体育活动，如攀岩、滑雪。在这种全神贯注的状态下，患者不太可能出现反刍。此外，高度专注的思维模式往往具有具体的、注重过程的、以行动为导向的风格。它也与直观的体验，以及更多地参与活动相关。

聚焦于提高沉浸从而减少反刍是基于以下几个原则：

第一，反刍的特点是高度的自我意识、自我批评、负面评价和概念评价思维。通常，反刍的过程就像在意识中对自身的情绪、表现，不停地、流水账式地进行比较和评判。因此，全神贯注于一项任务是应对反刍的一个很合适的方法：当一个人完全沉浸于他正在做的事情时，他就不再有这种持续性的评价，也不再总是关注自身。

第二，反刍的特点之一是关注结果，个体会以此评估自己做得如何。这样做的动机是检查自身的表现并且避免犯错。这种取向与以过程为中心的思维方式形成了鲜明的对比：后者更加关注事情是如何发生的，并以学习和发现为动力。

例如，当撰写一篇研究论文时，你可以专注于结果——你需要做什么才能让文章出版——或者你可以专注于过程，并且在撰写论文的过程中探索想法以获得乐趣。结果导向的方式对于弄清发表论文需要做哪些工作，以及检查自己的工作是否满足了这些标准是很有效的，这也体现了结果导向模式的重要性与必要性。但是，如果在撰写论文的时候只使用这一种模式，可能会让它变成一项很艰难的工作，像一件苦差事一样，并且不得不去想如果文章没有被接收会发生什么。过程导向的模式则更加有创造性和动力性，也更加有趣。理想的工作实践应当包含在这两种模式之间地健康切换。

结果导向的思维模式与概念化、评价性的加工方式（询问原因、进行比较）相关，这也是反刍思维中的典型特征。与之相反的，过程导向与具体化的加工方式相关，而这有助于人们摆脱反刍。研究表明，寻求成长的取向在面对困难时能产生更大的韧性，并且能够从错误中学习并克服错误，从而相对于追求认可的结果导向思维表现更好。鼓励沉浸、专注在活动中可以有效地引导至过程导向的思维方式，并转化为更为注重成长的取向。

第三，抽象的反刍会使个体与周围的世界、环境和潜在的奖励产生距离感。当一个人陷入反刍思维时，她会沉浸在自己的内心世界，而不是外部的真实世界。我们推测，这会让她对周围世界发生的事情不太敏感，甚至可能会错过重要的提示和迹象，并且很难从事件中学习。这可能会导致个体在与他人相处时出现困难，甚至还可能导致降低对快乐和正向反馈的体验能力，因为这样个体就无法完全参与到可能的强化活动中。

这种情况下，抽象思维会进一步推动恶化：个体会思考自己正在做什么并对其进行评估，而不是直接感受。因此，我们推测即使在进行以前觉得很积极的活动时，反刍也会干扰个体在其中获得快乐和正向反馈的能力，尤其是对这个行为或活动进行了持续评价时。

例如，一个曾经喜欢演奏乐器的抑郁症患者可能会尝试增加演奏来改善自己的情绪，比如把它作为在认知疗法中的活动日程安排。然而，即使在完成这项作业时，他也会一直进行评估性的思考，例如："为什么这么难呢？""为什么我不能像以前那样做得这么好呢？"等。在进行这种活动时，经历这样的思考会让它变得平淡无奇，并失去其他可能的益处。因此，我推测反刍可能会导致抑郁症患者出现丧失兴趣和减少动力的情况。这种情况与我的临床经验一致，这部分患者在完成活动安排任务后会回来告诉我："虽然我按照计划完成了活动，但是感觉更糟了。"最近的一项大规模经验抽样研究也证实了这一假设，即负面的"心不在焉"与通常令人愉悦的活动带来的积极情绪减少有关。

进一步研究后，我们发现在这种情况下，患者在活动过程中出现了反刍，这进一步影响了他们从活动中获益的能力。因此，转化为沉浸的思维模式，也就是更多沉浸于活动过程而不是思考活动本身，能够帮助患者避免这种反刍，建立积极体验并且能够从增加活动中获益。后续与体验联系的讲义（见讲义10）可供患者进一步阅读。

在反刍干预中，提高沉浸性的方法有两种。首先，干预师会帮助患者确定曾经经历过的沉浸的记忆，并指导患者进行体验性的意象练习，从而使患者重新捕捉到这种体验并重新建立有助于沉浸的心理状态。其次，制订计划增加日常生活中比较容易沉浸的活动，并能够使患者摆脱无益反刍所特有的抽象评价处理方式。可以请患者回顾过去高度专注过的活动，并从中选择便于沉浸的活动，以及通过功能分析得出的患者更容易或不容易沉浸的时间段。

沉浸是为了让患者能够重新创造一种沉迷于某项任务、处于"心流状态"或"全神贯注"的体验，从而用这种体验来打断反刍。干预师帮助患者识别一个曾经的相关沉浸记忆，然后通过对这个记忆进行回忆讨论，并且让患者生动地重新想象自己在这段记忆中的心态——也就是让患者通过想象回到那种情境，从而实现能力的重建。这是通过帮助患者识别相关的沉浸记忆，然后将记忆进行描述，并促使患者生动地重新想象自己在这个记忆中的心境状态，仿佛回到了那个情境中。为了让这种对于沉浸的思维状态的引导尽可能有效，干预师着重于创造一种整体的体验式转变，将思想、情感、姿势、感官体验、身体感觉、态度、动机、面部表情和行动感受等记忆和意象融入其中。

第1节　转变思维方式的关键因素

帮助患者重新体验沉浸状态有几个关键步骤。依据经验，让患者接受使用意象的方法，需要一定的准备和社会化引导。当患者已经使用过放松或意象的方法时，由于患者对其更加熟悉，这种方法通常会更有效果。

首先，干预师与患者一起寻找一些处于高度沉浸的、过程导向状态的鲜活记忆与意象。然后详细探索和回顾这些记忆，以确定其发生的背景和顺序。这些信息有助于干预师随后引导患者重新体验记忆。

其次，干预师通过引导患者想象自己回到记忆中的情境，根据回顾的记忆对患者进行提示，并指导患者采用现在时态的现场视角，与患者一起重新创造全神贯注的心理状态。这些引导需要通过促进感官体验（例如，"尽可能清晰地看到你正在看的东西。描述你能看到什么"）、动机和态度（例如，"沉浸于你做这个活动的动机"）、姿势（例如，"当你变得更专注时，注意你放松的姿势。注意并重新体验你的身体如何运作"）、身体感觉（例如，"注意你身体的感觉"）、情绪感受（例如，"经历和接纳你的感受，让它们加深"）、面部表情（例如，"注意当你变得更专注时，你脸上的表情"）、行动冲动（例如，"你现在想做什么？"）和注意力（例如，"你注意到了什么？你的注意力集中在哪里？有什么吸引了你的注意？"）来发展完整的整体体验。

重新体验沉浸状态的经历可以有多种用途。干预师可以利用这种经历来启动与沉浸有关的具体的、过程导向的思维方式。它可以在行为实验中被用作反刍的替代方法，或者帮助患者在尝试活动之前进入更有帮助的心境。干预师可以在患者的"如果—那么"应变计划中，将引导沉浸记忆作为一种应对策略，以摆脱反思模式。当患者面临问题时，接触沉浸式的记忆可以帮助患者构建更积极的心态，从而解决现实世界中的情况。此外，探索患者在某种活动中深度沉浸的时间，可以在功能分析的过程中确定是什么促使患者进入沉浸状态，识别有用的活动，并制订未来计划。

在采用功能分析的方法时，干预师会识别患者沉浸的时刻。用于识别这些记忆的问题包括：

"你能想到一次你在做某件事情的过程中全神贯注的时刻吗？"

"当你参与到做某件事情的过程时会发生什么？"

"描述一个你沉浸在做某事中的时刻——给我讲讲那是在哪里，你在做什么，你当时注意力集中在什么上面，你是如何思考的，你的身体发生了什么，你的表情是什么样的，你是如何保持身体姿势的？"

很多人在进行创造性活动时都会更具具体性和过程聚焦导向，无论是构思新点子还是从事艺术创作。因此，询问患者何时感到有创造力、原创性和对新想法持开放态度是很有帮助的。同样，具体的、过程导向的模式可能会出现在个体深度沉浸于任务的细节、解决问题或使用手工技能的过程中。人们在进行体育运动（例如挥杆或甩渔竿）等涉及身体动作的活动时也会全神贯注。有时这种经历被称为进入"状态"。当技能比较熟练时，过度学习和经过良好训练的例行程序也可能促成同样的状态。重要的是，并不存在一种特定类型的活动更容易或更不容易让人全神贯注。哪些活动更容易让人沉浸因个体而异，对每个患者而言都是独特的。

这些问题随后会引导患者尝试通过想象沉浸的记忆来重新体验过程的导向。例如，干预师会说：

"回想过去的经验，你能想到自己沉浸在某项活动中的时刻吗？尽力回忆并重新体验那个情境。看看你当时看到了什么，重新构建你当时的思考方式，注意你当时关注的事物。尽力重新捕捉住那种沉浸于（正在回忆的具体活动）过程中的感觉……沉浸于你在这种情况下能看到什么。注意你正在关注什么。告诉我你在这种情况下能看到什么。告诉我你在这种情况下在做什么。"

患者对感官体验和活动的描述在后续会用于进一步强化干预师对这种经历的引

导。当他们描述这些情况时，患者通常会提及感官体验的一些特定方面（如光线、颜色、形状、质感、感觉）。通过重新聚焦和引导对这些元素的注意，干预师引导患者进一步进入过程模式并更多地参与其中。

例如，一位患者回忆起20年前绘制一幅风景画的情景：她完全沉浸于颜料的形态和颜色，并感觉自己捕捉到了场景的本质。在这种情况下，意象会集中在与这种体验相关的感官、知觉细节上，例如：

"想象你面前的画作。注意颜色的细节，看看颜料如何随着光线的变化而改变。尽可能清晰地看着山丘的景色在你面前展开。当你绘制下一个细节时，观察你的手和手指——看着画笔在画布上的精确动作。注意你是如何决定下一步绘制什么的。观察你正在关注什么——你注意力的焦点。描述你能看到的东西。感受你选择每个动作的感觉。沉浸于你在画作中的专注和投入感。当你继续绘制画作时，感受那种被画作吸引的感觉越来越强烈。随着感觉越来越生动，你越来越沉浸在所做的事情中。注意你在欣赏你正在创作的画作时的感受。"

回忆起绘制这幅画作在这位患者身上产生了强烈的情感，将她从评估模式转变为当下体验沉浸模式。这个记忆还将她带到一个她感觉能掌控事物，让她的思维更加具体化、沉浸于如何做事的情境。所有这些变化都有助于减少反刍，让她感觉更轻松更自由，减少焦虑，并增加她进行艺术创作的动力。对她来说，这是重要的一步，因为之前她一直避免进行任何艺术创作，即使艺术创作对她来说是放松且有益的——她总觉得有其他事情应该做。干预师随后鼓励她将这个记忆和其他类似的记忆意象作为"如果—那么"计划的一部分，在她注意到自己出现反刍的预警信号时使用。意识到绘画对她具有吸引力，干预师还进一步制订了增加这些活动的行为计划。

帮助患者重新体验沉浸的第二步是要求患者回忆一个高度沉浸的记忆，并将其与进行相同或相似活动时，感觉难以沉浸和容易分心的另一段记忆进行比较。患者在活动时陷入反刍的例子可以为功能分析提供良好的比较条件。行为实验则通过比较这两种记忆引导的方式，测试了患者在这两种处理模式（即沉浸与非沉浸）之间是否有差异。这个练习类似于前章中描述的"为什么—怎么做"行为实验。患者经常报告说，当他们回忆起注重过程的沉浸记忆时，他们感到心态更加开放、更加舒适、更加放松、更加自信，他们的思维变得平和，他们也更少自我批评。通过体验性地比较这两种模式，干预师能够标签化并解释结果导向和过程导向之间的差异，以及在反刍时感觉与体验脱节和沉浸的差异。在进行实验后，干预师指出这两种模式对患者来说是不平衡的，并表示干预将尝试重新调整平衡。干预师还总结了患者对这两种模式的体验（即沉浸模式更有帮助）。

一旦体验练习在干预过程中取得效果，下一步则是利用沉浸的记忆和意象来启动过程导向模式，鼓励患者每天练习想象这些情况，并在任何需要进入沉浸模式的情境之前进行预演。此外，通过观察沉浸模式更频繁发生的时间，干预师会致力于改变环境，或者改变患者的注意和行为，以引导这种模式的出现。引导高度沉浸状态的意象是反刍应对计划中的一项有效策略。

因为沉浸通常涉及学习、成长、探索或发现，所以直接要求患者采取支持这些价值观的观点是很实用的，例如：

"试着以探索的精神去看待事物。"

"如果以探索的方式来处理这种情况，我会怎么做？"

"采取探索的方法来做这件事会是怎样的？"

心流

关于"心流"的文献为沉浸干预提供了有用的科学和理论背景。心流被定义为当个体完全专注并沉浸在正在进行的活动中时，产生一种深入但毫不费力的参与感。它通常与情绪改善和更好的表现相关。关于心流的文献已经确定了许多特征，这些特征可以增加进入"心流"状态的可能性，并且还可以帮助我们判断一个患者是否真正处于沉浸的状态。这些指引可以帮助干预师判断选定的记忆是否有助于产生沉浸状态。

行动与意识的融合

在沉浸或"心流"状态下，会出现行动和意识的融合。个体同时行动，注意到自己行动的效果，并相应地调整反应。感知和行动变得紧密相连。比如，攀岩者会沉浸于感受下一个手握或抓紧的位置，她的感知和行动将融为一体。这种融合导致快速、高效的表现，而不会犹豫不决。当行动和意识融为一体时，个人主观上的体验更注重于"存在和行动"，而非思考。在沉浸的心流状态下，没有脑子里的持续评价。如果你问一个处于沉浸状态下的人他在想什么，他可能很难回答，因为他更可能直接凭经验工作，而不是进行言语思维。这就是我们在引导这种状态时要留意的内容。这也表明，具有强烈的感知觉或本体感觉的活动比概念化的、抽象的活动更有可能引起心流状态。

挑战与技能的平衡

当挑战和技能之间保持平衡时，更容易出现心流状态。当任务既不太容易也不太困难时，人们会更容易沉浸于任务。太容易的任务会让人感到无聊，可以不怎么专注地完成。太困难的任务会让人受挫。当一项任务具有挑战并且能够扩展个体能力范围，但又在其能力范围之内时，更有可能让人保持专注。与稍微比你强一点点，但你仍旧可以战胜的对手打网球就是一个很好的例子。在规划沉浸练习和活动时，这种难度和技能之间的平衡非常重要。换个角度看，患者需要感觉到自己可以控制这项活动。

沉浸于任务的注意力

心流的特征之一是将注意力专注于手头的任务。在检查某人是否沉浸在记忆中时，干预师会观察患者的注意力焦点，这可以提供有关引导是否成功的线索。当患者沉浸其中时，注意力会集中在完成任务所需的适当细节上。通常情况下，这涉及对世界中感官和知觉细节的关注，但根据活动的不同，注意力也可能集中于内部感觉。注意力通常是有控制和沉浸的，不会在不同目标和主题之间跳来跳去。不稳定、易变是注意力分散、不够沉浸的状态的典型特征。心流状态中的注意力焦点可能很窄，像聚光灯一样聚焦在任务的关键方面，也可能很广阔，使个体能够意识到周围发生的一切，但通常是稳定、持续且不紧张的。

促使个体将注意力集中在适当的任务要素上可以促进沉浸的心流状态。比如为了增加引发沉浸状态的可能性，可以将患者的注意力从自身——尤其是对自身的评价——转移到外部世界和患者正在做的事情的感官与知觉细节上（例如，正在播放的音乐的声音；挥动球拍的感觉和球的角度）。同样地，应当鼓励患者保持注意力稳定和沉浸，而不是不断变换。例如，引导过程中包含以下提示："你的注意力集中在手头的任务上；你越直接关注自己正在做的事情，你就会变得越专注和沉浸。"

关注当前的即时存在

沉浸的心流状态意味着个体将注意力集中在当下的"此时此刻"。这与狭窄的注意焦点密切相关。我们希望患者在想象过去的沉浸经历或尝试参与活动时沉浸于此刻，而不是沉浸于过去发生或将来可能发生的事情。在回忆过去的沉浸体验时，目标是让患者体验回到当时的情境，就像此刻正在发生一样。干预师通过提示来促进这种狭窄的时间焦点状态，并检查是否已经引导成功。如果患者将其视为过去的记忆，她可能会将其与当前情况进行比较，从而产生不利的对比和差异（例如，"为什么我不再能这样做了？"）。对患者的指导强调了这种狭窄的时间焦点（例如，"你的注意力集中在即时的现在，集中在此刻正在发生的事情上，而不是过去和未来"）。

活动具有明确的目标和规则，并提供即时反馈

沉浸的心流状态包括明确的目标、规则和即时反馈。这是在选择潜在的沉浸练习或活动时的关键设置条件。要沉浸于某一项活动，这个活动就需要被构建成让患者的行动效果能够立即被察觉并根据活动的目标或规则进行评估的结构。这些目标和规则不需要像运动或者游戏那样明确或正式。相反，它们应当反映任务的内在

特性。比如，在弹奏吉他等乐器时，你立即就能听到所演奏的音符，并知道这个声音是否令人愉悦。因此，虽然这并不是明确或正式的规则，但是存在对声音愉悦程度的审美规则。同样地，当绘画时，你会感觉到一笔一画是否展现出了你追求的效果，这也就是其中运用的目标或规则。这种目标、规则和即时反馈的紧密结合对于实现行动与意识的融合，以及环境和活动之间的连接至关重要。可以向患者解释如下：

"你选择的活动应具有明确的目标、规则和即时反馈。当你知道自己正在努力做什么，每个行动都能立即得到直接的回应时，你会更容易沉浸其中。例如，当演奏乐器时，你可以立即听到所演奏的音符；当绘画时，你可以直接看到笔触在画布的画面。"

减少自我意识

沉浸和心流状态的特点之一是失去了自我意识，个体不再意识到自己，没有自我关注，并且不再对自己进行持续评价。这是达成沉浸状态的一个关键标志。它也说明了为什么沉浸是与反刍相对立的一种状态：个体可以意识到自己的感官体验和身体感觉，但不以评估自己为目标。当患者报告在沉浸练习过程中没有自我意识时，这是一个很好的迹象，这表明练习取得了成功。

对时间感知的改变

心流状态的另一个特征是时间感知的改变。当沉浸于一项活动时，人们经常报告主观感受到的时间的加速或减速。我们都有过这样的经历，沉浸在所做的事情中，已经过去了几个小时，却意识不到。有时人们还会感觉时间放慢了。参与运动的人报告自己处于一种状态中，他们看到球的运动就像慢动作一样。这些主观时间感知的变化可能反映了对任务的注意力与内部时钟有关。询问患者对时间的感知是检查他们是否沉浸于某项活动的另一种好方法。然而过多地关注时间和截止日期可能会妨碍沉浸。当个人困于时间压力时，他们往往发现自己很难沉浸于正在做的事情。盯着钟表和对时间流逝的敏感似乎会干扰对于任务的沉浸。

与环境的联系

心流状态涉及的与环境的联系会直接引导行为（与上述即时反馈原则相同）。处在沉浸状态的人不是在概念上分析情况并确定要做什么，而是直接响应他的感官—知觉经验。当注意力集中在环境的一些可以引导目标活动的方面时，更容易沉浸，例如攀岩时，环境的相关方面可能是岩石中潜在的可以落脚的地方或抓住的石头位置。引导患者注意力的焦点可以引导进入沉浸状态，评估注意力也可以表明沉浸状态是否被引导成功。

环境因素也可能有助于或妨碍沉浸状态。当环境有利于手头的活动时，沉浸会更容易，例如在安静的学习区域写作。相反，在喧闹和繁忙的家庭环境中写作不利于沉浸。不需要的干扰或不必要的刺激不会引导活动。内在状态也是环境的一个方面，可能会妨碍沉浸，例如，持续的担忧和关于其他问题的想法。

活动的性质

所选择的活动的性质影响进入心流状态的可能性。有内在回报、本身作为目的而受到重视的活动（即自我目标导向）更容易让人进入沉浸状态，而只作为手段实现外在奖励的活动则不太容易。当然，认识到个体在认为哪些任务和活动本身具有内在奖励方面存在巨大的个体差异很重要。这就是功能分析很重要的原因，因为活动的目的比其形式更加关键：根据功能和环境的变化，同一项活动在一种情况下可能具有内在奖励，而在另一种情况下可能没有；而两种不同的活动可能具有相同的内在奖励功能。例如，阅读心理治疗专著可能在主动好奇地想要学习一些新东西时非常吸引人（内在奖励），但如果被指定为在紧迫的截止日期下完成课程以获得正式认证（外在奖励），那么阅读可能就不太吸引人了。通常情况下，处于沉浸状态的患者进行活动是出于好奇心，想要看看会发生什么或者想要学习和提升。

在使用活动作为精神沉浸练习的重点或活动安排之前，考虑到活动的功能非常重要。例如，我的一个患者提到了编织可能是让她陷入沉浸的例子。从表面上看，这似乎是一个可以引起沉浸的合理例子，因为编织可以涉及对此刻的直接感官关注，并且可以具有内在奖励。然而，在我们进行意象训练之前，当我们通过讨论这个记忆来检查其有效性时，我们发现在编织过程中，患者的注意力集中在编织的最终目标上——为她的孙子做一件毛衣，而不是活动本身的过程。这表明编织可能不是一个好的沉浸活动的选择。

以下是如何向患者说明这一点的示例：

"这项活动本身应该具有奖励性。你所做的事情之所以被重视，是因为做这件事的过程有趣，而不是因为你通过做这件事所能取得的成就。例如，运动可能会让你感觉良好，因为在过程中你会对身体感觉有所感受，无论你输赢与否。"

与此相关的是，活动的动机也很重要。当目标是发现、学习、成长、好奇心和玩乐时，心流状态比目标是完成一个活动或掌握一种情况更有可能实现。当动机是培养自身潜力时，实现沉浸的机会更大。功能是胜过形式的：同一项活动在不同时间可能以不同的动机或目标来执行，而这会影响沉浸的成功率。个体如何对待任务也将影响他们实现沉浸的可能性。

如果活动以某种方式反映个体的价值观或是对个人而言重要且有意义的东西，那么活动更有可能引起沉浸。例如，对于欣赏自然界的人来说，在乡村散步以及关注大自然可能是容易达成沉浸的。而对于重视学习的人来说，学习演奏乐器可能是容易沉浸的。常见的个人价值观包括增加与他人和自然的联系、诚实、善良、温暖、成长、学习、玩乐、充分体验生活、寻求感觉和好奇。体现这些价值观的活动对那些与之持有相同价值观的人来说更容易引起沉浸。因此，在选择沉浸练习时检查记忆是否反映了患者重要的个人价值观非常重要。此外，心流的文献表明，当鼓励患者关注与其价值观相关的任务方面时（例如，与朋友交谈时强调这与他追求的与他人联系的价值观有关，或者在练习一项技能时聚焦于他可以学到什么和如何成长），他们更有可能沉浸于一项活动。同样，如果发现某项活动能够让个体沉浸则表明这反映了个体重要的价值观，这也可以指导进一步的计划。

第2节　解释沉浸练习的原理

以下是一个文本示例，用以说明如何介绍沉浸练习。它涵盖了这些练习可能帮助的方面以及可能涉及的内容。同样的观点也在后面的讲义中提到。

"抑郁经常使人们难以完全投入某种体验中，无法完全投入生活中。你可能正在做以前喜欢的事情，但感觉不到任何情感，或者感到疏离。你可能正在与朋友交谈或陪伴孩子玩耍，但感觉不到任何情绪。你在那里，但又不在那里；你没有完全关注或浸入这个体验。

"花几分钟回想一下那些你没有完全投入的时刻。可能是你感觉有点麻木、恍惚、疏离的时候，或者当你感觉自己只是在机械地行动时。你能够找到类似的时刻吗？

"无法全身心投入体验可能通过两种主要方式导致抑郁。首先，你无法享受做一些令人愉快的事情所带来的益处。你可以做一些通常会让你感到满足的事情，但这时候它并不能让你感觉更好。因此，无论你做什么，你的情绪都不会改善。其次，如果你无法投入体验，你就无法注意到周围发生的事情，无法注意到变化，或者从成功和失败中学到东西。你很可能会一遍又一遍地重复同样的错误，因为没有机会意识到你可以做出不同的选择。

"反刍和过度泛化都会导致无法直接投入体验。当人们出现反刍行为时，他们的脑子里充满了关于他们的问题的反复思考，而并不能真正注意自己在做什么。同样地，当人们直接跳到事情的结论，并开始思考它对于未来和自我的意义（过度泛化）时，他们就开始远离了对所发生的事情的直接体验，并进入对体验的抽象思考。因此，过多的抽象思考可能会阻止你全身心投入体验，并阻止你获得与周围世界直接连接的益处。

"我们还可能因为努力避免思考令人沮丧或情绪化的事件，或努力回避不愉快的情绪、新的挑战以及风险，而不能与直接体验连接。为了努力避开威胁或可能的失败，我们会减少自己的活动。这会导致我们拥有的积极体验越来越少，而回避行为则可能会增加，直到你几乎没有机会感受到生命的活力或满足感，从而进一步加剧了抑郁情绪。回避行为会让生活变得闭塞。要减轻抑郁，你需要拓展自己的选择，并尝试令人兴奋和有回报的活动。

"重新投入体验的方法是沉浸于你正在做的事情和周围的世界。将注意力集中在你觉得有趣并且能够完全沉浸其中的活动上。你可以通过一种心理练习，来再现沉浸于活动时的体验。你还可以通过有意增加你觉得有趣和吸引人的活动来重新投入体验。我们常常发现，在抑郁时，人们会放弃令人激动而且吸引他们的活动，而继续做他们觉得自己应该做的琐事和义务。你可能会做让自己感觉疲惫且筋疲力尽的无聊活动，却不去做能让你感觉更好并能给你更多能量的有趣活动。在琐事和积极的活动之间保持平衡非常重要，因为前者会耗尽你的精力，而后者会为你充电。如果你做太多琐事但不参与很有意思、很吸引人的活动，你就会筋疲力尽。

"我们追求的体验是那些让你感到完全沉浸于正在做的事情的过程和细节中的体验；在其中，你失去了自我的感觉和时间感，体验到完全沉浸于当下的感觉。这种沉浸式的体验通常被描述为心流体验或高峰体验。从事体育运动的人常常称之为进入状态。无论是通过心理练习还是实际参与活动，这些体验都是针对反刍、过度泛化和不活动的有力解药，并具有强大的抗抑郁作用。

"不同的人会被不同的活动所吸引，更容易沉浸其中。这些通常能够引人入胜的活动包括进行一些有创造性的、与音乐和艺术相关的活动，沉浸于自然界，参与舞蹈、体育或具有挑战性的身体活动，或参加有关智力刺激和学习的活动。具体例子包括追求感官刺激、能产生高肾上腺素的活动如攀岩、潜水、骑马、冲浪或跳伞，你在其中完全沉浸于正在进行的体验比如攀岩时关注下一步应该用手抓哪里。或者，适合沉浸的活动也可以是像绘画这样的创造性活动，你在其中沉浸于亮暗的变化、颜色和质感，以及接下来应该下笔的地方。

"进入沉浸状态的方法没有对错之分。试着回想一下你曾经完全投入某个活动的时刻。你可以将这些回忆用于心理练习，想象一个引人入胜的场景，尽可能生动具体地再现。你会想象自己正在那里，透过自己的眼睛观察场景，体验在自己身体中的感觉，利用所有的感官来完全觉察你当下的体验。你可以使用这些练习来进入能够更彻底地投入体验的心态，并作为充分体验正在进行的活动的一种方式。在开始活动之前，进行沉浸练习从而调整自己进入正确的心态，可以使你更容易开启活动，并提升你在所做的事情中收获的乐趣。"

第3节　通过沉浸练习进行功能分析

患者提供的沉浸练习的例子提供了有用的信息。干预师应该与患者核实她停止参与或频率降低的沉浸活动的数量。同时，干预师应当询问患者希望更经常参与哪些活动。这可以进一步引导活动安排，通过增加沉浸活动来改善情绪，并作为抑制反刍的策略。

进行功能分析有助于识别增强或阻碍沉浸活动的行为和环境因素。比较患者在某个活动中完全沉浸时与不沉浸时的差异。影响沉浸的因素可能会反映上面讨论中提到的心流的特征，但会因人而异。它们可能包括患者的行为（如心态、紧张状态、注意力焦点、目标）和环境的方面（前序事件、分心程度、可用时间和空间）。识别这些影响因素有助于引导沉浸体验。在进行活动之前的准备可以辅助患者更容易沉浸在活动里，并增加她从活动中获得完整效益的可能性。

至于认知干预，如思维挑战，并不总是能成功地引导患者进入理想的心态。然而，这应该可以使患者转化为过程导向、专注对待事件的思维方式，从而增加患者体验心流状态的可能性。这种方法是概率性的：虽然不能总是直接引导心流状态，但其目标是通过营造适当的条件来增加患者进入心流状态的可能性，以便随着时间的推移，让患者从更频繁的沉浸体验中累积更多益处。

第4节 沉浸练习中的问题

在我进行反刍干预工作坊教学时，一个常见的关注点是，对于患有抑郁症或其他情绪障碍的患者来说，识别过去的沉浸记忆是很困难的。根据我在干预会谈和诊所的经验，这通常没有想象中的那么困难：大多数患者能够识别出一两段沉浸的记忆。心流状态的文献也表明，这样的体验是普遍存在的，几乎所有人都经历过。

要求患者回忆曾经高度沉浸的活动时，重点是行为，而不是感觉良好或快乐。这似乎可以绕过让抑郁患者更难回忆起积极经历的消极模式和情绪一致性偏差。通常，那些具有界限分明的抑郁期和缓解期的患者常常可以回忆起沉浸的记忆。而具有长期抑郁病史的患者，包括那些表现为持续性抑郁的患者，他们无法描述任何没有抑郁情况下的自我感觉，他们可能会认为这更加困难。

当难以获得合适的沉浸记忆时，解决方法（通常都是这种情况！）是遵循ACES原则。在进行沉浸体验之前，进一步练习使用意象和放松来使经历的回忆更加生动和易懂。干预师会根据之前的询问，通过更具体的问题，来强调患者生活中可能涉及更有益的过程的活动或时期。此外，对于干预师来说，对"沉浸"体验进行更详细的操作化定义，并将其与心流原则结合起来，可以帮助识别和加强潜在的记忆。这可以作为具体提示，用来辅助确定和加强某个记忆。例如，干预师询问患者是否有过自我意识消失或时间感改变的经历。

一个更关键的问题是，想象一段沉浸的记忆是否有帮助。当回忆起一个过去的积极情境时，患者可以沉浸在那段记忆的体验中，以一种适应性的方式重新体验其中的一些情绪和心理状态，从而获益。相比之下，她也可能转而评估自己当前的状态，并将其与记忆进行比较，而这可能会让她感觉更糟。回忆一段事情进展顺利的时光，而不是真正"体验其中"，可能会导致负面对比和比较，产生例如"为什么我现在做不到了？""为什么现在的处境这么困难？""我现在比以前更糟糕"等想法。因此，至关重要的是优化沉浸练习，使它能够引导患者进入沉浸的状态而不是比较的状态。对整体体验的各个方面进行关注，是实现沉浸的核心，正如在上文详细叙述的一样，干预师需要反复提示以帮助患者进入心流状态。因此，我建议干预师在尝试意象训练之前与患者详细讨论希望使用的记忆，以确认它是否适合用于沉浸，并了解细节，从而能够进一步提示以帮助患者产生感官和知觉体验。同样，干预师需要根据心流的标准仔细检查训练是否成功。

基于6E原则，我不鼓励患者在干预之外使用沉浸练习，除非能确保她是完全沉浸在体验中，而不是将记忆与她当前的状态进行比较。如果会谈中的行为实验导致了比较体验，那么我们会检查所产生的比较性思维的性质以及触发它们的原因（前因—行为—结果分析），从而为之后的尝试提供避免该问题的方法。我们还应当寻找另一个更有效的沉浸记忆。

沉浸练习的另一个潜在问题是，所选择的活动可能没有发挥适应性功能，例如，它可能是一种转移注意力或回避的形式。这就是为什么牢记计划行为的功能，并与功能分析联系起来是非常关键的。沉浸活动的目标是让患者与一种与反刍相悖的心态联系起来，从而促进对情境的有效加工和问题解决，并实现与世界——特别是其潜在奖励和因果关系的密切、直接互动。因此，沉浸的功能是使个体更接近世界与他或她的直接经验，而不是通过白日梦、转移注意力或避免思考真实困难来提供暂时的缓解。

如反刍干预所期望的那样，沉浸练习和活动包含进入世界并为患者建立资源，无论这些资源是实际的（例如，提高写作、绘画能力）还是情绪上的（例如，感觉更加平静和充满活力地去解决问题）。因为任何行为都既可能被视为建设性参与又可能被看作回避，事先无法确定应该允许或禁止哪些行为，因此需要对行为进行功能分析。符合心流原则的行为（和记忆）更有可能是建设性的，与回避和分心可能联系较少。例如，当一个活动是为了避免不愉快和不受欢迎的状态时，它的动机是外在的而不是内在的。然而，在与患者规划沉浸任务时考虑功能是很重要的。

一些抑郁患者会通过参与认知活动（例如，解谜游戏、填字游戏）实现分散注意力的目的。当正确的程序和维度组合在一起时（例如，一个喜欢玩文字游戏的人，出于内在的乐趣和提高词汇量的目的来完成填字游戏），这个活动就可能会令人沉浸并产生心流体验，但干预师需要先进行探索和检查。在这个例子中，干预师就需要观察患者最近参与填字游戏的前因后果，以及他在完成填字过程中的体验，这些都将明确其行为的功能。

我们还希望寻找那些能够随着时间建立资源、技能和能力的活动：那些让患者停滞在与开始时相同的状态的活动大概率不太有帮助。同样地，相对于被动的追求，我们更鼓励采用积极主动的方式进行沉浸式活动。患者应该成为活动中积极主动和付出努力的参与者，而不仅仅是被动的接受者。我们鼓励患者参与能够与世界、他人互动，并能够创造东西的活动。看电视或读书就不太可能促进沉浸。当然，这里没有硬性规定，对个体功能的仔细观察是非常重要的。在某些情况下，阅读也可以是一种积极主动的追求，读者能够从页面上的文字中产生意象和想法，并仔细解析文本中的意义和典故。在这种情况下，阅读就能够成为一种有益的沉浸方式。然而，沉迷于翻阅一本惊险小说可能只是一种分心的行为。类似的分析也可以用于听音乐或看电视。

其他干预师经常向我提到的一个越来越常见的例子——电脑游戏。电脑游戏的设计目的就在于引人入胜和让人沉浸其中，因此它从工程设计上就满足了心流的一些标准，例如平衡挑战和机遇（当玩家在难度级别上逐渐提升时）、需要关注于眼前的任务、提供即时反馈、并且具有明确的目标和规则。然而，游戏可能并不符合内在价值和个人成长的标准。同样，我们也需要根据情况进行功能分析，以确定它对每个个体患者是否有帮助。对于一个患者（或某种情况），游戏可能是一种分散注意力和回避的形式，而对于另一个患者，它可能有助于发展个人技能和资源。

请记住，沉浸练习的目的是唤起具有高参与度且高度具体的思维模式，然后将其应用于患者当前的现实情境。构建沉浸的思维模式并不是整个过程的最终目标。

目标是在这种思维模式下给患者提供心理准备,让他们能够应对当前的情况。例如,可以将沉浸练习融入一个"如果—那么"计划中:患者在预期一个艰难的对话时识别出一种触发反刍的信号(例如,肩膀变得紧张),这时她可以专注于一段高度沉浸的记忆,从而打断反刍的开始,并采用一种更外向、开放、充满活力且具体的加工方式,从而更有成效地进行这次对话。

第5节 识别一段沉浸记忆的对话示例

以下对话是前面提到过的艾米丽的后续干预。干预师已经成功地引导艾米丽进行环境改变,并引导她进行具体思维的实践,现在干预师考虑将引导沉浸作为一种干预方式。

干预师:到目前为止,你已经通过探索可以如何做事情、问自己有用的"如何"问题而不是"为什么"问题这些方式练习了走出反刍。还有一种方法可以走出反刍思维,那就是沉浸于与之相反的体验,专注于你曾经真正全神贯注、沉浸其中的活动。在这些经历中,你完全专注、沉浸于所做的事情,与之合二为一,不受想法思绪的困扰,对所做之事没有任何的持续评价。当你沉浸在这样的活动中时,是不可能进行反刍的。你能想到最近有哪些活动的例子,你在进行这些活动时曾经有过这种沉浸的经历吗?

艾米丽:有过,就在昨天,昨天弹钢琴的时候。

干预师:很好。可以详细地描述一下你在哪里做什么吗?

艾米丽:我坐在我们前屋的小钢琴旁边,我决定再次尝试弹钢琴。我开始思考一个我曾经很熟悉的曲子,以及在哪些键位上弹出正确的音符。然后我思考不同音符和声音的相互作用,并在钢琴上试着弹奏曲调,想象如何组合不同的声音。

干预师:对你来说,重新创造和想象自己身临其境可能会很有用,就好像你现在就在那个情景中,通过你的眼睛去看,沉浸于钢琴。留意你所处的位置，你可以看到什么颜色和形状。在你面前形成一个清晰的场景画面。你眼前有什么？你能看到什么？

艾米丽：黑白相间的钢琴键，还有钢琴后面的书架上的书和花盆。

干预师：你注意到了什么？在特别留意什么？

艾米丽：我努力找到一种结构上的和谐，但同时也在弹奏音符，思考它们如何组合成悦耳的声音。

干预师：留意一下你身体或肌肉上的感觉。留意当你完全专注、沉浸于弹钢琴时正在经历的感受和情绪。注意你的注意力在哪里。

艾米丽：我非常关注手指在键盘上的运动和声音的模式，也就是我所听到的曲调。

干预师：想象一下你处在这种情况中的几秒钟的时间，沉浸于你眼前的东西，注意你能看到和听到的，沉浸于你能听到的声音，以及你的手触摸钢琴键的感觉。随着这一切变得更加生动，重新体验一下你当时的内心状态。你体验到了什么？

艾米丽：当我低头看着键盘，听着我弹奏的曲调的变化时，我沉浸于旋律的连贯性和和谐性。我既感到有趣，又有些意想不到，激发出了新的关于曲调的想法。

干预师：你感觉如何？

艾米丽：沉浸在其中，很有意思，很有用，而且让人想要一直探索。

干预师：还有其他的感受吗？

艾米丽：一种我能够做到的感觉，这很有意思，很多事情都可能会从中发生。

干预师：你的心情如何？

艾米丽：很积极，更加有自信了，更有想象力了，积极的那种。

干预师：好的，让我们走出这个意象的情境，回到干预室里。它有没有改变你当前在这里的感受？

艾米丽：有的，我感觉自己更加能干了，我对艺术和科学有了一种再次兴起的激情。

干预师：你刚才重新体验的情景与你反刍和纠结困难时的情况有什么不一样？

艾米丽：我当时真的有在做事情，而且那不是关于我自己的，而是关于设计和理论的，更富有创造性。

干预师：当你沉浸于钢琴声音和曲调时，最重要的是什么？

艾米丽：与其说是把它弹对，不如说是看看会有什么样的结果。我想继续做下去，我对可能看到的东西很好奇。

干预师：这听起来是一个与你反刍和纠结问题时很有意思的区别：在这里，你的关注点并不在于一定要把事情做对以及事情的结果如何，而更多的是探索、观察过程以及发挥创意。是这样的吗？

艾米丽：是的。

干预师：这种体验经常发生吗？

艾米丽：现在并不是很经常了。我可以想到以前有更多这样的情况，一些日常活动，比如园艺。这种沉浸与反刍是相反的——我在用大脑不同的部分，更多地把注意力放在外界而不是内心。

干预师：当你更加沉浸时，有什么不同之处吗？

艾米丽：我更沉浸于我所做的事情的感官细节，而不是我的感受。

干预师：你觉得当你注意到反刍的早期警告信号，比如感觉思维有些混乱时，重温和体验这种更自信、探索和有创造性的思维方式是可行的吗？你觉得会发生什么？

艾米丽：关键就是要让我的思维回到那种状态，走出导致反刍的困境。

干预师：（总结本次干预后）我们今天尝试的这些事情让你有什么收获？

艾米丽：我进步了，这非常有趣。这关乎更充分地使用我的大脑，它刚刚确实改善了我的情绪。

干预师的思考：与艾米丽对话的决策与反思

以上对话呈现了如何引导艾米丽进入沉浸状态，并展示了她从这种思维状态中获益的例子。这个例子表明如何找到并引导患者再次经历这个记忆。你可以看到如何引导注意力的焦点是引导沉浸的过程中非常重要的一部分。艾米丽的回答显示了一种开放的、富有创造性的感官—知觉型思维方式，这是一段非常沉浸的体验的典型特征。当患者能够详细地描述他们所看到、听到和触摸的事物，并谈论更具创造性的反应时，是一个很好的迹象。

在促进沉浸的过程中，干预师进一步提问，以确定可能促进和影响引导沉浸状态的因素。识别这些因素对于进一步促进和加深意象训练非常有用，同时也是构建行为计划的有效指引，用以增加计划活动中出现沉浸状态的可能性。在这个例子中，重点包括把注意力集中在外部感官世界而不是自我上，把注意力集中在正在做的过程而不是潜在结果上，以及采用好奇心、渴望学习、探索性的动机和方法去进行活动。对于艾米丽来说，强调过程，并通过学习和好奇心来激发动机有助于增加其他情境下的沉浸的计划。

当干预师讨论艾米丽在沉浸和非沉浸状态下的差异时，下一步可行的计划是在干预中将其作为行为实验进行比较，比较不同视角下想象情境的效果。类似的比较也可以在沉浸状态与纠结状态之间进行，以确定它们之间的差异。这些方法中的每一种都有助于进一步巩固沉浸是有用的这一观念，并确定什么有助于增加沉浸。

接下来，干预师需要确保反复进行沉浸，并将其与一个"如果—那么"计划联系起来作为减少反刍的策略。这个想法在对话的结尾被提出，但干预师需要进一步发展这个方案，也许可以通过另一次实践或合作探讨的方式来探索艾米丽是否可以将沉浸练习作为作业，比如听相关的音频记录的会谈部分。

干预师还通过探索增加艾米丽日常生活中的沉浸活动的方式，来帮助她增加积极情绪并减少反刍。对于艾米丽来说，通过活动安排计划来增加像演奏音乐或园艺这样的活动可能会很有用。

第 11 章

慈悲

在前一章中，我们探讨了沉浸作为对抗反刍的替代加工方式。本章将要介绍另一种能够有效对抗反刍的体验——对自己或他人的慈悲。这里所提到的慈悲是指对自己和他人的苦难产生情感和认知回应，产生类似善意和关心的感觉，并由这些感受激发出帮助、支持和滋养的愿望。因此，慈悲与同情和共情具有重叠的部分，但更为深入，它包含了积极的愿望和为了减轻痛苦而做出的努力，以及对关心与照顾的表达。慈悲通常在行为上表现为对自己或他人友善、温暖、包容、关爱、鼓励、不评判和支持。这种慈悲的体验与沉思式的反刍恰恰相反，后者往往涉及对自己和他人的批判性、评价性和判断性的思考。因此，将思维转换为慈悲模式是可以从反刍思维中解放出来的有效手段。针对抑郁和焦虑的研究已经证明并强调了缺乏自我安抚、不断攻击自己，并以反刍等形式持续进行自我批评都是这类疾病的典型特征。

第1节　为何反刍干预需要慈悲

在对患者进行功能分析的基础上，我们认为培养慈悲是反刍干预中重要的组成部分。反刍常见的两种功能，一是通过对自己施加压力来给自己动力（"激励自己"),二是避免成为可怕或不想要的自我。因此,患者可能会不断指出自己犯的错误,试图以此驱使自己表现得更好。二是一个害怕自己变得自私的患者可能会反复责备自己太过麻木不仁。在这两种情况下,尽管反刍引起了患者的负面情绪,但可能会因为它起到了回避的效果,反而得到强化。正如前面我们所讨论的,我们的目标是找到一种与反刍相互排斥,能够满足其积极功能的同时没有负面后果的替代策略。对自我与他人抱有慈悲看起来是一种能够替代反刍的积极功能的有效策略。

自我关怀对话是自我激励的另一种方式,而且鼓励与肯定不具有自我批评与自我施压的负面效果。通常情况下,虽然反刍自己的错误并督促自己做得更好在短期内可能是应对急迫问题的有效方法,但长期下来会让人灰心沮丧。鼓励并肯定自己、原谅自己的局限性,从长远来看更有益。例如,有患者表示,如果她不监督自己,就会变得懒惰、缺乏动力和满足感。因此,我们尝试使用慈悲这样不具有反刍负面影响的替代方法去激励她。

为了替代对恐惧自我的回避功能,干预师需要一种专注于趋向而非回避的行为。比起努力避开特定的不好结果,干预师更希望患者能够朝着更积极的结果努力。例如,与其通过不停地反刍来避免成为自私的人,患者可以制定一些策略来努力成为一个更体贴、关心他人的人。学习采用更具慈悲的思维加工方式,与将目标转变为趋向理想的自我是一致的。它与许多患者可能向往发展的积极价值观(例如善良、温暖、体贴)也是相符的。因此,慈悲训练可以很好地融入反刍干预的功能分析框架中,作为解决反刍背后可能存在的强化功能的手段。同样地,与反刍干预中的所有策略一样,对慈悲的运用取决于对患者困难进行的功能分析。

在反刍干预中引导关怀体验的方法与前一章中介绍的引导沉浸体验的方法类似。患者确认并探索一段有关慈悲体验的特定记忆,然后干预师利用意象,引导患者进入这种思维状态,从而通过重新体验那种状态来转换处理过程。因此,刺激生成慈悲的技术和引导也与引导沉浸时相似。也就是说,在确定这种具体的慈悲体验记忆有效的情况下,干预师基于患者的自身经验,通过线索和提示来让患者想象反复练习慈悲,从而加强这种体验。这种方法也承袭了反刍干预中对功能分析与自我赋能的重视。

这种慈悲训练的方法与保罗·吉尔伯特（Paul Gilbert）提出的慈悲训练不同的，尽管后者也在与反刍干预平行发展。吉尔伯特的贡献对于强调慈悲在干预中的重要性以及干预模型的发展是至关重要的。不仅如此，它建立在一个成熟的理论基础上，且有不断涌现的证据证明了增强同情心对于心理健康的功效。虽然两种方法都强调使用生动全面的意象来引导自我慈悲的状态，但我们所介绍的方法更注重想象过去的慈悲经历——这体现了它的行为激活与功能分析的背景，而吉尔伯特的方法则利用了更丰富、广泛的意象，其中包含想象一个富有慈悲的化身和用符号代表慈悲，然后再使用这些意象与患者互动。反刍干预中并不规定要使用哪种方法：基于过去经验的意象建构和更加开放的慈悲意象都是有效的，都可以在干预框架内使用。我建议对慈悲感兴趣的读者探索吉尔伯特的工作——他是慈悲干预领域的领军者，基于大量的临床接触与敏锐的洞察力，架构了广泛、深入的工作体系。

第2节　何时选择以慈悲作为干预方式

与反刍干预的总体原则一致，慈悲训练和活动是用于辅助对患者的功能分析的。聚焦慈悲可能是在检查患者反刍的功能后的结论，并且随后被作为替代反刍的更具建设性的策略。慈悲反应也可能出现在比较有效与无效的问题解决方法的时候。进行慈悲可以让现有的行为库进一步发展，使它能更加系统和频繁地被使用。因此，并不是每个患者都需要进行慈悲训练，而是应该根据功能分析得出的方案来选择。分析也决定了慈悲的工作重点是对自己慈悲、对他人慈悲，还是兼而有之。

比如，一位患者的功能分析显示，她对他人的易怒是反刍的一个预警信号，而这种反刍可能是为了应对她对自身自私和不体贴的恐惧。对于这个患者来说，对他人的慈悲就是一种明智的替代反刍的策略。如果这个患者也经常对自己感到沮丧并过度责怪自己，那么练习自我慈悲同样是适用的。我们需要仔细评估引入慈悲作为策略的作用和后果。和其他策略一样，我们的目标是建立建设性的行为方式，而不是无益的逃避行为。例如，练习针对他人的慈悲的目的是为患者提供更具适应性的、问题解决导向的，应对他人负面反应的方式，从而使患者感到更加平静和积极。当然，对他人的高慈悲并不意味着要让患者变得不坚定，或将他人的需求置于自己之前。

第3节　向个体介绍慈悲

我经常使用与之前章节中描述很类似的实验来介绍培养慈悲心态的潜在价值。例如，我们将个体对自己不满意的情况，与他对另一个经历了类似困难的人表现出慈悲的情况进行比较。这样就可以说明支持性的潜在好处，并凸显个体可能对自己不够慈悲的问题。

比如，干预师说：

"让我们看看当事情不顺利时你是如何对自己说话的。想一想你曾经遇到过的困难情况。回想一下你遇到过一个坏结果，你为此对自己很失望，或者是有事情没有按你的计划发展或是出了什么差错。也许你申请了一份工作并去面试，但最后没有得到这份工作。尽可能生动地回想那个情景，就仿佛你现在身临其境一样。"

接下来咨询师向患者了解他对自己说了什么，以及他是如何对自己说话的（例如："你内心的声音说了什么？声音的语调如何？你说了哪些话？你是如何对自己说话的（语气、音量、速度）？"）。

然后，干预师引入一个比较性的情境，这个情境中患者表现出了同情心（或者是别人对患者表现出同情心的情境）。例如，干预师可能说：

"好的，现在我们来做一些不同的尝试。想象一个你很关心并且希望帮助的人，比如亲近的亲人或最好的朋友。想象刚才你设想的困境，但现在面对困难的是你的好朋友或家人。想象他或她来向你倾诉。你会对他说些什么来帮助他们？试着列出你会对朋友或家人说的话。你会如何说？你注意到自己的声音有什么特点（语气、音量、速度、内容）？"

然后将这两个情境进行比较，对比二者在言语内容和表达方式上的差异，并提出一种可能性：寻找为自己和他人提供支持的方式可能会对情况有所帮助。要注意强调反刍所特有的消极判断和评价性思维与鼓励和支持性思维之间的区别。以下是一个引入慈悲的例子。

"我们大多数人都有一个'内心的声音'，我们在与自己交流时就会使用它。通常当我们感到沮丧或有压力的时候，这个声音会非常烦人和苛刻，而且通常会在反刍中出现，说一些类似'为什么你总是做不好事情？''你真可悲'的话。

"虽然这些批评的声音似乎在'鞭策我们'成为更好的人，但它是以一种苛刻、烦人的方式来达成这一点的。这会让你觉得更没有动力，更难继续下去。而在其他时候，我们可能会体验一种更温和、友善的内心声音，它给人以支持、帮助，并鼓励我们变得更好。

"我们知道自己与他人交谈的方式会影响他们的反应和感受。如果你大声呵斥你的朋友，指责她很丑陋和无能，你的朋友肯定会感到沮丧、受伤和灰心。在你说完之后，她也很可能不会再愿意尝试新事物，可能只想蜷缩起来、躲起来。所以，如果我们对自己说话的方式改变了我们的感受，进而改变我们的行为，这也是很合理吧？

"为了减少反刍、焦虑和抑郁，善待自己是非常有帮助的。反刍往往包括非常恶意、批判性的思维，责怪自己或指出自己的所有缺点。改变思维方式，以一种更友善的方式对待自己，可以使你摆脱负面思维和情绪的循环，并让你为开始解决问题做好准备。"

应该承认，培养慈悲，特别是自我慈悲，对于患有抑郁症的人，尤其是那些有长期病史和遭受虐待和忽视的人来说，很可能是困难并具有挑战性和威胁性的。这些都是我在发展和实施反刍干预中得到的经验。保罗·吉尔伯特也普遍报告了帮助抑郁症和长期心理健康困扰患者进行自我慈悲时面临较大的挑战。对于一些患者来说，善待自己可能非常困扰和令人恐惧，一部分原因是它与他们应对困难的方式截然不同。它可能与患者多年来的逃避行为完全相悖，同样也与不停提示他们自己不值得被善待的内外部信息相矛盾。此外，善待自己也会让人觉得有风险：患者可能很少有自我安慰的经验，因此担心善待自己可能会反弹，导致更严重的困难。许多患者觉得自己不值得支持或鼓励，他们害怕如果他们对自己宽容，会发生什么事情。咨询师需要提前识别到在培养自我慈悲时可能存在的困难，并将其纳入干预中，从而最大化成功的概率。

应当向患者坦诚干预中的困难，并指出虽然培养慈悲技能会非常有帮助，但一开始可能会感觉奇怪、陌生和不舒服。此外，责怪自己或回避善待自己等类似的原有习惯会抵制这种新方法。干预师和患者必须共同努力，确定对于实践慈悲的困难层次，然后以系统的方式逐步克服这些困难，提高难度等级。在这方面，将培养同情心视为一种暴露的形式是有帮助的。对于许多患者来说，最终目标是提高自我慈悲的能力；然而，先从对他人慈悲开始，然后逐步提高对自己的慈悲可能更为合理。

第4节　促进慈悲心态的关键步骤和原则

与鼓励沉浸一样，促进慈悲心态也需要提前准备与社会化，使患者能够接受使用回忆和意象。如果患者已经进行过其他的意象训练和放松，通常效果会更好。因此，在干预过程中，我通常在后期而非早期使用慈悲工作。

干预师应从患者更容易产生慈悲的情境开始（例如，患者所关心的人正在经历一段艰难的时光，如父母或子女），然后再转向稍微困难一些的情境（例如，患者所关心的人，或者患者不认识的人遇到了困难），再到更困难的情境（例如，很难对另一位亲近的人表现出慈悲的时候）等，直到患者成功地对自己进行慈悲实践。与暴露疗法一样，患者在当前层级上成功习惯化之前，干预师不会进行下一个层级的干预；干预师希望在继续下一层干预之前，看到患者对自我或他人的负面情绪都得到了很大程度的减轻。干预师需要为患者提供一个积极的体验，让患者感受到慈悲并且明白保持慈悲并非像想象中的可怕。出于同样的原因，干预师需要充足的时间来处理每一个示例，并让慈悲的益处显现出来。在实践中，这意味着在介绍慈悲时，应当预先安排更长的会谈时间（1.5—2小时），以确保在会议结束之前可以达成一个令人满意的程度。干预师应当避免在患者的焦虑被唤起，但尚未开始感受到变得舒服之前结束本次会谈。

当在培养慈悲方面遇到困难时，第一步应当将情况分解，并确定是否可以尝试更小的替代步骤，同时进一步使用有效的提示来引导患者进入慈悲的思维模式。同样地，将练习调整为侧重于经验性地克服障碍，而不是讨论和谈论困难（原则3：鼓励主动的、具体的、基于体验的和细节的行为——ACES原则）会很有帮助。例如，在练习自我慈悲时，干预师可以探索哪种视角或描述可以帮助患者进行慈悲。例如，为了缩小患者对他人的慈悲与对自己的慈悲之间的距离，干预师可以让患者思考那些容易强烈引发患者对他人的慈悲的情况，而且她自己也经历过类似情况的情境。另一种方法是让患者尝试像慈悲孩子一样慈悲自己。这可以减轻对对待自己友善的抗拒。

一个重要的方面是尝试自我慈悲时采用的视角。我们观察到，当患者在意象中进行自我慈悲时，如果采取旁观者的视角，即他在场景中可以看到自己的身体，那么这次自我慈悲往往不太成功。旁观者的视角可能会引发更抽象—评价性的思考，使患者远离慈悲体验。此外，它可能与自我形象和身体形象的担忧联系在一起，这可能进一步引发负面思维。如果从实地的角度全身心地经历事件，自我慈悲往往会更加有效（即患者想象自己通过自己的眼睛观察，并感受慈悲传播到全身的内部感觉）。

干预师通过指导患者想象自己回到慈悲体验中，鼓励患者采取现在时态、实地视角，并使用基于回顾记忆的提示来重塑慈悲的心态。这些提示需要开发全面的体验，包括感官体验、动机、态度（例如，"专注于你想要帮助他人的愿望"），姿势、身体感受（例如，"专注于平静、温暖的感觉"），情感体验（例如，"体验并保持你的感受，让它们变得更深入"），面部表情（例如，"注意你脸上的表情，当你感受慈悲时，你的脸会变得柔和"），行动的冲动（例如，"专注于想要帮助、拥抱或拥抱他人的感受"）和注意力。

与沉浸练习一样，干预师确保患者完全沉浸在慈悲的体验中，而不是进入一个概念性或评价性的状态，思考自己曾经表现出慈悲的时候。抽象和分析化的思考会使患者脱离直接经验，而且时常导致消极评价，例如"为什么我不能更经常地表现出慈悲？"。干预师会检查体验式练习的效果，并使用提示和意象来加强对慈悲心态的引导。例如，当患者无论是以身体、情感还是符号的方式描述自己对慈悲的体验——比如感觉到内心的善良时，干预师都应当鼓励患者集中精力聚焦在体验的这个方面，从而加强整体的体验。关注体验的特定感受或元素都会强化整体的体验。

当患者感觉做到这一点更难时，干预师就需要提供更多的支持、提示和提醒，通过参考先前成功的描述引导患者重新进入体验中。干预师要观察患者在体验性加工和抽象—评价性加工之间的转换，并努力将注意力重新引导回体验训练中。这里适用ACES原则：当观察到出现抽象—评价性加工时，比起讨论发生了什么，寻找重新引导患者参与直接和具体体验的方法是更为推荐的做法。

与反刍干预聚焦于改变习惯时一样，我们希望患者能够维持慈悲体验，详细地进行反复练习，直到患者对自己或他人表现出的慈悲成为一种习惯性的反应。在干预过程中，患者需要多次实践，并进行音频记录，以便在干预过程之外进行反复练习。练习时应该反复将反刍的触发因素和预警信号（例如，感到烦躁），与对自己或他人抱有慈悲的替代反应进行匹配。随后，保持慈悲和自我安抚就逐渐成为对这些线索的自动反应（原则5：将行为与触发因素和预警信号联系起来）了。

反刍干预中培养慈悲的一个核心方面是肯定患者的体验的重要性。干预师需要为患者树立自我肯定的榜样，并努力促进患者做出肯定的自我陈述，在这种陈述中，患者的感受和意见得到承认、倾听、尊重和重视。这符合使患者的体验正常化和增强患者能力的原则，这是反刍干预的原则（原则8：关注非具体因素）和功能分析应用中贯穿的一个核心要点。作为慈悲训练的第一阶段，认可患者的自身体验是减少痛苦的有效手段，也是患者可以掌握并应用在自己身上的有用技能。干预师在患者身上示范并引导这种方法。当患者报告存在痛苦的情绪时，干预师对其进行反思并重视患者自身的体验是很有帮助的。当然，这也是反刍干预原则与功能分析应用中的核心。

以下是对干预师在引导患者向认可与慈悲转变且为患者提供框架来发展更多的自我慈悲的陈述时有帮助的几种不同类型的陈述。我将这些陈述作为指引，来帮助患者成长得更加善良和更有支持性。干预师可以对患者和对自己说的不同类别的慈悲对话进行讲解，来帮助缺乏慈悲体验的患者搭建框架。

以下是五个类别，提供了有关患者可以对自己说什么的有用指导和步骤，同时还包括干预师后续可以为患者提供的进一步解释和例子：

1. 正常化情境。提醒自己每个人都会犯错误，没有人是完美的。

2. 关注所取得的进展。指出你已经完成的艰苦工作、已经迈出的步骤和已经取得的进步，关注积极的方面而不是消极的方面，关注你回答正确的问题而不是错误的问题。看看你可以从这种情况中学到什么。

3. 强调成功和优点。提醒自己曾经成功的时刻，并详细思考这些时刻。

4. 正确看待情况。考虑这是一个困难的情况，它没有进行得很顺利是很正常的。提醒自己坏情绪会过去，还会有其他机会。关注过程而非结果，例如，即使你没有掌握情况，也要看看你可能从中学到什么，重要的是保持尝试，通过努力克服困难。

5. 鼓励自己继续下一步。告诉自己你能做到，一次只迈出一步，你很坚强。将问题分解为较小的步骤，专注于完成下一步。

当患者发现很难进行自我慈悲时，明确地运用这些示例陈述，并与患者合作制定特定情况下每个类别的自我陈述，通常会有帮助。通过这种方式，干预师能够逐步培养患者的同情心。

内心对话的非语言特质也是至关重要的。使用的语调、音高和音质对自我对话的后果有很大影响。鼓励性的表述在包含平静、温暖、温和、自信、坚定、持续的声音时更容易起到效果，不要太大声或太轻，也不要有讽刺或嘲笑。相反，反刍性的自我批评思维往往带有批判、讽刺、傲慢的语气，可以是冷漠或尖刻的。这种负面反刍可能是对他人行为的内化，比如父母。当患者练习转变自我对话时，审视他们如何表述这些不同的内容至关重要。通过功能分析理解有帮助的自我对话（慈悲性）和无益的自我对话（批判性）的不同形式，所得到的体验随之形成更多的自我慈悲。

第5节　以慈悲的方式行事

干预师在鼓励患者行动和表现出慈悲的同时，还希望患者能对自己更加慈悲。与培养沉浸活动的工作相呼应，目标是让患者对自己更加慈悲。干预师鼓励患者问自己以下两个问题，并根据这些问题制订计划：

"如果我更关爱自己，我会更多地做什么？"

"如果我更关爱自己，我会更少地做什么？"

改变活动模式与自我慈悲一致将巩固对患者的益处。此外，当患者更多地照顾和关爱自己时，他将发现自己具有更高的自尊，这将增强他的自信心。它还将降低他陷入压力情况的可能性，并增加他对压力的适应力。

当以自我慈悲的方式行动时，增加的常见活动包括：与积极的人共度更多时光；良好的自我护理，如良好的睡眠、饮食健康、更多的锻炼、在压力后休息和放松；更多地奖励自己；尝试新的活动；更加尊重自己；把自己和自己的需求放在第一位；通过良好的计划和准备增加成功的机会。

当以自我慈悲的方式行动时，减少的常见活动包括：做得更少，时间安排更轻松；远离那些利用自己的人；远离有害的情境；减少饮酒量，不使用毒品；不把事情留到最后一分钟；不匆忙；不过度逼迫自己。

一旦确定了增加和减少的活动，干预师将与患者合作制订详细具体的计划，将变化分解为更小、更可管理的步骤。

第6节 促进慈悲的示例

以下对话记录了第一次与艾米丽讨论慈悲，以及后续进行训练的内容。实际应用中的对话是通用的，反映了我们与许多不同患者工作的综合经验。艾米丽对具体化训练和沉浸练习的反应都很好，但仍然存在一些消极的反刍体验。我们推测她的反刍可能起到激励自己，以及避免自己发展出她所厌恶的自私、麻木和傲慢等特质的作用。在这种情况下，进行慈悲训练来提高慈悲能力就是一个很好的替代策略。

艾米丽是使用反刍干预进行干预的第一批患者，当时我们还在开发慈悲的相关技术。因此，这段对话有其可取之处，但也存在一些弱点和限制，这些问题在后续的干预中得以解决。这段干预记录中穿插着对干预师所做工作的反思、吸取的经验教训以及对改进方法的思考。

干预师：我们此前已经讨论了一些关于宽容和慈悲的问题，以及有可能帮助到你的方法。我注意到你有很多认为自己是坏人的念头。我们讨论了通过积极行动来成为一个更好的人，并帮助你感觉更好的方法，而非沉迷于这些想法，以避免成为一个自私的人。作为这个过程的第一步，我此前要求你尝试对他人产生慈悲和宽容之情，你详细谈到了在健康中心提供建议的例子。我想重点关注你感受最强烈的这些情感的记忆。你能想起一个曾经让你对慈悲产生强烈感受的特殊事件吗？

艾米丽：我记得一次我和一个很难维持生计的年轻母亲交谈。我说："对于你正在经历这些困难，我感到很遗憾，我会尽力帮助你。"我试图接触并理解她所面临的困境。

干预师：好的，让我们更细致地聚焦这种情况。注意你所处的环境，以及你在这个情况下能看到和听到的事物。向我描述一下这个场景。

艾米丽：我在办公室里坐着，和这个十几岁的母亲交谈。

干预师：她长什么样子？

艾米丽：她还很年轻，很瘦，显然非常焦虑。她讲话速度很快，坐不住。

干预师：发生了什么？你们在做什么？

艾米丽：她给我讲她与她分分合合的男朋友、照顾婴儿和支付房租的问题，逐渐就哭了。我努力找到一些方法帮助她。

干预师：听起来你能够非常生动地想象这个场景。是这样吗？

艾米丽：是的。

干预师：你对她有多少同情和善意？

艾米丽：我对她非常同情。

干预师：这段记忆听起来非常值得关注。现在我们进行一个很有趣的尝试：设法在你的头脑中重构那段经历。你觉得可以吗？

艾米丽：可以。

干预师：现在假设你回到了那个情景中，通过自己的眼睛观察。真正专注于那种感受，尝试在自己内心中再次创造出慈悲和关心的感觉，让那种感觉尽可能强烈、尽可能生动。尽力回想起那次经历。（暂停）让它增长、加深。（暂停）你注意到了什么？你内心的情绪如何？

艾米丽：一种柔软、关心的感觉，希望让情况变得更好。

干预师：很好。你能专注于那种柔软和关心的感觉吗？试试你是否可以越来越深入其中，越来越专注于那种感觉，越来越沉浸其中，感受它越发强烈，在你整个身体中扩散。（暂停5秒钟）感觉如何？

艾米丽：有点伤心，但是很好。

干预师：你注意到了什么？你的体验如何？

艾米丽：一种爱的感觉，想要帮助。也许只是拥抱那个人或握住她的手。

干预师：很好，专注于那种柔软和关切的感觉，让它继续加深，并保持那种想要拥抱和握手的感觉。当慈悲的感觉增长时，你还注意到了什么其他的？你的面部表情或身体姿势有什么变化吗？

艾米丽：我注意到我的面部变得柔和，内心也更加放松。我感觉也许我的帮助并不够。但另一些人是有希望的，而我可以帮助他们实现这样的希望。

干预师：你对她的关心和慈悲有多强烈？

艾米丽：非常强烈。

干预师：拥有那种感觉是什么感觉？

艾米丽：感觉很好。

干预师：当你专注于慈悲的感觉时，有没有什么帮助让它活跃起来？当你坐在那里和这位年轻母亲交谈时，有什么能帮助你让慈悲的感觉变得活跃起来？你正在关注什么？你正在对自己说些什么？

艾米丽：我关注她的面孔，而不是她的背景或状况，想我们都是一样的，我们都有感受，我们都会受伤，我们都会哭泣，我们都会害怕。

干预师：所以，那里有很多事情在发生；有身体的变化，表情的改变……

艾米丽：有点想哭。

干预师：是的，没错，感觉伤心，但很好，有想要理解对方的感受、想要帮助的想法，想象拥抱或牵手的画面……

艾米丽：只是要善良。

干预师：善良，有一种我们都是一样的想法，我们都有不同的感受。所以，如果我们停下来，如果你重新回到这种慈悲的感觉中，试着再次唤起它。尽可能强烈地产生那种善良的感觉，专注于柔软、想要拥抱和握住她的感觉，专注于她的面孔，认为我们都是一样的……（5秒钟的暂停）

艾米丽：（看起来更加冷静和放松，点头表示同意。）

干预师：你能感受到吗？

艾米丽：能。

干预师：好，注意到姿势和面部表情的变化——面部柔和，情绪涌起——伤心但很好，明白任何人都有感受，试图理解，想要帮助他人，随着慈悲和温暖的感觉变得越发强烈，从内心深处想要拥抱或牵手。关注那些感受，尽可能地唤起它们。哪些词可以最好地形容你的感受？

艾米丽：强烈的、难以抗拒的想要支持她的感觉。对她有一种强烈的善良和温暖的感觉。

　　干预师：这让你的内心有什么感觉？

　　艾米丽：感觉很好。

干预师的思考1：决策节点和对慈悲的反思

　　上述对话展示了使用心理练习来培养慈悲状态时所涉及的几个重要原则和常见问题。它展示了如何识别一个感受慈悲的记忆，并开始详细探索该记忆，以判断其是不是恰当的、患者能够生动想象的记忆。之所以选择这个记忆，是因为它相对容易，位于慈悲层级的底部（最容易的一端）。这里的描述相对简洁，既为了简洁性也因为艾米丽在意象工作上表现出色，因此干预师有信心应对艾米丽已经生动地想象了一个详细的记忆。对于其他患者，可能需要进行更多的背景工作，以构建事件的生动情境，询问发生的事件、地点、时间、方式、身边的人，并寻找感官—知觉体验的详细描述。然后，干预师通过提示她注意全方位的体验（感受、感觉、注意力、态度、面部表情、行动冲动等），并使用暗示性提示来鼓励慈悲状态，艾米丽被引导着想象自己回到这个情境中。干预师注意到这些元素对于后续集中精力可能有帮助，可以在更困难的情境中激活慈悲模式。

　　你可能已经注意到，艾米丽曾经短暂地从经验性的加工模式转换到了更抽象的、评价性和比较性的思维模式，这是她反刍的典型特点。当她说"也许我无法提供足够的帮助"的时候，就是一个信号，表明她正在从情绪化、体验式的加工方式转变为知性、判断性的模式。如果这种模式持续存在，将会干扰到对慈悲的引导。干预师没有挑战或讨论这个困难，而是专注于慈悲的体验，并让艾米丽再次回到经历的细节上，要求她再次唤起慈悲的感受，这与ACES原则相一致。随着对话的继续，干预师鼓励艾米丽反复练习从默认的抽象—评价模式转变为非评判性的体验式慈悲模式。

　　在成功培养对另一个人的慈悲之后，干预师希望艾米丽进一步将这种技能应用到其他线索和更困难的情况中。下一步提升慈悲等级，练习对一个更困难的对象表

278

达慈悲。这与6E的原则一致：一旦发现某种练习有效，就会进一步练习并扩展。与下面的对话相关的是，艾米丽反复思考的线索之一是感到烦躁。

干预师：我希望你能保持那种善良的感觉，并留意那些线索——你脸上的柔和表情，内心的温柔感受，想要帮助和抚慰他人的愿望，保持那种慈悲。你能保持这种感觉，并转移到其他人身上吗？我们来试着将慈悲从年轻母亲转移到其他人身上。根据之前的讨论，我们来考虑一个对你来说不太困难但又适合练习慈悲的人。

艾米丽：我的母亲。

干预师：那……

艾米丽：我可以对我的母亲更为慈悲，也可以更理解她。

干预师：这样做是否合适呢？我怀疑这是不是一个太大的跨越？

艾米丽：是的，也许先从其他人开始，比如我的最好的朋友，因为我见过她很困难的时候。

干预师：好的。对你最好的朋友来说，对她表达慈悲容易吗？

艾米丽：是的。

干预师：是否有过一些情况，对你最好的朋友来说，表达慈悲会更加困难？比如当你的最好的朋友让你心烦或者有点激怒了你时？

艾米丽：有过。

干预师：你能清楚地回忆起发生这种情况的时刻吗？

艾米丽：可以，最近有一次她对我有些不耐烦。那个时候我本可以更加理解她。

干预师：那是什么时候？

艾米丽：几周前。她在工作上很有压力，脾气有点暴躁，我们出去喝酒时，我迟到了一点，她对我很严厉，我有点生气。

干预师：你能想起那次见朋友、感到有点心烦的场景吗？

艾米丽：可以。

干预师：当你回忆起那个场景时，你现在的感觉如何？

艾米丽：有点恼怒，但不是非常恼怒。

干预师：好的，你能感受到一些被惹恼的感觉吗？

艾米丽：是的。

干预师：满分10分，你认为你现在的情绪强烈程度有多少分？

艾米丽：大概5分。

干预师：好的。你现在是如何注意到自己对朋友的愤怒的？

艾米丽：我感到有点热，有点紧张。

干预师：从你感到有点恼怒的那一点开始，我希望你调起并关注于慈悲的感觉，用此前在年轻母亲身上的方法，把你的朋友当作聚焦你那些感受的人。尽力再次唤起慈悲的感觉，专注于柔软的感觉，认为我们是一样的，想要理解和帮助她。花几分钟努力尽可能地做到这一点……（停顿10秒）

艾米丽：好的，我明白了。

干预师：很好，让这些感觉深化并加强，并尽力专注于它们。尽可能地注意它们。当你专注于这些感觉时，你注意到了什么？发生了什么？

艾米丽：嗯，就是一种平静和宽容的感觉，我们都会犯错误，有时会不够体贴。

干预师：那些恼怒和烦躁的感觉呢？它们发生了什么变化？

艾米丽：（摇头）它们变得不那么重要了。

干预师：当你继续专注于慈悲的感觉时，你会说它们是什么？它们现在的强度如何。

艾米丽：大概是2到3吧。

干预师：好的，如果你保持这些慈悲的感觉，并持续一段时间，试着让这些感觉变得像刚才那样强烈。专注于你内心的感受，集中注意力关注温暖、柔和与善良的感觉。随着你越来越多地陷入慈悲的感受中，关注你的脸变得柔和，鼓励你的姿势和面部表情发生变化。当你专注于她的脸部，并专注于我们都是一样的，我们都会有感受时，让善意和温暖的感觉变得更加强烈和深化。重新唤起那些善良的感觉。

艾米丽：好的，我有一种更强烈的感觉——令人烦恼的事不再重要。

干预师：你感觉如何？恼怒的感觉发生了什么变化？

艾米丽：它们消失了。

干预师：那现在是1还是0？

艾米丽：1。

干预师：做完这些后，你感觉如何？保持着这些感觉，你觉得如何？

艾米丽：更好，更有价值，我想。很高兴我能够做到这一点。自己很开心能友善和理解他人。

干预师的思考2：决策节点和对慈悲的反思

在上述对话中，我们再次进行了以增强对他人慈悲为目的的心理练习，这次是在稍微困难的情况下，即一个亲密的朋友使你生气，反映了层次结构中的下一个步骤。此外，这个练习反映了6E原则（具体来说是练习与投入），让患者以更具慈悲的方式应对反刍的预警信号。以前的几次会谈已经确定感到恼怒是艾米丽反刍的一个线索。干预师因此要求她回忆一段时间内自己感到恼怒的时刻，以激发这些感受（即情绪挑战），使在实践中，慈悲直接与感到恼怒相匹配，用慈悲，而不是用反刍，来减少恼怒。这为患者提供了类似于现实生活中最有用的练习，并增加了在会谈之外的策略的普适性。重复感到恼怒和慈悲的搭配，将使慈悲更有可能成为未来恼怒时的自觉反应，取代反刍的习惯（原则5：将行为与触发器和警示标志联系起来；原则6：强调重复和实践的重要性）。

需要注意的是，在这段对话开始时，艾米丽提出将她的母亲作为下一个练习慈悲的对象，但干预师对此进行了询问，并寻找了替代的例子。干预师知道艾米丽与母亲之间的关系并不好，并已经确定对她表达慈悲会更加复杂且层次会更高。

干预过程中的这个部分展示了使用提示来引导慈悲体验并加强效果的方法。干预师不断鼓励艾米丽保持体验并进一步增强其影响力。对话的最后部分表明，这种慈悲的方法在消除恼怒感和作为反刍的功能替代方面非常有效。这个练习还帮助她感到更加冷静、更加宽容和更有价值。这表明，慈悲练习的使用正在实现功能分析制定的期望功能。这个练习也可以被视为一次行为实验，它暗中挑战了艾米丽对自己的负面看法。她认为自己不具备善良和体贴他人的能力，但这个练习令人信服地表明她轻易能够感受到慈悲的感觉。接下来的部分将重复这个练习，进一步练习在困难情况下对他人产生慈悲，提高难度层次。

干预师：保持那些善良和慈悲的感受，并且不要让它们消失，把注意力集中在友善和理解的感觉上。现在让我们继续练习，找一个更有挑战性的人和情境。那么谁能比你最好的朋友更具挑战性呢？

艾米丽：我想应该是我妈妈。

干预师：那么你能回忆起一段对你妈妈生气的情景吗？

艾米丽：（非常快地）可以。

干预师：听起来你很容易就能想到一个情景。

艾米丽：是的。

干预师：好的，你脑海中浮现出的情景是什么？

艾米丽：嗯……是几周前，我去看我父母的时候，我妈妈很难相处。我们在谈论我的未来计划，她对此非常轻蔑。她对我爸爸也很挑剔，一直说我们自私，不支持她。她只会责怪别人，挑剔人，喋喋不休地抱怨事情。（变得越来越恼怒，声音紧张，嗓门变大，说话更快，坐直在椅子上）

干预师：当你重新想象那个情景时，有什么感受浮现出来？

艾米丽：生气（非常确定地说）。我能感觉到那种愤怒。

干预师：你是如何意识到这种愤怒的？有任何身体上的反应吗？你注意到了什么？

艾米丽：我变得紧张，感觉更热，更警觉。

干预师：那么你现在感觉如何？满分10分，你觉得那种愤怒的感觉有多强烈？

艾米丽：相当强烈，我觉得大约是8分。（恼怒的语气）

干预师：那么在保持那个情景的同时，想象你现在就在那个地方，保持对那些愤怒的感受。再次尝试唤起那些慈悲的感觉。努力专注于我们之前谈到的那些线索和元素——专注于善良和柔和的感觉，那种认为我们都一样的态度，身体上的放松和变柔和的感觉，那种姿势和面部表情，从之前的情境中建立起来，并转移到这个情境中。尽力让自己感受到慈悲、关切和柔和的感觉，让这些感觉越来越强烈。当你注意到这些感觉时，只需让它们增长，并变得越来越吸引你，就花一点时间努力使它们变得尽可能的生动和强大。

艾米丽：好的（看起来冷静了一些，听起来不那么恼怒）。

干预师：进展如何？

艾米丽：很好。

干预师：你注意到了什么？

艾米丽：我又变得更平静了。

干预师：你对你妈妈的感觉如何？

艾米丽：变得更包容。

干预师：当你变得更加包容时，你注意到了什么？

艾米丽：只是意识到她有自己的原因。对此不再那么生气，更多地采取同理心的视角。

干预师：那种愤怒的感觉发生了什么变化？

艾米丽：变少了。

干预师：它降到了多少？

艾米丽：2或3。

干预师：还有什么让它仍然存在？有任何特定的你坚持的事情让你继续保持愤怒吗？

艾米丽：是的，我不是一次只关注一件事。我想到了她做的让我生气的其他事情。

干预师：好的，尽力保持在原来的情境中，并专注于那些慈悲的感受。专注于任何可以帮助你尽可能强烈地唤起它的线索。再花几分钟时间，让自己真正沉浸在那种感觉中，让这些感觉涌现并在你身上弥漫，让其加深、丰富，然后将温暖、善良和柔和的感觉施加在其他涌现的想法上……将你之前体验到的慈悲感受提取出来，当你越来越专注于这种慈悲感受时，将注意力集中在这些感受上。……（停顿10秒）

艾米丽：好的，感觉很好，好像它从我的身体中间，从我的心中散发出来。

干预师：好的，如果你专注于那个感觉，跟随它的流动。如果那个感受似乎有所帮助，专注于那个感受，集中注意力让它从你的心中扩散出去。

艾米丽：我想我对她的恼怒被对她的关心所取代了。我想她之所以难以取悦是因为她希望一切都很好，并且很难接受自己的健康问题。

干预师：那么现在你感觉如何？

艾米丽：好多了，关于她感觉好多了。

干预师：你正在体验什么感受？你现在关注什么？

艾米丽：我为以前不够包容感到内疚。

干预师：愤怒已经消失，被内疚所取代了？

艾米丽：大部分是的，只剩下1点。

干预师的思考3：决策节点和对慈悲的反思

这段对话展示了区分一个真正激活情绪反应和关于反刍的预警信号（在这个案例中是烦躁）的记忆的价值，并且练习对该反应采取替代策略。显然，这种情绪对于艾米丽来说仍然非常真实和强烈，使这成为一个练习对主动的烦躁情绪做出不同反应的绝佳机会。这一部分还展示了保持体验并用更实在和具体的线索来促进体验的价值。这使艾米丽能够克服障碍，并体验到更强烈的慈悲。使用患者的语言可以增加练习的影响力：像"从我的心中散发出来"这样的隐喻和象征性的词汇可以捕捉到与体验的深度参与有关的感觉。同样重要的是，密切关注患者的非语言信号和身体语言，因为这提供了她是在体验慈悲（伴随着柔和和放松）还是变得更加烦躁或感到挣扎的线索。

在对话结束时，患者又从体验性思维转变为概念化、评估性思维，这为干预师提供了下一步该怎么做的决策点。在实际会谈中，干预师决定从训练对他人的慈悲转变为练习对自己的慈悲。内疚情感的引入似乎提供了一个非常合适的机会来做到这一点。在后续积累了更多经验的情况下，我现在认为这可能不是最佳方案。正如前面所提到的，自我慈悲通常对患者来说是可怕的、困难的、有挑战性的。我现在会建议以一种循序渐进的方式建立自我慈悲。这可能需要几周时间的训练慈悲他人，从而巩固慈悲的技能，然后再转向对自己的慈悲。或者，如果从自我慈悲开始，干预师可以制定一个详细的困难等级表，并与患者共同练习使用慈悲的自我陈述，然后再进行意象练习。之前提到的所有提示，如确定困难等级表，确保患者完全融入体验，并拥有有效的提示和线索，都是培养自我同情心态所必要的。

下面的对话继续关注发展自我慈悲。它展示了一些潜在的困难和解决这些问题的途径。即使在这个早期阶段，当干预师坚持并富有创造力地运用ACES原则时，也能在让患者体验到自我慈悲方面取得一些进展。

干预师：我们可以练习对很多人怀有同情心。我想知道你能否尝试将这种同情心应用到现在出现的感到内疚的情绪上。你愿意尝试一下吗？

艾米丽：愿意。

干预师：好的。现在把所有那些善良和温暖的感觉，像你应用在其他人身上的我们都是一样的态度……让那种同情心尽可能强烈地从你的内心散发出来……并且努力将这种感觉应用到你自己以及感到内疚的想法上。让它以你自己为焦点散开……让它散发出去，专注于内心，当你这样做时，让这些感觉变得更强烈、更深刻。注意你面部表情放松，放松你的姿势……感觉就像你想要拥抱自己一样，让柔软的感觉在你全身扩散，让善良的感觉变得更加强烈和深沉。如果感觉有波动，将前面练习中的那些感觉吸纳进来。花一些时间让对自己的善意加深和增强。

艾米丽：（皱眉，看起来紧张）不起作用。感觉就是不一样。它可以在某种水平上起作用，我们都会犯错误之类的事情。但试图把它应用到我自己身上，我觉得自己不配拥有它。

干预师：这个想法在对其他人时有出现过吗？

艾米丽：没有，在其他人身上没有出现过。

干预师：那我们回过头来，重新创造当你把同情心应用到其他人身上时的感受，比如你最好的朋友，当时你能够强烈地体验到善意感觉。再次唤起那种感觉。回想起你以前回忆时的那些形象。让那种感觉尽可能强烈和深入。

艾米丽：好的，我完全能够做到。

干预师：在你这样做的时候发生了什么？

艾米丽：我感觉没那么紧张了，仿佛我的臂膀更开放了，没有闭合。就是更放松、更充满温暖和活力。

干预师：当你专注于那些感觉时，对于同情心的感受会发生什么变化？

艾米丽：想要帮助他人的感觉变得更强烈。

干预师：好的，所以继续专注于你注意到的事物，让善意和柔软的感觉尽可能强烈。在你感受到同情心越来越强烈时，你注意到什么其他的事情或者你正在做什么？

艾米丽：我想，就是一种想要拥抱和安慰的感觉。

干预师：你是如何体验到这种感觉的？它是一种形象，还是一种几乎感受到的身体感觉？

艾米丽：是一种身体感觉，但也是一种形象。

干预师：是什么形象？

艾米丽：我看到一个流泪的人的形象，一个苦恼的人的形象，以及我自己想要拥抱、安慰他们的形象。那种感觉非常强烈。

干预师：你能够专注于身体内部的那种感觉，尽量多地注意到它吗？你在这样做的时候注意到了什么？

艾米丽：那种感觉在心脏和胸口间（手势比画过胸口）。

干预师：好的，很好，继续专注于那些感受，让它们变得更强大和有力。保持这些感觉并坚持住。你提到了前几天你坐在家里感到沮丧，对自己的困难进行反刍的例子，你能想象自己处在那个情况中吗？

艾米丽：（点头）可以。

干预师：你看到了什么？

艾米丽：一个不开心的人。

干预师：当你看到自己的形象时你体验到了什么？

艾米丽：鄙视。

干预师：你现在感觉如何？

艾米丽：不太好，因为为了看到自己的视觉形象，我需要看到自己，而我不喜欢我所看到的。

干预师：那种鄙视的感觉，有多强烈？

艾米丽：相当强烈，我觉得自己很没用，因为我没法应对情况并且还任由自己被人利用。

干预师：那些感觉有多强烈？

艾米丽：满分10分大概有9分。

干预师：所以你看到了自己处在那个情况中。现在撇开自己，想象它是另一个人，不是你，是另一个处在相同情况中的人，除了是不同的人之外，在其他方面情况完全相同，他们的思想和感受和你是一样的，尽管是不同的人，他们所经历的事情和之前发生的事情与你在那个情况中完全一样。你能否将同情心、宽容和宽恕的感觉应用到那个人身上？想象将柔软和同情的感觉应用于那个虚构的人身上。

艾米丽：是的，这样做更容易。

干预师：尽可能地做到这些。将这些感觉应用于那个人——它几乎可以是任何有着与你相同经历、相同思想和感受的人。有人正在心里琢磨这些事情，让自己感觉不好，并且批评和怀疑自己。想象向那个人传递支持和慈悲的感觉，重新在你的身体、心中创造那些感觉，面部放松，让那种感觉尽可能强烈，将它应用于那个人身上，产生一种你想要抓住或拥抱那个人的感觉，用柔和、温暖的感觉拥抱他们。你能够做到这一点吗？

艾米丽：可以。

干预师：继续专注于这些感觉，尽可能地让它们变得强烈。

艾米丽：当我想到自己时，感觉就停止了。

干预师：那我们暂时不把它和你联系在一起，保持、深入感受那种感觉。注意那些柔和、善意和慈悲的感觉变得越来越强烈。你注意到了什么？

艾米丽：我对那个人更加容忍了。

干预师：当你变得更加容忍时，对你有什么影响？

艾米丽：我想我感觉更平静了，我想要提供帮助。

干预师：那些感觉，那些非常强烈的感觉——柔软传遍你的心脏、脑前和全身，你有感受到吗？有想要拥抱和安慰的感觉吗？

艾米丽：更难感觉到了。

干预师：好，那我们花点时间与那些感受共处，将它们应用于你可以想象到的那个人身上，他们正处在与你完全相同的情况中，并且经历着与你相同的苦恼。

艾米丽：好。

干预师：让这些感受变得更强烈，让它们完全流过你的身体，变得真正强大、无法抗拒。将这些感受指向那个人。

艾米丽：好。

干预师：当你继续专注于这些感受时，会发生什么？

艾米丽：感觉一样。积极而包容。

干预师：接受这种全面包容的感觉，让它成长和发展。现在，如果我们把焦点转回到你自己身上，在这个困难的情况下，会发生什么？

艾米丽：（摇头）感觉不对。

干预师：好的，暂时把这个想法放一边。继续专注于温暖、柔和、慈悲的感觉——希望治愈的愿望。感受它们从你的心中扩散出去。继续做你今天一直在做的事情，专注于那种想要安慰和拥抱的感觉。拥抱那些善良和温柔的感受。将注意力放在那个人的面孔上，让同情和安慰的感觉增长并保持。

艾米丽：好。

干预师：在你实践这些过程中，你注意到了什么？

艾米丽：嗯，感觉好了一些。在某种程度上我可以将这个人想象成是我自己，为他们感受到这些情感。我知道那个是我自己，但当我真正看到自己时，还是会变得更难。

干预师：所以，你可以在没有直接看到自己的情况下拥有这些感受吗？现在还对你有影响吗？你是否对自己拥有一些同情心和慈悲？你意识到你将这些感受指向了自己吗？这给你带来了什么样的感受？

艾米丽：很难描述，但感觉很好。我能感受到那种温暖。

干预师：当你说感觉好时，你注意到了什么？专注于那种好的感觉，慈悲的感觉，让它越来越强烈。

艾米丽：就是感觉自己其实也还好，在一定程度上，我和那个人一样值得同情和慈悲。

干预师：留在那些感觉中，去探索那些包容和自我接纳的感受。（5秒的停顿）如果你把注意力集中在之前注意到的身体感觉，比如姿势的开放，你能够重新创造出那种感觉吗?（停顿）并且专注于你先前感受到的面部放松，让你的脸部放松下来，还有那种从心脏传到手臂和脸部的友善、温柔的感觉，紧紧抓住那些感觉，专注于它们，随着你越来越沉浸在同情和包容的感觉中，将其应用于自己，全身心地融入那种感觉，将其扩展到你的整个身体、感受和思维中，此刻将它保持在你的身体里。（停顿5秒）

艾米丽：可以（看起来更放松，不那么紧张）。

干预师：向自己敞开这些感受，内心拥抱和安慰自己。

艾米丽：好。

干预师：当你这样做时，即当你将这些同情的感受传递给自己，沉浸在这些感受中，使它们尽可能强烈时，发生了什么?

艾米丽：我对自己的感觉没有那么不舒服了。

干预师：专注于那种感觉——感受自己变得更柔软和更容忍，让它扩散开来，渗透到你的整个身体，让你全身都变得柔软。放松进入那种感觉中。（停顿）

艾米丽：（点头）

干预师：在你这样做的过程中会发生什么?

艾米丽：我想只是我对他人的感受转移到了自己身上，一种身体上的改变的感觉，感觉奇怪，我在主导这一切。

干预师：你能感受到你之前传递给别人的友善吗?

艾米丽：有一点，但没有那么强烈。

干预师：拥有这些感受是什么感觉?

艾米丽：很好，很令人感到安慰，但也有些悲伤，因为以前我没有过这样的感受。

干预师：好的，所以这是美好和安慰的，但也有些悲伤，因为这对你来说是全新的，是你迈出的一步。如果你想象一下我们刚才谈论的那个情景当你一直纠结于那些事情时，你的感受发生了什么变化?

艾米丽：我觉得我需要放下这些事情，因为它们对我有损害。

干预师：当你专注于柔软和同情的感受时，你对自己的鄙视感觉有什么变化？

艾米丽：对于内在的自己来说减少了一些，但对现实的我没有改变。感觉更好了一些。我对自己更友善了。

干预师：这对你有什么影响？

艾米丽：世界变得不那么可怕、有威胁了。

干预师：想一想我们刚才谈到的那个情景，你对自己有着那种鄙视感，它发生了什么变化？

艾米丽：它变成了关心和慈悲。

干预师：这与你对训练中其他人的感受一样吗？它是同样的同情和慈悲吗？

艾米丽：我一直在努力做到那样，感觉是一样的，但没有那么强烈。我觉得他们比我更值得。我还需要努力改变这一点。

干预师：当你给予自己一点点善意的时候，和之前你做的事情感觉有什么不一样？

艾米丽：完全不同了。这是我把自己想象成一个我喜欢的人，而不是一个我不喜欢的人的体验；或者将自己看作是一个有缺点、曾经犯过错误，但值得原谅的人。

干预师：当你开始这样思考时，会产生什么效果？

艾米丽：它能够安抚我。我感觉自己可以面对未来，像我能够把这种感觉带在身边一样。我也觉得更加平静了。

干预师：那么，做完这个练习后，你现在的感受如何？

艾米丽：感觉这是一个好方法，是我可以尝试的，有一种想要试着对自己更友善的感觉。

干预师：我们已经看到它可以产生很强大的效果，无论是应用于他人还是自己。你可以做些什么来保持和强化这些感受呢?

艾米丽:我认为如果我能将它应用于自己,它能够起作用。

干预师:当你直接将这些慈悲的感受转向自己时,会发生什么?

艾米丽:一种事情变好了的感觉,我还好——在微小的程度上。

干预师:在微小的程度上,嗯,这是一个好的开始。我们今天处理了很多困难的事情。你从今天的经历中得到了什么启示?

艾米丽:每个人都需要善待自己。

干预师:当你善待自己时,会发生什么?

艾米丽:事情变得更容易。

干预师:那感觉很奇怪吗?

艾米丽:确实感觉很奇怪。觉得我为自己费心去这样做很奇怪。我在支持自己,这种感觉有些不寻常。

干预师:如果你要从更具同情心的角度出发,从哪里开始会比较好呢?

艾米丽:我不知道是从身体感受还是情绪开始。所以我可以从感受开始,当我感到烦躁时,问自己烦躁是合理的吗,我有理由烦躁吗?

干预师:我想我们讨论的是,将你今天练习过的更具同情心的心态,作为一些会触发反刍的因素的替代,比如说感到烦躁。听起来,当你更具慈悲的时候,你会对自己说更合理的话,这时理性的想法,比如我们都只是普通人的态度就出现了。但感觉和身体感受也很重要。怎样才能更容易做到这一点呢?

艾米丽:练习。

干预师:你对此感觉如何?

艾米丽:我觉得还好,并且我知道在这种情况下这样做是正确的,我知道我会回去尝试做这个,但是会认为这很自私。

干预师:如果你把同情心应用于……

艾米丽:那个想法。

干预师：将同情心应用于那个想法，会发生什么？

艾米丽：嗯，这看起来可能是自私的，但这是一个你需要经历的过程。

干预师：什么会使事情不再是自私的？

艾米丽：如果我为了别人而这样做。如果我这样做是为了帮助他人。但我觉得可以这么想，如果我让自己成为一个更好的人，或者一个更幸福的人，那么我更有能力帮助别人，让别人快乐，因为我有自己的经历可以借鉴。

干预师：这是一个有趣的想法。你对此有什么看法？

艾米丽：这可能是个不错的方法。因为这样不会过于以自我为中心。

干预师：你是不是在说，如果你对自己更有同情心，那么对他人也会更容易有同情心，而如果你一直责备自己，那就更难了？

艾米丽：是的。

干预师：对你来说，这听起来像是自私吗？

艾米丽：不，这就是为什么我觉得这可能是一个有用的方法。

干预师：所以如果你持有这个想法，做起来可能会更容易。当你进行慈悲训练时，可以最好同时练习两方面，先慈悲他人，然后慈悲自己。所以你并不自私，因为你同时练习这两方面。听起来怎么样？

艾米丽：很棒。

干预师：在实践方面，你怎么看？多久练习一次？

艾米丽：我觉得可以把它和自己感到心烦意乱和反复思考的时候的自我检查联系起来。

干预师：我同意，听起来在那些时刻做这个是很好的。但在那之前，你可能需要加强一下，也许可以通过回放本次会谈的录音来多练习几次。

艾米丽：好，也许我可以在开始一天的工作之前，把它添加到我的想象中，每天练习，然后在发现预警信号时，努力在一天中都使用它。

干预师：这听起来是一个很好的计划。

干预师的思考4：决策节点和对慈悲的反思

以上的对话清楚地表明，对于患者而言，要对自己抱有慈悲是多么困难，并且展示了可能遇到的障碍。尝试自我慈悲时，会遇到困难，无法持续处于体验性的非评判性加工模式中。艾米丽转换回了比较—评价模式，她采取了观察者的角度看待自己，担心自己不够有价值，感觉自己不值得善待，而且觉得善待自己是很自私、奇怪且不舒服的。

正如这个例子中所展示的，我和我的同事们从最初尝试培养自我慈悲的体验中吸取了一些教训。不要急于开始实践，应当缓慢地、一步步地进行准备，并提前制定一个层次结构。本次干预中的一个错误是直接从训练慈悲他人转向了训练自我慈悲。现在我建议干预师先多针对前者进行训练，并在转向后者之前巩固这一点。在详细介绍训练之前，先与患者探讨自我慈悲的困难程度。

同时，明确的是，在患者能够采取一种场景视角的情况下，引导自我慈悲的效果更好，这种同情体验被内化为患者的真实感受，而不是被强加在个体外部。在对话中，有些时候会引发这种体验，而且似乎很有帮助，但在其他地方，语言会涉及对自己形象的看法，会让艾米丽进入观察者的角度，效果明显较差。当艾米丽看到自己的形象时，这激活了她的自我比较和自我评判，削弱了任何同情心和慈悲。干预师本可以更早地发现这一点，努力实现体验，并更系统地鼓励这种体验。我们后来的经验表明，这样的确可以推动慈悲心态的建立。

本次干预的优点包括：坚持保持慈悲体验；对全部整体体验的多个方面反复详细提示；通过转换到替代意象的方式，创造性地尝试绕过完全参与慈悲的障碍；将慈悲体验与预警信号和提示（"如果—那么"计划）联系起来；反复检查并反馈体验；持续训练至艾米丽取得一些进展并经历积极体验；强化积极体验，并将其加入持续进行的实践计划。例如，当艾米丽第一次尝试自我慈悲失败时，我们可以看到一个典型的例子，即能够在理智上思考同情与慈悲，但无法从体验上或情感上与之产生联系。这也强调了帮助患者维持体验的价值，但也凸显了完全投入体验的困难。在这一点上，干预师选择回到对另一个人（她最好的朋友）的慈悲感觉上，以此来更强烈地唤起这些感受，并作为重新返回到训练自我慈悲的潜在跳板。然后，干预师寻找一种方法，希望能够逐步引导艾米丽以更轻松的步骤培养自我关怀，而不会立即激活自我评价。他要求她想象另一个人正经历着与她完全相同的情况，并对这个虚拟形象怀有同情和关怀，然后再将其直接转移到自己身上。

观察自己的经历，突显了自我形象的阻碍作用，然而在不懈的坚持下，我们成功实现了对自我关怀的虽小但有意义的初步体验。另一个可能更好的培养自我关怀的方法是培养内在关怀能力，这样能够避免观察到的自我，并把自己想象成更年轻的人。这也是培养代表慈悲的新意象的地方，正如慈悲训练所倡导的，这可能会有所帮助。

逐步的小变化和反复练习对于培养自我慈悲至关重要。为了达到积极的结束点，进行将近2个小时的会谈是必要的。我不建议在短时间内尝试这个，至少在最初的几次会谈时不要这样做。尽管只是对慈悲体验的一瞥，对于那些极度缺乏自我安抚体验的患者来说，这是非常重要的。随后，我们通过反复练习来巩固和强化这一突破，例如，让患者每天听会谈录音来重新体验，直到下一次干预。给艾米丽更多关于她有多么努力的反馈，并强调即使在这里迈出一小步也是巨大的进步，这也是有益的。干预师还可以灌输这样一个观念，即所有困难都有潜力成为素材，慈悲可以应用于任何出现的障碍。

第7节　价值观

关注患者的个人价值观对于沉浸和慈悲都很重要。所谓的价值观是指患者在生活中想追求的方向。与具体目标不同，价值观无法明确实现；一个人只能使自己的行动与价值观保持一致或不一致。例如，诚实和维持一段亲密关系都是价值观的一种。

当沉浸和慈悲的尝试与患者内心深处的价值观相一致时，往往更有可能取得成功。例如，当一个人试图全身心地融入他感兴趣的自然世界时，或者当增加同情心能够满足一个人想要成为更体贴入微的人的愿望时。将训练和计划与患者的价值观联系起来，有助于激励和巩固训练的收益。此外，患者感到有吸引力的事物也会提供关于他们个人价值观的线索。如果活动没有涵盖对他们重要的内容，患者就很难参与其中。

当我们询问患者个人价值观时，会出现一些常见的主题。典型的价值观包括亲近他人、亲近大自然、个人成长、善良、诚实、学习、体贴、负责任、幽默、自由和环境保护。个人价值观往往反映道德和社会品质。这与抑郁的反刍内容形成了有趣的对比，抑郁的反刍主要是关于成就、能力、物质成功和地位的评价和比较思维，与上述个人价值观有些不符。看起来，反刍往往涉及内化和融合他人价值观的问题，与表现出色、追随潮流、不让他人失望、不成为一个令人失望的人以及其他得到文化支持的价值观有关。帮助患者确定自己的价值观，并考虑他们的行动和处境与这些价值观的关系，常常有助于减少不必要的反刍。例如，一个女性患者过度反刍她在财务状况和低收入工作方面表现得很差，感觉自己是个失败者；但当她认识到亲密关系对她来说最重要时，她就发现自己其实做得很好——她与伴侣和孩子之间的关系亲密且良好。重新调整她的价值观让她摒弃了所有反刍。

在尝试改变行为时，专注于患者重要的价值观是有帮助的。这些价值观可以提高动力，增加实施改变的可能性，并最大限度地获得所有积极行为的收益。我们不仅希望人们进入"积极"的情境，也不仅是随意增加被普遍认为有强化作用的活动。而是为了获得最大的益处，我们希望患者关注任务内在的价值，并处理那些对他们最有价值的情境要素。

以下问题在询问患者的价值观时很有用：

"对你来说什么是重要的？"

"哪些价值观赋予你生命意义？"

"什么价值观使活动变得有意义？"

"你的生命有何目标？"

"你梦想发生什么事情？"

咨询师还会询问患者在他们感觉任务很吸引人或者很有趣的时候，他们所关注的是什么，或者在什么情况下他们会觉得一件事是积极的、有意义的。从这些问题中也可以看出这个人的价值观。

有用的问题包括：

"你能想起你曾经沉浸在做某件事情的过程中吗？"

"那时你在注意什么？"

"这个过程中哪些方面对你来说是有意义的？"

一旦干预师和患者共同确定了对他最重要的价值观，要求患者想象执行计划并专注于他所重视的方面是很有效的。想象从活动中获得的价值感有助于激励患者付诸行动。

干预师会问一些问题，例如：

"在当下这一刻，你所珍视的哪些品质和价值观可以带给你满足感？"

"在这种情况下，你所重视的过程是什么？"

"如果你朝着这些内在价值观的方向前进，你会采取怎样的行动？"

"如果你按照内在价值观的指引行动，你会关注什么？"

关于按照你的价值观行动的这些后续问题，在长期内对于帮助患者保持正确方向以及引导患者朝着更有益的活动方向发展，可能特别有用。

例如，一个患者在排练戏剧时总是过分关注做得不好的地方，无法从这个活动中获得积极情绪。我们意识到他重视学习新东西，因此我们计划让他尝试关注下一次排练中可以学到哪些新东西。这种视角的转变使他发现排练更加愉快和吸引人。

这种方法在最大化行为激活方面是非常有效的。它还有助于减少反刍，因为当人们觉得自己没有预期做得好时，就会触发反刍。有时候当人们进行这些评价时，他们忽略了自己的价值观，如果他们改变思维方式，从自己的价值观出发，他们会发现自己做得还不错。"你在实现自己的价值观方面进展如何？"这是一个有用的问题。鼓励患者朝着自己的价值观努力有助于减轻他们持续的抑郁和反刍。它有助于将患者导向他们想要实现的目标，同时减轻一些具体目标带来的压力。在价值观上，我们不可能失败；我们只能离它越来越近或越来越远。

第三部分

反刍干预的应用和扩展

第12章

反刍干预实操案例：从开始到结束

本章将之前描述的所有要素汇总在一起，以斯蒂芬——一个典型案例——为例，并概述了他的背景评估、框架和逐次会谈活动。我将把对逐次会谈活动的描述分成两个部分：初始评估、理论介绍与功能分析（第1次和第2次会谈），以及其后的会谈，其中包含更积极的干预措施，例如引入因果关系的"如果—那么"计划、行为试验、可视化和增加趋近行为（第3次至第10次会谈）。这种划分并不反映干预中的任何区别，因为功能分析与干预在整个疗程中是持续的。相反，这样做是为了让读者在了解干预师的构想和实际干预方案之前，可以思考潜在的框架和干预计划。

在干预的最初几次会谈中，干预师收集了背景、现病史与发展史，并且根据最近的反刍症状进行了详细的评估。

第1节　初始评估：第1次和第2次会谈

斯蒂芬是一个30岁的男性，从事媒体工作，由于长时间持续的抑郁症状而寻求干预。他的干预师使用引入问题了解了他目前的症状、背景和最近的病史。斯蒂芬独自住在自己的公寓里，他报告称自己有反复发作的抑郁症状，在青少年晚期和20

岁初曾有过至少三次抑郁症发作,包括一次服用了过量止痛药的严重自杀尝试。最近的一次抑郁症状始于两年前,当时他经历了工作上的压力,然后请了一段时间病假,他希望能够以兼职的方式返回工作。当干预师询问他目前的症状时,斯蒂芬报告称他有极高水平的反刍和过度关注(反应方式问卷得分为83分),较高的抑郁水平(贝克抑郁量表得分为18分)以及焦虑和注意力不集中。他表示反刍对他的困境与生活产生了压倒性的影响,他花费了大部分时间沉湎于自己的失败和问题之中。他主要担忧自己挣钱不够以及在职业上不成功。当干预师询问斯蒂芬干预的目标时,他表示希望能更自信,减少担忧,并且改善自己的躯体感觉。

干预师向斯蒂芬确认反刍是不是他的主要问题。在回顾了反刍的影响并观察到它加重了自己的焦虑、抑郁、自尊心低和注意力不集中的问题之后,斯蒂芬和干预师达成共识,将反刍当作一个良好的干预目标。确定了反刍作为干预的主要焦点后,干预师进一步了解了斯蒂芬反刍的背景,并询问了近期反刍的例子。

干预师首先询问了斯蒂芬对反刍的通常体验:反刍通常发生的时间和地点,斯蒂芬通常会反刍什么,以及他反刍的前因和结果。斯蒂芬报告称他几乎每天都反刍几个小时,而且经常在不忙碌的时候反刍,比如在早晨和晚上躺在床上时,这使他难以入睡。他开始反刍的常见情况包括当他与他人发生冲突并需要表达自己意见时,或者当他感到不安全并对自己做出消极评价时,例如当他看到其他人比自己更成功时。他的反刍往往涉及他如何对待他人以及他在他人眼中的形象(例如:"我是不是反应过度了?""我应该抱怨吗?""我是不是不讲理?""他对我怎么看?""这对我的意义是什么?""我是不是过于敏感了?"),并包括沉湎于自己的问题和感受(例如:"为什么我不能更有能力?""为什么我总是要这样感觉?""为什么不能更容易一些?")。他反刍的后果往往是感觉更糟、更沮丧,并且自信心降低。

接着,干预师询问了斯蒂芬有关反刍的历史,以及在他的记忆中是什么时候开始反刍的。斯蒂芬报告称他从很小的时候就开始反刍,从"他记得的最早的时候"开始。他报告称有很多早期令人不快的记忆侵入了他的脑海,这些记忆主要是关于自己会给父母惹麻烦的担忧,因为他的父母很严格,对他要求很高。例如,斯蒂芬会担心在学校的成绩被父亲看到后，他的父亲会做出怎样的反应，以及他是否会因为成绩不够好而受到惩罚。

干预师还询问了斯蒂芬与父母的相处，比如他们是如何对待他的，以及他是否可能从母亲或父亲那里学到了反刍的行为。斯蒂芬报告说他的母亲曾患过焦虑症，总是担心别人会怎么看待她。斯蒂芬描述他的父亲是一个非常愤怒、好斗、严厉和挑剔的人，他对自己要求很高，当事情没有按照他的意愿或期望进行时，他经常暴怒。他描述父亲很容易发怒，脾气一点就着，当他生气时，他会大喊大叫、辱骂，并用非常伤人和轻蔑的方式进行言语攻击，有时甚至会产生肢体冲突。如果斯蒂芬作为一个孩子能够躲藏起来，尽量不引起父亲的注意和愤怒，那么他就能避免被父亲惩罚。作为一个孩子，斯蒂芬从不知道父亲何时会攻击或批评他或他的母亲。

基于这一初步评估，干预师与斯蒂芬讨论了个性化的反刍原因，以及干预可能会有所帮助的理由。干预师指出，在面对困难的情况时，反刍是一种正常的行为，人们试图理解事情并避免麻烦，这种习惯可能是在特定情况下逐渐形成的。他向斯蒂芬表明，斯蒂芬习得了反刍这种习惯是很顺理成章的，因为在他的成长过程中母亲成为他的焦虑示范，同时他的父亲又很难以预料和好斗。干预师与斯蒂芬讨论了他曾经在寻求避免麻烦的应对策略中，如何花费了大量时间思考可能触怒父亲的事情。他们一致认为，在这种艰难的情况下，这很可能是一种有效的应对策略。干预师指出，这种反应现在可能已经被过度学习，以至于斯蒂芬现在在其他情况下反刍和过度分析他人的反应，而这可能并没有帮助。干预师说明了干预可以引导他用更有帮助的习惯来替代反刍习惯，从而帮助斯蒂芬。这将涉及识别反刍的预警信号，并找到替代性的应对策略来进行练习。干预师确认了这样的改善是否对斯蒂芬有意义，并询问他是否愿意尝试这种方法。斯蒂芬表示他希望解决反刍问题，并对干预的效果抱有期望。

随后，干预师与斯蒂芬详细探讨了最近的一次反刍事件，逐一审视了当反刍发生时的每一个瞬间，从而帮助他发现预警信号并思考替代策略。斯蒂芬报告说几天前，当他察觉到朋友利用了他时，他开始感到紧张。他在朋友财务状况较好时借给了他一些钱，但他的朋友刚刚打电话给他说无法按时还钱。斯蒂芬注意到的第一个预警信号是感觉到肩膀和手臂有紧张感。接着，他开始出现了一连串的思维，比如"我什么时候能把钱拿回来？""要多长时间？""我应该向他抱怨吗？""为什么他这样对待我？""为什么他在这件事上不公平？"随着这种反刍继续，他变得愤怒，感到紧张、恼怒、激动和发热。然后他开始产生一系列关于生气的想法，包括"如果我失去控制怎么办？""抱怨可能会让情况变得更糟，升级为争吵或对抗。""我可能会发脾气。"作为对这些想法的回应，斯蒂芬试图保持冷静，并产生了一系列如"情况本可能更糟，我这样做是不客观的"和"我反应过度了"的想法。这种试图保持冷静的努力升级为自我批评的反刍。斯蒂芬开始感到悲伤和自我批评。随着反刍的继续，这些情感和想法升级并变得更极端："我是软弱的。""我是懦夫。""我是胆小鬼。"随着这次反刍持续，他描述自己越来越沮丧。他的思维在反刍的过程中变得更加消极，并集中于他的无能感。随着反刍的继续，斯蒂芬报告称感到无望、无力和疲倦。这次反刍持续了好几个令人痛苦的小时，直到斯蒂芬决定采取合理的主动行动。他决定给朋友打电话，要求还回一部分借款。经过详细的谈话，他的朋友同意在接下来的一周内归还部分钱款。

干预师结合这个详细的例子，向斯蒂芬总结，强调这表明反刍对他来说是无益的，还会导致他情绪低落。干预师还提出了一个可能性，即他朋友的积极回应可能意味着数小时的反刍是不必要的。对于斯蒂芬来说，找到方法迅速走出反刍，并更快地进行积极问题解决可能会有帮助。干预师还确认了这种反应模式是不是斯蒂芬反刍时的典型情况，以及当他感到烦躁时是否经常会发生这种情况。斯蒂芬表示这的确是他通常的反应方式。干预师指出这个例子如何暗示紧张和易怒可能是斯蒂芬反刍习惯的预警信号。他还用它来说明斯蒂芬的确有时会采取有效的行动，比如在这种情况下与朋友交谈，而干预将探讨如何使这种情况更频繁、更系统化，从斯蒂芬自己的经验中获得启示并进行发展。

在这些最初的疗程中，干预师给了斯蒂芬有关反刍与自我监测的讲义让他阅读，要求他在下一次会谈之前听取疗程会谈的音频记录，并鼓励他完成反刍自我监测表格。

在第2次会谈中，斯蒂芬提出了另一个在那周发生的反刍例子（表12.1）。干预师详细审查了这个例子，了解它是如何逐步发展的。斯蒂芬一直在拖延与经理交谈，讨论如何安排以兼职的方式回到工作岗位，因为他担心被看作是一个难以相处的人，并且担心他的经理会有何反应。在预期当中，斯蒂芬首先开始计划如何做这件事，例如，何时给他的经理打电话以及他将要说什么。然而，这些想法很快就被关于通话的意义和影响的抽象思维和问题所取代，比如"我会显得怎样？""这合理吗？""他会不会认为我在试探？"然后，这些问题又引发了一个画面闪现在他脑海中：他的经理对他生气，这导致一连串的"为什么"类型的问题，如"为什么这么难？""为什么我不能解决这个问题？""为什么我不能更有能力？"，随后是与其他人的负面比较。斯蒂芬想象别人坚定有力、有能力，但他自己存在不足。随着这种反刍持续下去，他变得越来越没有动力，最终放弃了。干预师与斯蒂芬一起回顾了这一情节，并探讨了他起初是如何试图解决问题，但随后他的思维被关于意义和后果的抽象思维所绑架，聚焦于他自己的不安全感。这个例子被用来强调紧张感可能是斯蒂芬反刍的一个预警信号，他的反刍经常涉及其他人会如何看待他以及他们会如何对他做出回应，而且可以更多地停留在解决问题上，而不是陷入反刍中。

在接下来的几周里，斯蒂芬每周都填写了一张反刍经历记录表。每次会谈中，他都会将填写的表格与干预师一起回顾和讨论，检查他的反刍性质。在合作的过程中，他们共同确定：他的很多反刍都是关于分析情境的含义或对行动进行检查（思考"为什么？""这是什么意思？"），而不是聚焦于解决问题（思考"怎么样？"）。

本章的其余部分总结了斯蒂芬接受的实际干预过程。请将你计划的内容与他实际接受的反刍干预进行比较。

表12.1 由斯蒂芬完成的反刍经历记录表

日期	时间	反刍开始前发生了什么?	反刍前你的感受?	持续时间	反刍时在想什么?	反刍的结果是什么? 对于情绪与行为而言	什么阻止了反刍? 尝试了什么来阻止它? 是否有效?
周二	上午10点	在家,考虑给经理打电话讨论重回兼职工作	焦虑,肩膀紧张	3小时	担心被认为是一个难相处的人,做计划,思考自己会被怎样看待,"这合理吗?"	感到自卑,动力减少,放弃	持续了几个小时

表12.2 自测——斯蒂芬的功能分析与反刍框架

使用上述信息为斯蒂芬创建一个初始框架,你的目标是识别反刍的前因和后果,识别潜在的调节因素,并假设反刍的可能功能。

反思时可参考以下有用的问题:

- 反刍之前发生了什么?
- 这是否暗示可能通过环境变化或患者的行为变化,以减少诱发反刍的线索?
- 反刍之后发生了什么? 它有什么影响?
- 反刍可能是如何发展的?
- 这些信息如何帮助患者理解反刍的原理?
- 这暗示了什么样的反刍功能?
- 我如何进一步检验这个假设?
- 我还需要哪些其他信息? 在讨论具体例子时,我需要更详细地核实什么?

请参考表12.2,了解斯蒂芬的干预师所制定的反刍框架。

表12.3 自测——为斯蒂芬选择干预计划

根据上述信息，思考一下你对斯蒂芬的干预可能包含哪些干预组成部分。

以下问题对于干预师在制订框架和干预计划时很有用：

● 有哪些外部环境调节因素，可能影响他的反刍频率、持续时间或反刍有效性？

● 在斯蒂芬内心，有哪些行为或心理状态调节因素，可能影响反刍频率、持续时间或反刍有效性？

● 对会谈而言，有哪些可能包含有效信息，并具有干预用途的行为实验？

● 下一步的干预可能是什么？

● 为斯蒂芬提供哪些监测可能是有用的？

● 有哪些环境或日常生活的变化可能会中断反刍的线索？

● 有哪些好的替代行为可以让他在"如果—那么"计划中练习？

请参考表12.3，了解斯蒂芬的干预师所制订的干预计划。

表12.4 功能分析与斯蒂芬的反刍框架

前因和触发因素：早上醒来时的第一件事；没有忙碌或没有预定的时间；感到不安全；任何导致与他人负面比较的情况，例如看到更成功的人，需要对他人坚持自己的观点（例如与朋友），感到恼怒或愤怒。

后果：感到不堪重负和无力，紧张；避免表现得很独断（例如抱怨）；变得更难以行动；更沮丧和疲惫；愤怒减少；动力减少。

主题：担忧惹恼他人；担心成为不讲理的人；担心变得过于愤怒；将自己与他人进行比较。

假设的功能：抑制愤怒；避免对他人生气；避免表达情感；检查自己的行为是否合适；避免他人的负面反应；尝试弄清楚"世界的逻辑"以避免惩罚；试图在头脑中"理顺事情"。

其他的回避行为：试图封锁和压抑令人烦恼的担忧和情感；试图尽可能地不引人注目（这是童年时期的一种策略）。

表12.5　干预师对斯蒂芬的干预计划选项

有哪些外部环境调节因素，可能影响他的反刍频率、持续时间或反刍有效性？当斯蒂芬不得不坚决时，他的反刍似乎会在他面临可能引发负面比较、遇到令人恼怒的情况以及无所事事的时候变得更严重。这些情况中有许多涉及其他人，因此可能无法进行环境调整。

在斯蒂芬内心，有哪些行为或心理状态调节因素，可能影响反刍频率、持续时间或反刍有效性？从专注于积极问题解决转换到询问"为什么？"、进行比较和思考影响了他反刍的持续时间和有效性。他的愤怒和恼怒程度似乎会影响他反刍的频率和持续时间。

对会谈而言，有哪些可能包含有效信息，并具有干预用途的行为实验？进行"为什么—怎么做"实验以比较不同的思维风格，可能会很有帮助。比较处理愤怒和恼怒的方法（例如自信与自我贬低）可能有助于识别、处理引发负面自我比较情况时的替代方法。比较斯蒂芬在面对负面自我比较情境时曾经表现出的慈悲而不是批评的时刻，可能有助于确定替代性的应对方式。

下一步的干预可能是什么？可能的干预手段包括教授斯蒂芬将放松作为遏制愤怒的替代手段；鼓励果断以减少引发恼怒的情况；进行具体性训练以减少抽象的"为什么"思维，增强问题解决能力；培养慈悲心以对抗消极的自我比较。

对于斯蒂芬来说，哪些监测措施可能是有用的？对于斯蒂芬来说，发现任何额外的反刍预警是很有帮助的，以验证恼怒是不是引发反刍的触发因素。

有哪些环境或日常生活的变化可能会中断反刍的线索？寻找更多活动让他忙碌起来，可能会打断引发反刍的线索。

有哪些好的替代行为可以让他在"如果—那么"计划中练习？放松、自信、具体化和慈悲都是对抗反刍的潜在替代策略。

第2节　斯蒂芬的方案：第3—10次会谈

第3次会谈：用功能分析探索反刍的作用并改变环境条件

基于前两次会谈中进行的评估，干预师假设反刍的一个主要功能是减少愤怒并避免来自他人的负面反应。斯蒂芬和干预师一致认为，很大一部分的反刍是在尝试控制愤怒，正如在第1次和第2次会谈讨论的例子中所指出的那样。他们一致同意，监测反刍的早期预警信号非常重要，因为发现这些信号是改变习惯的第一步。干预师与斯蒂芬共同努力，确定了环境中可能引发反刍的潜在触发因素，例如感觉没有能力或没有在忙碌。干预师寻找可能触发反刍的环境条件，这相对容易改变。斯蒂芬和干预师共同努力，寻找有效的方法来解决他没有忙碌和感到没有能力的时候的问题。斯蒂芬以前曾利用他的IT和网络开发技能，为慈善机构做过一些志愿工作，并且认为这让他感到很满足。作为解决问题的措施，干预师制订了计划让他尝试一些慈善工作，以减少他的空闲时间，同时他也在逐步恢复工作时间。这种方法成功地增加了他的活动量，提高了他的技能感，也增强了他回到工作的信心。每周监测他的反刍和症状的结果表明，这种干预效果良好。

第4次会谈：转变思维方式并引入"如果—那么"计划

从他们在第1次和第2次会谈的工作以及斯蒂芬的监测表中，干预师意识到斯蒂芬经常会转向抽象思维，而不是继续解决问题。干预师进一步探索了思维风格的差异。意识到这种抽象的担忧会阻碍对于解决问题的尝试后，使用更有帮助的问题来维持解决问题的状态的价值更加得到了凸显。咨询师使用"为什么—怎么做"行为实验，发现了将抽象思维风格转变为具体思维风格的影响。对斯蒂芬来说，具体的"怎么样"思维风格更具适应性和有效性，使他更有控制感，提高了问题解决能力。在面临他的反刍预警信号，比如感到紧张时，鼓励斯蒂芬练习询问有用的"如何"问题。干预师还探讨了"为什么"类型问题的功能，考察了斯蒂芬从这些问题中得到了什么。似乎他之所以提出这些问题，是为了确定他是否对他人提出了合理或不合理的要求。干预师引入了"如果—那么"计划的概念，为斯蒂芬的家庭作业制订了一个"如果—那么"计划：如果我注意到自己变得紧张，那么我会问自己类似于"我该如何解决这个问题？"的问题。

第5次会谈：巩固"如果—那么"计划并进行具体化

在"为什么—怎么做"实验的基础上，下一步是两方面的：首先，引入更多以行动为重点的问题，以保持问题解决在正轨上；其次，进一步质疑"为什么"类型的问题是否有助于解决如何应对他人的问题。干预师首先与斯蒂芬讨论了"试图在头脑中梳理事情"与"通过行动在现实世界中解决问题"的利与弊。回顾了思考和行动平衡的重要性：思考事情可能是有用的，但如果思考只会导致更多的思考，那么思考就没有帮助；如果要更有帮助，思考就需要引导行动。此外，干预师提出了一个可能性，即在现实世界中尝试可能会比反复思考事情更有效，也能够更多地学习。

为了进一步测试这些想法，干预师和斯蒂芬制订了一个计划，让斯蒂芬以更加直接和坚定的方式来观察会发生什么。这将会使斯蒂芬从试图在脑中解决问题——这种带有回避功能的方式，转向有意识地在现实世界中解决问题的方式。例如，斯蒂芬花了几个小时为他的朋友没有履行他的还款承诺而感到沮丧，对此反复思考"现在是抱怨的时候吗？"，并且因为过于敏感而自责。经过几个小时的痛苦和自我批评的反刍，他最终联系了他的朋友，并拿回了一部分借款。行为实验的内容就是对比比起等待或思考，在朋友提出一个问题后的15分钟内直接坚决表态后会发生什么。干预师和斯蒂芬一起预测了所有可能发生的不同情况，并对它们的可能性进行了评估。最终，斯蒂芬发现面对朋友迅速行动起来更有帮助，减少了反复思考事情的负面影响。

行为实验的同时，干预师进一步在如何最好地达到目标方面强化了行动计划"怎么样"问题的使用。面对问题时，干预师指导斯蒂芬使用以下问题："这是一个有用的想法吗？在情感上是否有用？对我有帮助吗？我实际可以做什么？我想从这种情况中得到什么？我怎样才能使事情朝着我的目标前进？"尤其是，斯蒂芬反复练习用"怎么样"类型的问题替代他的"为什么"类型的问题，这些是他"为什么"类型问题的改编版本（例如，"为什么不能更简单？"被替换为"我怎样才能使它更简单？我怎样才能使它更容易？"）。斯蒂芬可以使用这些问题应对反刍的预警信号，例如烦躁或在自己和他人之间进行负面比较。

干预师还鼓励斯蒂芬专注于那些尽早行动的思想和行为，而不是拖延。干预师建议了一种收集信息的实验性方法，并鼓励斯蒂芬关注直接回应自己或他人的好处。例如，干预师和斯蒂芬探讨了直接回应他人，并积极尝试事物是否能使他的判断更准确。干预师问斯蒂芬："如果没有反馈，你如何学会变得更好？"为了巩固行为实验的好处，干预师鼓励斯蒂芬：（1）刻意寻找进一步练习更加自信的机会；（2）设立直接在现实世界中测试事物的机会，作为对反刍的替代策略。在接下来的几周中，他们确定了具体的例子，并制订了实践自信性的计划，例如，向经理提出请求并记录结果。

第6次和第7次会谈：寻找反刍的功能性替代方案

斯蒂芬对自己的行为是否不合理的担忧是触发他反刍和回避的核心。他的反刍显然起到了检查他的行为是否合理的功能。基于这种构想，下一个逻辑步骤是找到有效的替代方案来解决这一问题。这包括了寻找能够质疑斯蒂芬认为自己的行为不合理这一念头的方法，并在和他人的比较中，将其正常化。干预师设置了一些实验，证实了感到厌烦是可以被接受的这一观点，而且比起斯蒂芬所认为的情况，其他人反而更习惯于在他人身上遇到烦人的情况。干预师为斯蒂芬在社交场合提供了一些可以尝试的替代性问题："这个其他人怎么想真的很重要吗？""最坏的情况会是什么？"

经过对他经历和实验的回顾，斯蒂芬的一个主要恐惧是他像他的父亲一样，他的脾气无法控制，如果他发火了，他会失去控制，变得令人讨厌和咄咄逼人。他的反刍抑制了这些愤怒的情绪，并且假设其功能是为了避免自己变成他所恐惧成为的样子（即愤怒和不受控制）。因为这对斯蒂芬来说是自己很厌恶的状态，即使反刍让他感到沮丧，也会被消极地强化。因此，干预师推断：基于功能分析，需要找到控制他的愤怒的功能性替代方案。

考虑到这一点，斯蒂芬在第6次会谈中使用呼吸和意象练习，学习了渐进式肌肉放松。按照应用松弛的正常步骤，他每天练习两次，并将其作为应对反刍诱发线索的一种方式（即作为"如果—那么"计划的一部分）。除了作为处理愤怒的一种替代手段外，放松还有减轻紧张的附加好处。放松练习可以生成特定的放松场景意象，比如一个宁静的乡村地点。练习放松成为接下来一周的家庭作业。

在第7次会谈中，干预师回顾了斯蒂芬学习放松的进展，并再次进行了放松练习。斯蒂芬开始学会在感到紧张或易怒时放松，这减少了他的反刍。为了进一步改善斯蒂芬管理愤怒的方式，干预师还鼓励他变得更加自信，明确和冷静地表达自己的意见。这样做是为了尝试开发另一种有用的管理愤怒和烦恼的替代方式，并帮助斯蒂芬建设性地解决可能引起他烦恼的原因。干预师与斯蒂芬一起回顾了以前他曾经表现出自信的例子，而且这对他是有帮助的（例如，与朋友进行的早期行为实验）。干预师还强调了自信的价值，作为直面问题而不是回避来解决困难的一种方式。干预师示范了在不同情况下如何表现得自信，然后斯蒂芬通过与干预师进行一系列的角色扮演来练习自信。在这些会谈中，放松练习后反复实践自信，以应对愤怒，对斯蒂芬来说是一个有益的策略，进一步减少了他的反刍，如在讲义5和讲义6中所监测的那样。斯蒂芬在接下来的疗程中继续练习放松和自信，干预师每次会谈都会监测进展。为了支持这种实践，他制定了一张监控表，在这张表上记录了他每次出现反刍的预警信号（例如，紧张或易怒），并在他每次用放松或自信应对时进行勾选。

通过使用这种替代策略，斯蒂芬能够意识到他与他的父亲是不同的，他能够控制自己的脾气。实际上，通过尝试这种方法，斯蒂芬和干预师共同提出他与父亲的脾气的磨合经历使他变得沉默，为了避免惹上麻烦而为他人考虑。作为一个孩子，这是一个有用的策略，因为它阻止了他受到父亲的口头虐待。然而，这种策略被过度学习，并持续到他的成年时期，延伸到其他不再适用的情境。干预师鼓励斯蒂芬将这种反应作为一种学得的模式，并思考它与它目前情况的相关性。通过不断练习在面对烦躁时使用放松，患者开始形成一个新的、有益的习惯来取代反刍。

第8次会谈：针对价值的工作

斯蒂芬的另一个反刍主题涉及他在职业和物质成功方面反复进行的社会评价比较。干预师评估了这些担忧在多大程度上反映了斯蒂芬的价值观。例如，提出了以下问题："你的内在价值观是什么？对你来说最重要的是什么？这些价值观与你所做的比较有多大相关性？"斯蒂芬重要的自我协调价值观涉及道德问题和精神问题，而不是物质问题。他重视同情、理解、想象力和乐趣。物质标志与这些价值观无关。干预师鼓励斯蒂芬在进行比较时使用自己的价值观，而不是他人的价值观。重新强调回到细节、具体的计划比使用抽象的评价更有价值（例如，"进行这些比较有多有用？有更好的事情可以做吗？"）。斯蒂芬被提倡检查这些行为的动机："我这样做是因为有用还是因为我想显得友好？"他发现这对于巩固他已经做出的改变很有用，比如增加回到工作的时间，练习放松和自信。

第9次和第10次会谈：预防复发和准备结束干预

最后两次会谈用于回顾之前在干预中所做的工作上，制订巩固计划，并复习所有特别有帮助的内容。斯蒂芬和干预师回顾了他所有关于反刍的预警信号和他的"如果—那么"计划，以及关于他反刍的形成过程。上述工作可以用来确定最有用的应对策略，并鼓励斯蒂芬继续使用它们。干预师对反刍的预警信号进行了反复强调，并明确制订了未来对它们做出反应的计划。预警信号还被用来评估接下来的6个月到2年内可能出现的潜在风险情况，对于这些情况，斯蒂芬制订了具体的应变计划（例如可能出现的冲突或对抗，以及他如何处理它们）。这些预防复发的计划被详细写下来。此外，斯蒂芬和干预师还回顾了他如何继续巩固所学的技能，以及如何继续练习替代策略，以确保他有益的习惯能够保持。这包括制订具体的重复练习计划（例如在头一个月内每天练习放松，然后在接下来的一个月内每周练习3次），以及在何种情况下他会练习替代策略。

干预结果

在干预开始时，斯蒂芬在贝克抑郁量表上的得分为18分，反映了中度程度的抑郁症状（范围为0—63分）。他在反应方式问卷上的得分为83分，反映了非常高的抑郁反刍倾向（范围为22—88分）。在初始几周填写工作讲义5"追踪反刍和回避"，他的反刍频率为35%，平均持续时间为2—3小时，强度为80%，干扰程度为80%，均表明有较高水平的反刍倾向。

经过10次为期一小时的会谈后，斯蒂芬在贝克抑郁量表上的得分降至5分，这反映了极低程度的抑郁症状（即不再抑郁）。他的反应方式问卷得分下降到46分，说明自我汇报的抑郁反刍倾向已显著减少，现在处于正常范围内。在工作讲义5"追踪反刍和回避"中，斯蒂芬的反刍频率为5%—10%，平均持续时间为半小时，强度为40%，干扰程度为25%，再次表明反刍已不再具有病理性。

第13章

反刍干预的其他形式

到目前为止，书中所描述的反刍干预都是一种用于干预急性抑郁和焦虑的、面对面的个体干预方式。然而，反刍干预也已经被改编成其他形式，以利于其推广并使其更易被接触：团体形式（团体反刍干预）和基于互联网进行的形式（基于网络的反刍干预）。团体形式的变体已经被应用于标准设置的临床干预以及研究实验当中。它既可以作为抑郁发作的急性干预方法在各种医疗服务机构中使用，也可以作为抑郁症高危人群的担忧和反刍加剧时的预防干预措施使用。互联网形式的变体同样作为高风险人群预防抑郁症的干预措施，主要在研究背景下使用。在这项预防实验中，托普等人发现团体反刍干预和基于网络的反刍干预在减少反刍和抑郁焦虑的前驱症状，以及预防接下来一年内发生重度抑郁和广泛性焦虑症的概率方面都优于没有接受干预的对照组。

目前，团体形式的反刍干预在临床推广和使用方面的发展都要比互联网形式成熟。我和我的同事们在临床实验和日常临床服务中都发现了一致的证据，证实团体反刍干预的改编是一种扩展反刍干预使用的切实可行的方式。团体反刍干预的原则和技术与个体面对面反刍干预非常相似。

相比之下，基于网络的反刍干预的使用仍处于研究阶段，并且仅限于我们的研究团队。实施基于网络的反刍干预需要使用一个专门编程的互联网数据包，并学习可以提供在线反馈的特定干预技能，因此临床工作者尚未广泛使用这种方式。因此，本章主要聚焦于团体反刍干预的详细信息，以便为临床工作者提供他们可以轻松应用到自己的患者中的资料。相比之下，基于网络的反刍干预的信息仅作简要介绍，以加强对这种干预改编的认识，这种改编具有相当大的未来潜力，但仍在发展中。

第1节 团体反刍干预

我和我的同事已经对反刍干预进行了适应性的改编，用于由6到12名患者和1到2名团体干预师组成的团体形式。团体反刍干预涵盖了与个体反刍干预相同的内容，尽管对实施的方式进行了调整，且增加了更多关于结构、心理教育和团体讨论。团体反刍干预已在英国埃克塞特大学情绪障碍中心的国家健康服务（NHS）抑郁症诊所、澳大利亚西部的临床服务、荷兰进行的预防干预实验中，以及在丹麦对患有重度抑郁症的成年患者进行的随机对照实验中使用。这项实验发现反刍干预的疗效显著优于团体认知行为疗法。

在英国本地的国家健康服务（NHS）诊所中，我们对五个团体，共约60名患者进行了10个持续90分钟的会谈，发现BDI上的抑郁得分降低了10—15分。正如在前面章节已经详细描述的那样，使用团体反刍干预进行的预防实验相对于未进行干预的对照组成功地减少了反刍、抑郁和焦虑。

团体反刍干预的会谈按照表13.1中的顺序进行。我们通常进行6至10个持续60—120分钟的团体反刍干预会谈，每周或隔周一次。在本章中，我将概述6次每次持续90分钟的会谈的团体反刍干预，因为这是我们最广泛使用并且证据最强的形式。它是最具成本效益和高效的干预形式，同时也展示说明了所有团体反刍干预的关键元素。然而，团体反刍干预的变体也可以按照6次会谈的内容和顺序，进行至多10次会谈。在这些变体中，一些内容被分为两个较短的会谈，而不是一个较长的会谈，以便更多地练习和重复关键的技能和策略（第4、5和6次会谈都被分为两次会谈，两次会谈用于功能分析；两次会谈用于实践练习，如沉浸训练和慈悲训练；一次额外的会谈用于增加有效的行为；以及在干预结束时加上一次额外的会谈，用于进一步复习所学的技能和预防复发）。尽管更多次的会谈可能会提供更多的实践机会，且对于目前的抑郁症患者而言更有帮助，但会谈的数量还是取决于实施干预的特定限制。表13.1显示了每次会谈的内容。

正如前面的章节所述，团体会谈的内容也包括反刍干预的关键要素，但以更结构化和教学的方式呈现。参与者被要求在所有会谈中进行症状测量（例如，使用贝克抑郁量表第2版，或病人健康问卷第9版进行抑郁症状测量），并至少在前几周内完成反刍评分量表和反刍经历记录表。在第1次会谈中，患者学习如何填写记录表，并在随后的会谈中使用记录表中的示例进行功能分析和策略练习。在干预开始时，患者会被告知将引入新的策略，并且每周将练习一种。在每次新会谈开始时，会回顾上一周的内容，并检查作业的进展情况。在每次会谈结束时，会进行本次会谈内容的总结，并布置家庭作业。

表13.1 团体反刍干预内容概述

第1次会谈

介绍、处理压力、引入担忧/反刍概念，小组内的担忧和反刍举例，介绍反刍——一种习惯，讲述反刍的后果和功能，介绍自我监测。阅读讲义1和讲义4；完成讲义5和讲义6。

第2次会谈

注意预警信号，走出习惯——引入"如果—那么"计划，改变环境以防止触发习惯的想法，增加活动和趋近行为。阅读讲义2和讲义3。

第3次会谈

　　介绍不同的思维方式，体验性的反刍替代方法（例如，具体思维，"为什么—怎么做"的体验性练习），与"如果—那么"计划关联，练习使用不同的技能处理预警信号（例如，当情绪为悲伤或愤怒时）。

第4次会谈

　　功能分析；识别并计划替代反刍的方法，这些方法具有相同的功能；区分有益与无益的反刍的有用法则（无法回答的问题，30分钟规则，是否引导行动？）；介绍沉浸的概念，增加沉浸活动。讲义8和讲义9。

第5次会谈

　　介绍自我慈悲，慈悲的实践练习，对自己采取更关爱的方式，增加更具慈悲心的活动。

第6次会谈

　　人际有效性，比较有效与无效的策略，韧性；复习技能，规划持续的活动，防止复发计划，回顾团体中的经历。

　　我建议每个团体配备2名干预师，这样可以让1名干预师与团体进行交流和回应，而另1名干预师进行观察。有2名干预师可以更好地与团体中的每个个体保持联系。团体规模越大，配备2名干预师就越有用。尽管如此，也可以在一个由10名患者和1名干预师组成的团体中进行反刍干预。

　　接下来是对反刍干预6次团体方案的更详细描述。

第1次会谈

引入与破冰

干预师欢迎团体成员，通过让他们两两配对使他们积极参与。然后要求参与者向彼此介绍自己，并分享一个对于团体干预的希望（患者希望实现的目标）和担忧（患者可能有的任何顾虑）。然后干预师让团体成员重新集合，让每一组中的成员分别向整个团体介绍另一位成员，同时也会提到该成员的希望和担忧。这起到了打破僵局的作用，同时也让干预师了解到参与者参与团体的动机和顾虑。干预师也会提出一个希望和担忧，以设定团体的基调。有益的希望可以包括希望团体能够帮助参与者，希望参与者觉得团体是安全的，希望参与者能够接受他人的帮助，以及希望参与者将得到行为上的支持。有益的担忧可以包括，担心参与者只会帮助别人而忘记了自己，担心参与者可能会因为要学习新事物而感到不知所措（但是希望这些事物很快会变得熟悉和有帮助）。

团体规则

干预师引导团体讨论团体行为规则。干预师需要强调的团体干预原则包括：团体内的保密性和尊重，例如不要打断他人发言；尊重他人的意见；不容忍不友善或侮辱。干预师要求参与者出于个人和整个团体的利益参加会谈。强调准时参加，准时到达能够让团体按时开始和结束。干预师会要求参与者在无法参加会谈时提前告知。干预师还强调需要以好奇的态度参加会谈，鼓励患者尝试新事物，并看看他们学到了什么，同时要对自己和他人怀有慈悲心。事先建立这些原则有助于贯穿整个干预过程。当然，这些原则也支持沉浸和慈悲练习。

反刍干预概述：反刍是无益的习惯

在第1次会谈中引入和讨论了反刍、回避和其他无益应对行为是一种习惯的概念，并在后续会谈中进一步阐述。干预师介绍了应对压力的有益和无益的方式，将反刍和回避介绍为应对困难的无益策略。干预师首先讨论反刍,这与个体反刍干预中的介绍方式类似。干预师要求团体中的参与者提供最近的担忧和反刍示例,并寻找反刍的后果。分发并讨论"关于反刍的重要事实"(讲义1)。在每个示例中,干预师描绘出典型的反刍预警信号和线索,然后要求患者讨论他们的反刍效果和后果。干预师寻找以下反刍后果是否在团体讨论中被提出:例如使情绪恶化,干扰问题解决,削弱动力,引起疲劳,阻碍对外部现实的注意,使人与世界和积极体验脱节;导致失眠;干扰学习新事物;损害与他人的关系。干预师从讨论中单独提取这些例子,并总结它们,说明反刍通常是无益的。如果团体无法自发举出这些例子,则干预师会更直接地询问特定的后果。

干预师要求参与者举出更改从前习惯的例子,以说明习惯需要时间来养成,需要与特定的线索反复配对,在积极结果发生后形成,并且通常难以改变。反刍干预的一般方法和基本原理在前面章节中已详细描述:患者被告知团体会谈将教导他们采取新的策略来替代反刍习惯,并且将帮助他们发现这一习惯,练习一系列不同的替代策略。每次会谈都会引入和实践一到两个新策略。不同的策略适用于不同的人,因此每一种不同的策略都值得尝试,然后每个患者可以集中精力在对自己最有效的策略上。

引入自我监测

干预师在第1次会谈中介绍了记录和监测表格的填写,以了解行为模式。自我监测作为认识习惯并发现习惯线索的方法,它也是改变习惯的第一步。干预师将会给患者分发有关自我监测的讲义(见讲义4),并进行讲解。干预师解释说,写下活动和感受可以让患者发现情绪、情境和活动之间的联系和模式。这种记录有助于患者发现反刍的例子及其预警信号,并确定什么因素可能影响他们的情绪。

在干预师的引导下,团体共同构思一个示例,并填写反刍经历记录表的一部分(讲义6)。这会被写在黑板、白板或纸张上。然后,参与者会以昨天和今天为例习填写表格,干预师会在团体中检查这个过程。本次会谈的家庭作业是在接下来的一周每天填写这个表格。

在整个会谈中，我们建议干预师准备一些示例来说明每次会谈的核心内容，然后从患者最近的经验中找出相关的示例。在每次会谈开始时收集患者的表格并浏览一遍是一个好主意。此后干预师可以从中提取示例来说明策略。

我们发现，从监测和记录的角度来看，一项特别有用的家庭作业练习是要求每个患者每天分别识别一段他感觉好和不好的时间。对于每种情况，患者被提倡注意环境背景、情感反应、之前发生的事情（先兆），是否进行了反刍（如果有的话是关于什么），他做了什么，以及随后发生的事情的后果。然后可以用来说明行动和情境对情绪的影响，并积极制订建立活动计划。

第2次会谈

识别预警信号

第2次会谈主要用于回顾记录表格，并从填写完整的"反刍经历记录表"中识别出反刍的预警信号，作为制订"如果—那么"计划的起点。在团体讨论中，干预师尝试与团体参与者一起构思与反刍和压力相关的预警信号。

"如果—那么"计划

干预师解释说，一旦识别出预警信号，就要计划用新的替代性行为来取代反刍。一旦患者熟悉了寻找预警信号的方式，就会引入"如果—那么"的计划。本次会谈包括一些根据团体内生成的示例来制订"如果—那么"计划的练习（即识别计划的"如果"部分，包括预警信号，如感到紧张、自我批评和提问"为什么？"，并确定计划的"那么"部分，针对预警信号而采取应对方式，例如放慢速度、设定优先事项和一步一步地做事）。此外，还为团体参与者引入了一些有用的简单活动，例如增加活动、养成有益的习惯和一次只做一件事。

改变环境以防触发习惯性反刍

干预师还指出，阻止无益习惯的一种方法是消除习惯性反刍的潜在线索，如果它们反映了个体环境或例行活动中容易改变的方面。干预师将会强调团体示例中引发反刍的可改变的环境触发因素，并讨论可以做出哪些简单的改变。要寻找的触发因素包括：起床、上床睡觉或下班回家等特定日常活动；特定的引发反刍的地点；繁忙和压力；触发反刍的提示物，例如照片；听悲伤的音乐或观看悲伤的电影；无事可做；房屋杂乱不堪。每个触发因素都有可能通过一个简单的计划进行修改，该计划可以成为患者家庭作业的一部分（例如，改变起床或上床的日常活动；增加活动以减少空闲的时间；听不同的音乐；安排活动，使患者不那么繁忙；消除令人不愉快的提示物；整理房子等）。

减少回避行为，增加趋近行为

改变环境和日常活动的思路自然地引出了干预师对减少回避行为和增加趋近行为的简要介绍。在这里，干预师介绍了相反行为的概念，作为"如果—那么"计划的潜在"那么"部分——与目前通常回避的对待情况相反，鼓励参与者找到一种相反方向的趋近行为（例如在感到悲伤时，进行积极和乐观的活动，而不是退缩；当感到焦虑时，进行放松的活动）。

第3次会谈

不同的思维方式——具体化

第3次会谈开始时，首先回顾监测表格，识别预警信号，并检查前一次会谈中制订的"如果—那么"计划的进展情况。这些组内计划的反馈被用来强化参与者对这些计划的使用、解决问题，并强调成功案例。获得成功的"如果—那么"计划将会与团体成员进行分享，因为适用于一个患者的计划可能对另一个患者也有所帮助。然后，干预师通过引入转化思维风格的替代方案来巩固应对反刍预警信号的替代策略。通过"为什么—怎么做"实验来说明具体思维和抽象思维之间的对比。这个过程中使用的意象脚本应当与大多数人可能经历过的常见事件有关（例如，在咖啡馆等待某人，但这个人没有出现，或者在赶往非常重要的会谈时汽车无法启动）。干预师可以使意象尽可能真实的提示，并引导参与者进行练习实践。团体成员被要求想象这一情境时，干预师首先提出"为什么"问题，然后提出"怎么样"问题。然后，干预师会从团体中征求关于这两种情况如何影响情绪和思维的反馈。尽管体验不同加工方式的团体成员通常会有不同的经验，但时常会出现相对于抽象思维，更偏好具体思维的情况。干预师总结了"如何"思维与"为什么"思维的不同效果。当具体思维被发现是有帮助的时，参与者会被鼓励将其纳入"如果—那么"计划中，并在接下来的几周内进行实践。干预师强调了练习使用具体思维来应对患者每日预警信号的重要性，尤其是当患者情绪低落或愤怒，最有必要使用替代策略的时候。如果可能的话，当患者经历负面情绪时练习使用这一策略可能会很有用（例如，干预师可以要求参与者在练习使用"怎么样"问题之前，先想想他们以前感到紧张的时候）。

下周的作业是建立一个明确的"如果—那么"计划，该计划应使用"怎么样"问题来应对预警信号。该作业要求参与者记录下可能在接下来的一周内触发反刍的情境，然后准备有用的"怎么样"问题作为他们计划的一部分。在接下来的团体会谈中，检查反刍是否存在有帮助的和没有帮助的情况，以及"怎么样"问题是否有助于替代"为什么"问题。另一个有用的家庭作业是要求患者寻找反刍的实例（记录触发因素和后果），并在这些时候练习具体的"怎么样"思维作为替代方案。

第4次会谈

功能分析

在回顾了上一周的作业并完善了计划后，第4次会谈延续了之前的内容，规划反刍的替代方法，并包括进一步的反刍功能分析，以及关于理解反刍目的重要性的团体讨论。干预师会使用以下问题："什么情况下反刍是不好的？""什么情况下它是有帮助的？""我们为什么这样做？"干预师试图帮助团体成员找出反刍可能的原因和功能，特别是以下功能：预测可能会变坏的事情；深入思考；试图理解困难和问题，坚信这可以帮助解决问题；鞭策自己，激励自己，驱使自己前进；克服自己的恐惧（例如，必须更好地理解情况，以防止自己表现粗鲁，可能冒犯他人；避免变得麻木或自私）；猜测他人的想法以避免与他人发生麻烦；控制和改变情绪；推迟做不想做的事情；在"头脑中"而不是在"真实世界中"完成事情，以避免让情况变坏。理想情况下，团体成员将讨论出上述可能的功能，但如果没有，干预师可以引导并指出这些常见功能。然后患者会被要求确定哪些功能通常适用于他们。这将有助于为每位患者开发更加个性化的"如果—那么"计划，其中选择与反刍功能相匹配的替代策略（增加活动，具体化思维，相反行为，沉浸训练，慈悲训练，自信训练等）。

在确定了潜在功能之后，干预师会检查反刍的作用以及寻找好的替代方法。一些可以对团体提出的有用问题如下："如果你真的理解了问题，会发生什么？"（或者替换为有关另一个功能的问题）还会询问达到这些结果的替代反应（例如，"还有什么其他方法可以减少悲伤/愤怒的情绪？"）。当通过逻辑分析难以解决问题时，例如，试图理解自己的情感或他人的行为，应当明确这些问题属于"无法回答的问题"。干预师还区分了在头脑中试图解决问题，以及在现实世界中试图解决问题两种情况，并寻找可以证明学习最好是通过直觉和试错来进行的例子。

接下来，干预师和参与者将讨论我们如何知道何时陷入了无益反刍的情况，以帮助患者区分何时反刍是有效的，何时不是。干预师可以告知参与者，多方面的动态的（即不断变化的，当前状态受到前一个状态的直接影响）以及存在时间较长的反刍往往不太有用。相比之下，分析问题的思维方式在封闭系统中可能更有帮助，因为其中存在明确的解决方案和有限的答案（例如，做数学作业，做饭，组装一件宜家家具，解决计算机问题）。这反映了反刍干预的核心原则，即反刍的关键问题是"有益还是无益？"。

在团体干预中，干预师可以明确地启发参与者，以帮助其区分有益与无益的回避行为和反刍。例如，回避急性的、外部的刺激可能是有益的，而回避内部状态或慢性问题通常是无益的。同样，干预师可以使用三个有用的经验法则，来帮助个体确定反刍是否可能有益。

第一，它是否在问一个无法回答的问题：关于抽象的、存在主义的、复杂的或哲学问题的反刍？正如"为什么是我？"或"这是什么意思？"这类问题很可能并不存在简单明确的答案，因此这种反刍很容易被认定为无益。

第二，它是导致行动、计划或决策，还是导致更多的思考？重复思考在更具体的、能够产生详细的计划的情况下可能是有益的（即在问题解决方面有所帮助）。然而，抽象的重复思考往往会导致更多的思考和更多的问题，扩展到其他情况和主题，因此会继续存在并不断发展。因此，检查思考是否朝着行动、计划或某种决策的方向发展，是在一开始区分有益思考与无益思考的好方法。

第三，反刍持续了多长时间？大多数具有适应性的思考，比如问题解决，会在一个相当短的时间内取得一些进展，哪怕只取得一步进展而不是完整的解决方案。具体的时间可能会因问题和环境而变化，但当大多数人在被要求判断思考问题的行为是有益还是无益时，都能够意识到有益思考会发生在一个时间段内。合适的持续时间通常在30分钟左右，在没有取得关于个人问题的进一步进展的情况下，超过这个时间段的持续思考不太可能取得显著的收益，并且会逐渐受到边际效益递减的影响。要求患者思考自己在额外的思考时间内是否取得了有关解决方案的显著收益会比较有效。

在团体反刍干预中，功能分析的介绍相对个体反刍干预更晚，这是因为在个体反刍干预中，功能分析可以进行深入和详细的分析，并指导所有的干预决策，而在团体形式中无法以如此详细的方式进行个性化的功能分析。相反，在团体反刍干预中，参与者会学习到改变习惯的理论基础，然后练习不同的行为来改变习惯。由于无法进行更详细的功能分析，因此功能分析在团体反刍干预中引入较晚，并以更简单和简化的方式进行。

沉浸

干预师还教授了"沉浸"作为潜在的替代性方案，以取代反刍。其理论基础是为了增加患者与世界的联系，与个体反刍干预中提供的理论相似（讲义10）。在团体中，参与者被要求通过回忆两个他们经常进行的活动的实例进行试验：一个实例中，他们沉浸在活动中；另一个实例中，他们对活动的沉浸度较低。然后，干预师引导团体生动地想象每个示例。干预师会在练习中对患者使用有关情感、注意焦点和感官体验的提示，以增强沉浸效果。干预师随后带领团体讨论患者在沉浸和非沉浸状态下注意到的内容。讨论旨在突出沉浸带来的好处，以及增加沉浸程度的元素，例如在前面章节中描述的"心流"中涉及的元素。团体会讨论"从沉浸的体验中我们可以学到什么？"和"我们如何利用对这些经验的了解来帮助我们在其他活动中变得更加沉浸？"这两个问题。干预师要传达的观点是，沉浸是一种可以取代反刍的主动应对方式。干预师可能会这样说：

"如果你沉浸于手头的任务，无论这个任务有多简单，你都无法反刍。使用沉浸的第一步是最简单的——只需要想象一个令人沉浸的想法而不是进行反刍。第二步是练习让人沉浸的活动。第三步是尝试在正让你反刍的活动中保持沉浸。"

紧接着需要制订计划来增加沉浸活动。这一过程伴随着患者通过确定可能的沉浸活动，再将其分解为较小的步骤，确定何时、何地以及如何进行从而完成个人计划。计划同样被用来指定何时何地反复进行沉浸的心理训练。

第5次会谈

慈悲

团体反刍干预会谈中关于慈悲的内容与个体反刍干预相似，尽管方法稍有简化——不再依赖于详细的记忆回顾。团体形式避开了基于记忆的方法，因为要求患者在没有详细个性化指导的情况下寻找有关慈悲的回忆很困难，可能会适得其反相反，我们采用了一种更加结构化支架式的方法，引导患者产生自我慈悲的陈述，并练习用充满慈悲的语气说出来。

干预师要求团体成员想象一次对他们来说不好的结果，比如挫折、失败或拒绝，并注意他们内心的声音以及声音的语气。然后，要求团体成员想象支持一个经历类似困难的好朋友，注意他们说了什么以及说话的方式。接下来，要求团体比较这两个例子。干预师强调了对自我的慈悲、鼓励和宽容的好处。他们从讨论中找出最佳的慈悲回应例子，并与其他参与者分享。在讨论这些示例时，干预师会从例子中提炼出为建立自我慈悲能对自己说的内容。这些话语应当包含帮助性的语调和非语言线索（如温暖、镇定、坚定、放松和开放）。鼓励患者提出有助于自我慈悲的关键短语，并在会谈上将这些建议写下来。干预师还应当鼓励团体成员记录下其他团体成员所提出的与自己特别相关的示例。

然后，干预师要求患者成对进行慈悲训练。其中一位患者选择并说明一个在接下来的一周可能会遇到的困难情况。另一位患者则以朋友的身份与第一位患者交谈，鼓励并支持他或她。然后交换角色并重复练习。这个练习有助于加强和演练慈悲的方法，同时还可以识别出其中的困难。

然后，干预师带领团体讨论了可能影响自我慈悲的障碍以及如何克服这些障碍。典型的障碍包括：不知道该说什么；担心如果更加自我慈悲会发生什么；担心自己会变得不那么高效且有动力；感到不舒服，觉得自己不值得被善待。干预师鼓励团体成员进行头脑风暴并解决这些障碍。我们可以从团体中发现潜在的解决方案，或者在必要时由干预师提出。首先，干预师可以询问每位患者是否有几个关键短语可以用，并以温和的语气尝试一次自我慈悲。其次，干预师应当鼓励患者比较自我慈悲与以批判的方式与自己交谈之间的效果。让患者看看每种方法的利与弊。最后，将自我慈悲的实践分解为更小的步骤通常会有帮助。例如，干预师可以询问："你愿意尝试的最小的自我慈悲行为是什么？"一个重要的选择是引入分级层次，从更容易和不会引起不适的步骤开始。本次会谈的家庭作业是让患者在即将出现的困难情况下付诸行动，实践自己的个性化慈悲计划，以温柔的语气与自己交谈。然后，他们要在接下来的几次会谈中评估这样做的效果。

那些有反刍倾向的人通常很难自我慈悲，因为他们觉得这种方式是"虚伪"的，是在对自己说谎。这可以通过将自我慈悲与具体化思维结合起来解决。例如，患者可以说，"我之前做过这个特定的任务，从得到的反馈中可以看出我做得很好，所以这一次如果我采取类似的方法，应该会没问题……"在建立新习惯的过程中，最重要的就是不断强化关键信息。

干预师还会要求参与者提出可能改变的方面，从而以更富慈悲心的方式对待自己，并询问自己可能会增加或减少哪些活动来关爱自己。参与者在团体内讨论并分享示例。作为家庭作业的一部分，参与者会在接下来的几周里选择一个要增加的活动和一个要减少的活动，直到下一次会谈。

第6次会谈

第6次会谈开始时，会回顾监控反刍、改变习惯以及包含具体化训练、沉浸训练和慈悲训练的"如果—那么"计划的进展情况。干预师会总结团体成员上一周的成功经验，讨论解决其中遇见的困难。

人际效能

在回顾了之前几周中的策略哪些是有效的、哪些是无效的之后，干预师介绍了进一步的策略，即自信。干预师指出，很多时候，触发反刍的情况涉及他人。因此，找到良好的、与他人互动的方法将减少反刍。如果团体成员存在相关的有效例子，干预师可以重点强调。干预师讨论了经常会反刍的人可能具有以下特点：缺乏自信，不擅长为自己辩护，表达自己的意见或拒绝他人，而且这种缺乏决断和坚定通常会产生问题，比如感觉被低估或被利用，无法解决困难。干预师可以从团体成员那里寻找例子，并用这些例子来说明不自信可能带来的潜在缺点。干预师介绍了关于如何更具自信心的关键原则，包括：保持冷静和清晰；重复；珍视自己；指出行为的影响；换位思考。干预师可以以参与者提出的困难为例，进行角色扮演，举例说明如何展现出坚定与自信。然后，要求参与者制定不同的应对策略，以应对他们识别出不自信的情况。这些计划将在随后进行讨论和完善。参与者还将在家庭作业中思考如何在未来采取不同的行动。干预师可以将对人际效能的想法与干预初期的主题联系起来，包括使用积极方式而不是回避来解决问题、具体化问题以及对自己保持慈悲。

复原力与复发预防

干预师回顾预警信号和压力时，应当检查"如果—那么"计划，并回顾哪些方面对患者有帮助，哪些没有。干预师还应要求团体成员考虑以下关键问题："不管我的情绪状态是什么样，我需要坚持什么才能过上充实的生活？"以及"如果我面临挑战或变得沮丧，我需要牢记什么？"特别是，干预师应当要求团体成员回想在干预过程中，他们何时感到有效、充实或全神贯注于正在做的事情，然后比较这些时刻与他们感到无效、不充实或无法全神贯注的时候有何不同。比较这些情况有助于明确未来计划中应该包括哪些有用的元素。然后，团体成员明确地讨论他们在抑郁、感到压力和进行反刍方面的预警信号，并共同计划他们可以针对这些预警信号采取的策略。干预师鼓励患者集思广益，思考在实施这些计划时可能遇到的障碍或困难，以及解决这些问题的方法。

本阶段还包括对于团体过程本身的一些讨论，以及患者可以从团体中获得的经验。典型的讨论问题可以问："团体的哪些方面是有效的？"，并同时对使团体有效的情况进行功能分析。干预师鼓励患者思考团体的哪些方面对他们最有帮助，以及如何将这些应用到他们的日常生活中。干预师总结了团体本身所提供的支持；个体彼此互相学习的内容和方法；由于他人出现过类似的困难情况，团体可以验证参与者们的经验是不是正常的；以及可以通过看到其他团体成员如何成功地解决相似的问题，而使患者的希望感增加。

团体形式的优势

首先，它在干预实施方面具有成本效益。在一个小时内，最多可以干预12名患者。其次，如果团体运作良好，成员之间可以互相支持和援助。在反刍干预中强调的正常化和自我赋能的过程可以在团体中轻松实现，因为每位患者都会发现其他人也在经历相同的困难，还可以在他人身上看到成功的例子（原则1：正常化患者的反刍经历）。最后，通过熟练的引导，团体成员的参与可以用来产生一系列有益或无益的策略，并区分不同的思维模式。干预师也有更多的机会提取与反刍干预模型一致的影响反刍的因素。关键在于要密切关注这些例子，并直接将它们与干预的重点联系起来。

团体形式的限制

团体形式的本质意味着与一对一的干预相比，对每个患者细致关注的机会较少。主要的限制在于干预师无法像在一对一干预中那样，为每个患者的每个问题进行个体化的功能分析。因此，不可能以相同程度为个体量身定制干预过程，也不能根据功能分析的结果来制定、选择干预措施。尽管如此，在我和同事们进行的干预团体中，我们已经找到了一些成功的方法来传达反刍干预的关键思想和原则，即强调反刍是一种习惯，并每周明确地引入新的替代策略来尝试。

应对团体反刍干预的限制与问题

有几种方法可以解决团体的潜在限制。一个很有效的举措是在每周涵盖的主题相关的情况下，至少要详细讨论一个人的问题。对一个人的详细功能分析可以展示整个过程，并为其他人提供指导和想法（原则4：采用功能分析方法）。干预师应当确保每个患者都拥有公平的机会，使自己的问题在会谈中被详细讨论。同时也要确保每个例子都与会谈的目标相关。我们希望每位患者都有机会解决他们特定的困难。一些患者可能会害羞，不愿意主动提供有关最近困难的细节；其他人则可能更加主动。因此需要注意，不要让他们过度地喧宾夺主了。

在团体背景下，偶尔进行个体会谈是很有用的。在第1次团体会谈之前进行个体会谈特别有用，可以为患者介绍团体的内容以及运作方式，让他做好准备，同时开始对该患者的关键问题进行功能分析。在团体中途进行的个体会谈可以用来复审进展情况，解决困难或问题，并在必要时使用功能分析来解决困难。同样，在整个干预过程中，每次团体会谈的开始或结束时与每个个体进行10至15分钟的沟通，有助于解决任何问题或困难。多名干预师参与的优势就是使这种个体性的沟通成为可能。

团体干预应当采用更加实验性和心理教育的方法，为每个患者找到合适的策略。我们会明确告知患者，每周都会学习一种不同的策略来应对反刍，不同的策略对不同的人起到的作用不同，没有一种策略适用于所有人（原则1：正常化患者的反刍经历）。关键是，对每位患者来说，最好的方法是坚持尝试，直到他或她找到适合自己的一种或多种策略（原则6：强调重复和练习的重要性）。整个会谈的核心就是制订"如果—那么"计划来解决不良习惯。初始阶段强调了发展针对触发反刍的线索的替代反应的重要性（"如果—那么"计划），并探索出了预警信号（原则5：将行为与触发因素和预警信号联系起来）。接下来的会谈介绍并练习了作为计划的"那么"部分可用的潜在替代应对策略（即具体、积极、沉浸、慈悲、自信）（原则7：转变为适应性的思维方式）。因此，与在一对一的干预中一样，干预师不需要与每位患者一起选择基于功能分析的策略，团体环境为患者提供了一系列选择，并鼓励患者每周进行实验，找到最适合使用的策略。尽管不如一对一干预中的功能分析那么聚焦，但这种方法确保了患者能够接触到反刍干预的关键思想和技术，并根据个人经验和偏好学习选择应对策略。

团体反刍干预是菜单式方法与基于功能分析的更加有针对性的干预的结合体。每次会谈中都会讨论预警信号、反刍后果和功能的例子，并强调潜在的替代方法。对于存在相关问题的患者，干预师可以使用更有针对性的方式引导他们尝试其他策略。此外，与患者的单独交流也有助于缩小干预方法的选择范围。

反刍干预的关键原则在团体形式的反刍干预中仍然适用，并且在某些情况下，需要更加坚决地被应用。我们观察到，在开展团体会谈时，一个常见问题是它们变得过于像心理教育，进而转入概念讨论，而不是关注具体细节和体验性变化（原则3：鼓励主动的、具体的、基于体验的和细节的行为——ACES原则）。干预师很容易过多地说话，但患者的实际行动很少。反刍的患者往往倾向于回避和抽象化。团体会谈很容易朝这些方向偏移。因此，干预师需要牢记ACES原则，专注于发现和确认回避行为，并将其替换为趋近行为。因此，在团体中讨论一个例子时，干预师需要深入了解详细信息，结合背景明确化、具体化患者的描述，而不是依赖于模糊的描述。

在引入思想或原则后，需要跟进补充具体且容易想象的例子，这些例子最好是从团体成员中获取的。干预师需要通过明确且具体的问题来引导团体参与者获得直接的经验。当患者思考出自己的例子和替代方法时，干预师会鼓励他们详细描述行为。

团体需要避免闲聊，并聚焦于能够实际解决困难的新方法。如果参与者有疑问，建议在团体中进行符合ACES原则的实践练习或行为实验。尽管相较于个体指导，团体练习的自由空间较小，但许多反刍干预的练习和实验仍然可以在团体环境中进行。虽然这可能会减弱它们的影响，但只要说明了反刍干预的关键要点，这些练习就仍然有效。让患者尝试新方法并体验改变才是疗法的关键部分。作为一般规则，每次团体会谈都需要包括一些心理教育，以介绍新的思想，但也需要一些直接的练习实践，以尝试新的应对方法。

干预过程中的障碍通常与患者的回避行为有关。可以通过分析这种回避的功能，寻找替代的应对行为来有效地解决。留意那些不回答问题的患者，或者那些展示其他重复性回避行为的患者，比如提出不做某事的理由（"是的，但是"），并将讨论转移到不同的主题上的情况。一旦观察到这种重复行为，就需要明确地向患者指出，从功能角度考虑其有效性，鼓励患者采取替代行为并进行实践。

第2节 网络反刍干预

我的研究团体还开发了一种网络形式的反刍干预，目前正在进行多项研究实验。英语版本的基于网络的反刍干预的背景、内容、原则和技术将在MindReSolve上得以呈现。这种干预方法紧密遵循了一对一、面对面反刍干预的原则、技术和方法，但进行了适应互联网的调整。使用这种干预方法需要访问MindReSolve干预平台（www.mindresolve.minddistrict.co.uk），目前仅限于我的研究团体和合作者，因为我们仍在探索和测试其有效性。它还不是一种可以直接用于患者的反刍干预的替代形式。我在这里简要介绍一下，因为我相信开发互联网形式的干预措施是解决全球抑郁症负担的必要手段。我进一步预测，在未来十年内，对心理干预师而言，熟悉电子化心理健康手段将会变得更加普遍和重要。因此，简要介绍基于网络的反刍干预似乎是时代所需。

我们开发联网形式的反刍干预是出于以下几个原因：

第一个原因是为了增加心理干预的可及性、可用性、方便性和覆盖范围。电子化心理健康具有提升可及性、可扩展性和覆盖范围的潜力。而抑郁症是一个重大的全球健康挑战，是一种高度普遍的、慢性的、使人丧失能力的和复发性的障碍，通常会带来巨大的个人、社会和经济负担。然而，由于其普遍性和反复性，传统的面对面心理干预似乎永远无法足够广泛地提供给抑郁症患者，实现全球负担的减轻。因此，我们需要寻找替代的途径来提供抑郁症干预，而基于互联网的疗法为满足这种需求提供了一种方式。基于网络的抑郁症和焦虑症的干预提供的效果与面对面干预相当，并帮助那些不愿意与干预师面对面交流，或因为社会污名、身体状况、时间或地理限制而难以进行面对面交流的人获得更多的干预机会。基于互联网的认知行为疗法能够通过消除时间限制和地理限制来增加接受干预的机会，而这可能正是导致现有的焦虑症和抑郁症干预中出现来访者脱落的原因之一。互联网疗法方便易行，可以随时随地获取，无需预约。在开发预防性干预时，增加可得性和覆盖范围尤为重要：任何旨在预防抑郁症的干预都需要尽可能惠及大量人群。这就是为什么我们在研究实验中加入了一种基于互联网形式的反刍干预，用以评估针对高反刍者的反刍进行工作的效果，以及是否能预防日后的抑郁症和焦虑症。

第二个原因是互联网疗法有可能提高成本效益，通过加强自我康复管理，可以减少每位患者需要干预师的时间，例如使用标准化的回应模板来提供书面反馈。经过精心制作的反馈模板，由干预师为每位患者进行个性化调整，可以实现更高效且性价比更高的循证干预。因为网站涵盖了大部分干预内容，基于网络的反刍干预的每次会谈只需要30分钟，而面对面干预会谈需要60分钟。如果基于网络的反刍干预与面对面版本一样有效，那么同样数量的干预师和成本就可以帮助更多的患者。还可以通过采用"混合"疗法模式实现更高效的干预，即将标准的面对面疗法与互联网形式的疗法相结合，以便在更少的面对面会谈中涵盖相同的内容。

第三个原因是互联网干预的内容也可以标准化，减少干预师的差异性和对干预方案的"漂移"。对于互联网抑郁疗法仍然建议提供干预师支持，以保持指导性和患者的动力，并增加对干预的依从性。但如我们像在基于网络的反刍干预中所做的那样，使用书面反馈意味着检查依从性和监督干预的能力得到了增强。由于反馈将会经过筛选，因此只有符合高水平忠实性和能力的回应才会发送给患者。所以，基于网络的反刍干预可以更紧密地控制干预的内容，这对于进行干预的主要成分和机制的研究至关重要，这也是在我研究中一个持续关注的焦点。我和我的同事们正在使用互联网反刍干预的形式来研究反刍干预的主要机制。通过使用部分因子设计，我们刚刚完成了第一个可行性研究，以确定认知行为疗法和反刍干预中哪些模块可以最有效地改变症状，以及特定模块是否能够相互作用（IMPROVE-1实验）。

基于网络的反刍干预在建立灵活、个性化的框架，以及功能性方面介于个体反刍干预和团体反刍干预之间。与团体反刍干预类似，基于网络的反刍干预在适应计划和策略以及个性化干预方面没有面对面个体反刍干预那样灵活。在会谈内容方面，灵活性较低，无法像个体面对面干预那样为每个患者提供个体功能分析的机会。相反，干预会谈的内容和结构（即患者查看的网页）是事先固定的。与团体干预类似，基于网络的反刍干预为应对反刍提供了一系列替代策略，鼓励患者尝试每种策略，并选择最适合自己的。尽管如此，基于网络的反刍干预仍然有个性化干预的余地，因为患者的所有评论、回答、分数和练习都可以供在线干预师查看，这样干预师就可以根据每个患者的具体担忧和评论来调整书面反馈。这使更详细的功能分析和明智的策略选择成为可能。此外，除一般性的支持、监督和鼓励之外，干预师还提供了详细的反馈来完善干预计划和干预策略。

基于网络的反刍干预是通过一个安全的、受密码保护的网站进行访问的。只有已经由网站管理员设置了账户的患者和干预师才能访问该网站，然后他们可以设置自己的个人密码以访问干预网站。目前，互联网反刍干预尚未开放访问，只有被邀请参与我们的研究实验的患者和经过实验批准的干预师可以访问。我们希望在将基于网络的反刍干预的平台更广泛地推广之前，确定其疗效和安全性，以及其可能的局限性。例如，预防实验表明，互联网反刍干预在预防成年早期个体的抑郁症方面可能表现出色，我们仍在探索它是否对已经患有抑郁症的成年人也有效。

当前的干预组合包括6个模块，每个模块都需要由患者在一周或两周内完成，每个模块又分为2至5个较小的课程。每个课程都由一个网页组成，患者需要花15到20分钟来滚动浏览。这将干预内容分成易于使用的小分支，不会过于烦琐。网页的内容包括：提供心理教育和建议的文本；图片和照片；关于患有抑郁症的个体的书面描写；以及由演员扮演的，包含患者背景的，反映了完成干预者相关经验，并给出干预信息且解释应对策略的有声视频，视频中也包括根据参与者的性别和年龄量身定制的合适的例子。此外，网站还提供在线问卷、评分表、练习、行为实验和可以下载用于日常生活中练习的音频录音。音频录音包括个体反刍干预中使用的实践练习，例如放松、自我慈悲、具体化和沉浸训练。一些问卷和练习会在某一方法看起来有帮助时自动向用户提供反馈（即与练习前的分数相比，负面情绪评分降低）。可选择的组件涵盖了反刍干预的所有要素，包括行为激活疗法，以及关于功能分析、具体化训练、沉浸以及慈悲的训练。

迄今为止使用的基于网络的反刍干预，所有组成部分都由指定干预师在线支持。这是因为受支持的互联网干预效果优于不受支持的干预，前者可以提高持续性和依存性。需要注意的是，采取的支持形式是由干预师在每个模块结束时阅读患者的答案、练习和计划，然后给患者写一个在线回复，提供鼓励、支持、计划和练习的指导以及反馈。患者下次登录到干预平台时可以访问这些书面支持，使其安全和私密。患者无法在完成一个模块并阅读反馈之前进入下一个会谈。当有反馈供患者阅读时，他们会收到一封电子邮件，而患者完成一个会谈后，干预师也会收到一封电子邮件。

一个经验丰富的干预师需要20到30分钟完成一个患者在一个模块中的书面在线反馈。该反馈的写作结合了脚本形式与自由形式。干预师将会根据一个标准化模板而进行反馈，该模板记录了所有患者在互联网平台内置问题上的回答。每个干预模块都有一个模板，不过干预师在干预原则和对患者的了解的基础上有自由回应的空间。整体而言，模板由结构化的表格组成，每个部分都有几个潜在的选项供反馈使用。

这种反馈与面对面反刍干预中的传统干预互动非常不同。

首先，干预师和患者之间的互动是不对称的——干预师和患者不必在同一时间同一地点进行沟通。与患者与干预师直接实时互相回应的面对面干预不同，在基于网络的反刍干预中，干预师在某个时间段编写他或她的反馈，患者在不同的时间段阅读和回应。这会减弱双方互动时的即时性和灵活性。但另一方面，书面反馈的非对称性也具有优势，干预师和患者不必安排一个同时都有空的约会。这使患者在使用平台时更加灵活，给干预师更多的时间来回应，也给了患者更多时间来思考反馈内容。

其次，由于在当前版本的互联网反刍干预中，患者和干预师之间的所有交流都是通过书面反馈进行的，因此在面对面或电话联系中可能非常重要的非语言线索都不会包含在互动中，例如语气和肢体语言。在干预过程中，干预师无法看到或听到患者的非语言信息，这使干预师更难以理解患者的情感和心理状态，以及判断他或她如何对干预做出反应。同样，患者无法通过声音、面部表情或姿势感知干预师传达的温暖、支持和理解。因此，根据我们的研究经验，干预师在使用互联网反刍干预包时需要经过进一步的特殊培训，以找到通过书面语言传达积极情感、共情和温暖的方法。当所有交流都是书面的时候，遵循反刍干预原则，包括支持、理解、共情和激励（原则8：关注非具体因素）需要特殊的技巧。干预师需要着重努力在书面上传达他们对患者的共情、理解和支持。例如，在写作中承认患者的困难，强化他的努力和成功，强调他做得好的方面，与他产生共鸣，以及通过书面表达情感来增强动力和支持是十分重要的。

所有患者都从一个模块开始，该模块包括欢迎会谈，其中包括对干预平台的介绍，解释了寻找更好的方式来应对压力的重要性，介绍了自我监测表和不良习惯的概念，以及对于制订"如果—那么"计划的简要解释。所有参与者还将从中了解风险因素——担忧和反刍的概念。

然后，患者将逐步完成其余的模块。每个模块都介绍了反刍干预中设计用于减少反刍的不同策略和技巧，随后患者可以在模块中的实践练习和模块后的家庭作业中练习这些策略。基于网络的反刍干预与面对面反刍干预的内容和策略非常相似。

在整个干预组合包中，明确的主题包括发现反刍的预警信号的重要性，制订"如果—那么"计划以及反复练习替代性策略（原则5：将行为与触发因素和预警信号联系起来；原则6：强调重复和练习的重要性）。干预师可以根据需要重新安排模块的呈现顺序，以适应特定的患者。每个模块中的第一个会谈都会检查上一个模块的家庭作业进展，并征询患者的任何反馈或问题。每个模块的最后一个会谈总结了该模块中所涵盖的内容，包括制订家庭作业计划，并通过标准化问卷评估患者的焦虑、抑郁和反刍症状。干预的最后一个会谈包括对干预的反思以及认为哪些方面是有帮助的，预防复发计划，并祝贺患者完成了整个方案。

我的研究实验室将继续研究基于网络的反刍干预，以使其在未来能够被更广泛地使用。

附录

关于反刍的重要事实

什么是反刍？

你有没有发现自己一遍又一遍地纠结于同一个问题但是没有任何进展？你是否花费了大量的时间来反思自己以及自己的感受？你是否会陷入关于为什么自己会心情沮丧的思考，或者一直在反思自己的失败和错误？你是否经常忧心忡忡？你经常问"为什么是我"吗？你是否发现自己会回想起一系列的消极记忆，而每一段令人不愉快的记忆都会再引出另一段悲伤的记忆？你是否会不断评价和判断自己、检查自己事情做得如何、关注自己哪里没有达到预期？所有这些重复性思考的形式就是我们所说的反刍。

反刍是指在你的脑海中反复出现的同样的想法——并使你陷入令人不安的状态。

本讲义解释了为什么我们想减少反刍，也包含我们所了解的有关反刍的一些重要事实。

让我们先看看你自己的反刍经历。花点时间思考一下这种想法对你的影响，并写下你对以下问题的答案。

它使你感觉更好还是更差？

_____

它使你的精力增加了还是降低了？

_____

它使你投入自己计划和活动的机会增加了还是减少了？

_____

反刍的作用

大多数人发现，在很多时候，反刍会让他们感觉更糟并降低他们做事情的动力。事实上，现在有很多科学证据表明，反刍是导致和维持抑郁的一个重要因素。反刍更多的个体往往更容易抑郁并且持续的时间也更长。此外，我们知道反刍会使人变得更加消极，解决问题的效率更低。反刍被认为是推动抑郁发展的核心动力。

花点时间想想，如果你减少了我们在这篇讲义开头描述的所有想法，你的感觉会有怎样的不同——想象一下如果没有这些反刍，你的生活会是什么样子。**这就是在本疗法中我们所希望达到的目标——帮助你找到更好的方式来消除反刍。**

学习反刍

了解更多的反刍知识是解决反刍的一个良好开始。下面是一些有关反刍的重要事实。

1. 反刍是对问题的一种常见且正常的反应。我们都偶尔会对一些事情进行反刍。遇到困难时，我们自然会去尝试和解决，想办法应对，并通过思考来理解它。事实上，思考事情是很有帮助的，例如，可以看看对问题的"分析"是如何帮助我们解决实际问题的。实际上，这种思维方式已经促使人类取得了许多科技进步。

然而，如果你陷入其中，一直纠结于问题本身就会变得没有用，这样会花费很长时间但似乎却无法找到任何解决方案——这就是我们在讨论抑郁性反刍时所关注的思维方式。在本疗法中，我们要做的一件重要的事情就是，尝试找出有助于解决问题的有益反刍和陷入困境而无法找到解决方案的反刍之间的区别。

2. 思考问题和困难有时是有益的，有时却是无益的。我们思考问题的方式是决定我们会陷入困境还是能解决问题的重要因素。 在本疗法中，我们会花费一些时间学习如何增加更有用的思维方式。因此，有关反刍需要记住的第二点就是，思考的方式对于决定事情的结果是十分重要的。在尝试思考**错误**的事情时，人们似乎尤其会陷入反刍的困境。例如，当他们思考的问题是没有答案的，或者他们的思考不太平衡时就会如此。

3. 对于糟糕事件和问题进行的有益思考，需要在思考和行动之间取得一个良好的平衡。 为了使思考对问题和困难有用，思考和行动之间的平衡就需要恰到好处。如果思考太多而不能引发行动，那么人们经常会陷入困境——就和没有思考就行动是无益的一样。思考如果能够指导行动，那么思考就是有用的，而行动又能为进一步的思考提供信息，从而使二者相互促进——然而，如果思考变得比行动更频繁或者完全取代了行动，那么我们最终就会拖延或者回避，问题就无法得到解决。

想象一下你的车不能发动了。如果你能仔细思考为什么无法启动，并想到无法启动的可能原因——火花塞问题、发动机过冷、电池电量过低等——这将有助于你解决问题。但是，为了使你的思考有所帮助，你还需要积极进行调查，例如，看一看引擎盖下边，尝试不同的部件。这就意味着，仅有思考不能解决问题。同样，仅尝试行动而不思考问题也可能无法解决问题（例如，反复转动点火钥匙）。所以平衡是很重要的。

请想象以下不同问题之间的差异：

为什么车不能发动了？我该如何修好它？

VS.

为什么这种事发生在我身上？

这两种不同的问题会产生什么样的效果？

你是否发现"为什么车不能发动了？我该如何修好它？"有助于你关注发生了什么、车怎么样能够发动以及你怎么做可以解决这个问题？

你是否注意到"为什么这种事发生在我身上？"使你更多关注你自己，也许你还会思考汽车不能启动的意义（例如，汽车不能启动可能会多么的不方便，或者像这样的事情怎么总是发生在我身上，或者这是我的错？）你是不是还想到了发生在你身上的其他坏事？

总的来说，我们发现问"为什么？"以及评估事情的意义是没有太多帮助的，而思考如何解决问题和完成事情是有帮助的。在本疗法中，我们会更多关注思考具体细节和思考事件意义之间的区别，以及借助你自己的经验来对相关技术做出调整。

4. 反刍是一种习得的习惯，旧习惯可以被新习惯代替。反刍之所以是后天习得的，是因为有人教我们这样做，或者是因为在过去的某个时刻，反刍给我们带来了某种回报或奖励。很多反刍的人都说过，他们是如何从父母一方或双方那里学会这样思考的。对某些人来说，反刍可能在他们的童年时期是一种有用的反应，尽管这种反应现在已经不再有用了。例如，对于父母非常挑剔、容易生气的人来说，花很多时间纠结于父母是否生气，并思考如何把每件事都做好，可能是避免批评或惩罚的一个好策略。但是，如果过度学习这种策略并将其应用到其他情景中，该策略就会出现问题，因为这会导致对每个人的行为都过度分析。

核心的观点在于，任何习得的行为或习惯都可以被一种新的、更有用的习惯所取代——重复尝试做不同的事情可以帮助我们学会一套新的反应。因此，我们可以对改变反刍习惯的可能性抱有希望。本疗法首先会要求你做的一件事就是记录你的反刍——这样做的目的是帮你更加清楚地意识到自己的这种习惯。提高对习惯的觉察是改变习惯的第一步。

要点

1. 反刍是导致和维持抑郁症的一个重要因素。
2. 反刍是对问题的一种常见且正常的反应。

3. 当思考和行动之间失衡时，反刍就会变得无用。

4. 反刍是一种习得的习惯。

5. 本疗法将重点学习更有效思考的新习惯取代无用的反刍。

练习

1. 尝试每周使用反刍日记表（讲义5和讲义6）进一步了解你的反刍。

2. 试着注意有益思考与无益思考之间的区别，留意那些思考有助于解决问题或制订计划的时刻，并将它们与思考陷入困境并让你感觉更糟的时刻进行比较。比较这两种情景，看看它们之间有什么不同。

讲义 2

回避

什么是回避

回避是使许多人抑郁维持的一个共同因素。回避可以有多种形式，包括：

1. 拖延——把事情一拖再拖，在脑子里反反复复想，却不做决定

2. 试图避免思考令人不快或情绪化的事件

3. 压抑情感

4. 不尝试新的挑战，不冒险

5. 远离他人，躲得远远的

6. 放弃曾经喜欢或擅长的活动

7. 不自信或不向他人表达情感

8. 喜欢思考而不是行动

9. 用毒品或酒精麻醉自己

请花点时间反思一下，你可能正在使用这些回避方式（或此处未列出的其他回避方式）中的哪一种。

在下面的横线上写下你回避的主要事情。尽量做到具体和详细：

_____

_____

关于回避的重要信息

1. **回避是对威胁和困难的正常反应。它对于短期问题很有用。**对于急性或短期困难，回避可能是一种非常有效的策略。当面临直接威胁，比如受到攻击时，逃跑是最明智的做法。

同样地，当做一项重要工作时，在工作完成之前，把那些干扰自己的烦乱想法抛开可能是有用的。但是，当遇到不能很快解决的长期问题时，逃避就没有那么有用了。

2. **从长远来看，回避没有多大帮助。**从长远来看，回避有几个弊端：

回避会导致无法直接面对正在发生的问题。当你避免面对问题时，就没有机会去解决问题，问题就会继续存在，从而导致更多的痛苦和困难。例如，如果不告诉别人你不喜欢他们的行为方式，很可能会导致他们的行为持续下去，从而给你带来更多困扰。

回避使生活封闭。回避往往会扩散和泛化到越来越多的事情上，**导致生活变得封闭、不充实。**为了避免不好的事情发生，我们往往会减少自己的活动，这样积极的事情也会减少。为了避免失败的风险，一个人可能会什么事都不做，而这些事情中可能蕴含着成功或学到新东西的机会。回避会不断扩撒，直到只剩下了极少数能让人感到有活力或充实的活动，这会进一步助长抑郁情绪。为了减少抑郁，你需要放开你的选择和可能性，增加做令人兴奋和有意义的活动的机会——而回避会阻止和限制这一点。

你的回避经历

反思一下你自己的回避经历——虽然它可能在短期内有助于避免痛苦和烦恼，但从长远来看，事情是变得更好了还是更糟了？

_____

_____

一旦你开始回避某些事情，你注意到回避随着时间的推移是增加了还是减少了？

_____

_____

减少回避

1. **用趋近行为取代回避——尝试新事物**。减少回避可能很难。回避已经成为一种习惯，并让人感觉很安全。害怕事情变得更糟、害怕失败和羞辱、害怕别人对自己的反应糟糕，这些都让人难以尝试和改变。然而，本疗法的重点是减少回避行为并用趋近行为来取代回避——让你努力拥抱生活，拥抱你能从生活中获得的一切，而不是试图以尽可能少的痛苦渡过难关。

2. **先尝试一小步**。找出你曾经做过并喜欢的事情，先努力恢复做这些事。

> 将每件事情分解为更小的、可管理的步骤——不要试图一次完成所有事。

3. **看看回避的利和弊**。对于你避免的每项活动，权衡一下做与不做这项活动的利和弊。一旦你做了，而不是拖延，你会感觉更好吗？

4. **关注做事本身的好处，而不是你做得是否足够好**。很多回避行为都是因为害怕事情做得不够好，害怕自己不够优秀。与其专注于所做事情的结果（成功与否），不如尽可能专注于你正在做的事情的过程——全神贯注于你如何去做，专注于做这件事的内在乐趣。例如，在运动时，你可以专注于提高自己的技术和参与运动的乐趣，而不是输赢。

5. **请记住，要做得更好需要不断练习**。

6. **对事情的预期往往比现实更可怕**。因此，不妨试一试，看看事情是否会像你预想的那样糟糕。

7. **做好充分准备有助于更容易地尝试新事物。**事先想象一下事情的结果可能会怎样，会很有帮助。尽可能生动地想象你做某项活动时的感觉（或你以前做这项活动时的感觉）——这有助于激励你去做。

8. **养成良好的作息习惯。**在相同的时间和地点进行相同的活动有助于减少回避。

9. **在计划做事情时，说清楚时间、地点和方式会很有帮助。**例如，你可以说："我将在周六上午10点去游泳，我会在前一天晚上准备好装有泳衣和毛巾的包。"说出你将在什么时间什么地点做某件事，会使你更有可能去做，而不是把它推迟到另一天去做。

练习

1. 看看你所回避的事情清单。思考不做这些事情的利弊。

2. 在每周日记记录（讲义5）中继续监控你的回避情况。

3. 选择一项你正在回避的活动，并计划如何重新开始。最好选择那些看起来最容易恢复的活动，以及那些你知道做了之后会改善你感受的活动。

4. 与干预师探讨如何开始新的活动。

讲义 3

目标设定

当人们抑郁时，他们往往发现很难为自己设定目标。特别是，反刍可能与不切实际的或无法实现的目标有关。因此，仔细考虑你为自己设定的目标非常重要。

在考虑目标和计划时，使用SMART这个口诀是非常有用的，它代表了：

具体的（Specific）

可测量的（Measurable）

可实现的（Achievable）

现实的（Realistic）

有时间限制的（Time-Limited）

具体的

目标或计划要重点突出、具体明确，要细分为若干个小步骤，还要规定你如何去做、什么时间做、什么地点做以及与谁一起做。

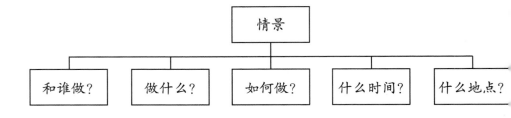

可测量的

目标应当能足够详细地描述你实际要做的事情，这样你（和其他人）就可以确定你是否做到了。可衡量的目标能确保不会过于抽象。使目标可衡量的一种方法是，为你要实现的目标设定一个明确的物理标记。

最好避免制定没有结果的目标（如不失败、不让别人失望、不沮丧）。这类目标没有明确的完成标志。相反，制定的目标要明确你想朝着什么方向前进并想实现什么。

可实现的：是否有人能够实现这个目标

目标需要在某个时候是可以实现的。不可能的目标是无法实现的。理想情况下，如果你有技能和能力去做正确的事情，那么目标应该是可以实现的。如果即使你每件事情做得都对，也没有出现结果，那么这个目标就可以被认为是无法实现的。

目标通常无法直接实现，因为目标或计划会出现一些你无法控制的情况（例如，目标是要别人同意某个请求，而所有证据都表明，无论请求合理与否，别人都不可能同意）。在环境中的某个方面（例如，某个人）不可能提供预期结果的情况下，可以通过关注改变这个环境（例如，离开一段关系）或关注该环境的其他方面（例如，其他人能否提供帮助和支持？）来有效地重新制定目标。

现实的：你准备好实现并有能力实现这个目标了吗

为了实现目标，你能实际做些什么吗？你现在尝试解决的这个目标是否现实？

假设目标可以实现，那么你是否具备成功实现的技能、能力和背景？理想情况下，目标应该在你现在所处的位置之前（即向前迈出一小步）。如果目标无法立即实现，那就找找是什么阻碍了目标的实现，然后对目标进行调整以克服障碍，或者设定一个新的更小的目标，并朝着它迈进。

有时间限制的

目标或计划要有一个实现的时间顺序，还要设置一个实施的时间。时间表对于你集中计划来实现目标是十分重要的。

每当你的计划成功或失败时，回顾一下SMART口诀是非常有用的，这样你就能从你的经验中吸取教训，并将SMART方法中更有用的方面应用于未来的情况。

目标冲突

检查你的目标之间是否相互冲突也很有用，因为目标相互冲突会让你感到压力并开始反刍。

例如，希望人们正确地做事和希望永远不与人产生分歧，这两个目标很可能相互冲突。

如果任何目标之间存在冲突，不妨对这些目标进行评估，考虑它们的利和弊，从而确定目标的优先顺序，并将其中一个目标放在首位。

讲义 4

自我监测

本疗法的一个重要方面就是对反刍和回避进行自我监测，这样你就可以练习尽早发现它们。

自我监测是干预的一个重要部分，因为反刍和回避都是没有经过思考就形成的自动习惯，所以它们常常会在不知不觉中发生。

自我监测的重要方面

1. **改变习惯的第一步是注意到自己正在这样做**。一旦你意识到你的习惯，当它出现时，你就可以开始改变它。我们在干预中要做的很多事情都取决于你是否注意到了自己的想法——如果没有意识到，那改变一个习惯几乎是不可能的。

2. **你发现一个习惯的次数越多、时间越早越好**。回避或反刍持续的时间越长，它就会变得越糟糕、越难戒掉，也就越容易习得、强化和自动化。相反，你越能够发现它，你就越能意识到它，它就越不具有习惯性，也就变得越弱。同样，越早发现使你沉浸于负面事物的早期迹象或触发因素，你就能越早阻止它，也就能越早用新的反应取代反刍。

尽早发现反刍，然后尽快干预，这样做的好处还在于可以延长没有反刍的时间。此外，如果你在出现反刍早期迹象时反复使用一种新的反应，那么这些触发因素就会与积极反应而不是反刍联系起来。因此，提高对反刍触发因素的意识有很多好处。更多地意识到反刍的早期迹象将有助于你防患于未然。

3. 注意反刍和回避的预警信号。

> 在试图发现反刍和回避时，重要的是要注意到与这些行为开始相关的迹象和触发因素。认识到这些早期预警信号，你就可以进一步进行干预，并引入新的、更有帮助的反应来替代反刍。

触发因素可以包括：

① 感觉和情绪（例如，感到悲伤、愤怒或焦虑）——注意自己的面部表情、姿势和内部感觉可以帮助你注意到自己的情绪变化。

② 身体感觉（例如，疲倦、疼痛、紧张、头痛）。

③ 想法和想象（例如，想象负面经历、将自己与他人进行比较）。

④ 行为（例如，与他人对峙）。

⑤ 周围环境的提示（例如，去某个特定的地方、一天中的某个时间）。

⑥ 他人如何对待你。

在寻找反刍和回避的线索时，考虑所有这些不同的可能性是非常有用的。

4. 寻找线索。 采取"寻宝"的方法是非常有用的，每周你都会更早地找到反刍和回避，发现反刍和回避越来越早期的线索。不断问自己："本周我发现了哪些新的、更早的线索？"

> 越早发现自己即将反刍或回避某种情景的迹象，就越能阻止反刍或回避。为此，我建议你持续观察，看看能否发现更早的迹象。

5. **使用追踪表格**。本疗法将自我监测纳入两次干预间的计划中，要求你填写反刍追踪表，记录下反刍和回避的关键事件及其发生频率。

你每周都要填写这些表格，目的是帮助你更好地了解反刍和回避及其触发因素。每周填写相应的表格非常重要——每次干预我们都会查看这些表格，以了解自我监测的进展情况，并观察是否出现了新的线索。

要点

1. 改变习惯的第一步是注意到自己正在这样做。
2. 你发现习惯的次数越多、时间越早，效果就越好。
3. 注意反刍和回避的预警信号。
4. 寻找线索。
5. 使用追踪表格。

练习

1. 每周填写追踪反刍和回避表（见讲义5）。
2. 保存并更新一份注意到的信号和线索清单（触发因素/信号清单），可能也会有所帮助。

讲义 5

追踪反刍和回避

姓名：_____   日期：_____

如果你能记录下自己反复思考、沉浸、担心的程度或被自己的感觉、过去的不愉快事件、当前的问题以及关于自己或未来的事情所困扰的程度，这将会对你非常有帮助。上述这些情况我们称之为"**反刍**"。此外，还要记录你**回避**事情的程度（例如，不与他人交往、不去某些地方、不尝试新的或困难的活动、不执行计划、退出活动、拖延事情）。如果在干预开始前的**每周**，你都能完成以下问题，这将会有助于你的干预师了解你有多沉浸于消极的事情。

● 在过去的一周里，你反复沉浸或专注于一个令人不安的问题、事件或难题的消极想法的时间占了多少百分比？从0（完全没有）到100（一直有）：

_____/100

● 在过去的一周里，你觉得自己对这种反复担心的控制力有多强？从0（完全无法控制）到100（完全能够控制）：

_____/100

● 在过去的一周里，沉浸于消极事情在多大程度上干扰了你的计划或阻止了你做自己想做的事？从0（完全没有影响）到100（完全阻止了我做所有我想做的事）：

_____/100

● 最严重的反刍期持续了多久？　　　　　　　　　　_____分钟/小时

● 在过去的一周里，反刍总共持续了多长时间？　　　　_____小时

● 在过去的一周里，你回避或推迟做事的频率是多少？从0（完全没有）到100（一直都是）：　　　　　　　　　　　　　　　　_____/100

● 在过去的一周里，你觉得自己对回避行为的控制力有多强——即使你不想做某事，你也能控制自己是否去做？从0（完全无法控制）到100（完全能控制）：　　　　　　　　　　　　　　　　_____/100

● 在过去的一周里，回避多大程度干扰或阻止了你做自己想做的事情？从0（没有干扰）到100（完全阻止了我做自己想做的事情）：　　_____/100

谢谢！

反刍经历记录表

每周请详细写下你担心或沉浸于令人不快的事情的**两次**经历。请使用下面的表格。这些信息将有助于干预师了解你在烦恼什么以及如何帮助你。我们所说的**"反刍"**，是指反复思考、沉浸、担心或专注于自己的感受、过去的烦心事件、当前的问题、有关自己的事情或未来。对于每个例子，请记下它发生的时间、它开始前发生了什么、你之前的感觉、它持续了多长时间、它是关于什么的、它对你的影响以及什么阻止了它。不要在意你填写表格的方式——答案没有对错之分，拼写、语法和整洁度也不重要——表格只是收集有关你的思考的有用信息的一种方式。

日期	时间	反复开始前发生了什么?	在这之前你感觉如何	持续时间	你当时在想什么?	反复的情绪和行为后果	什么阻止了反复? 你是如何尝试停止反复的? 是否有效?
10/5/15	22:00	上床睡觉	焦虑，悲伤	2小时	为什么我感觉如此糟糕? 为什么我睡不着? 所有我今天没做的事	无法入睡。感觉更糟	最终在服用安眠药后睡着了

讲义 7

前因—行为—结果（ABC）表

此前因—行为—结果分析表格旨在帮助你识别反刍的预警信号和影响。请找出你最近反刍的一个例子，然后填写下面的方框，回答每个方框内的问题，最初应在干预师的帮助下进行。

前因 （A）	B之前发生了什么？是什么触发了B：事件、感觉、思想、人物、地点、时间、活动？明确背景：何地、何时、何人、何事、如何？
行为 （B）	你做了什么：了解目标行为，增加或减少目标行为。详细说明该行为是如何发生的（如反刍的内容和方式）。

	B的结果是什么 —— 积极/消极、短期/长期、对自己、对他人 —— 在对有价值的目标上有什么结果有什么影响？它会增加/减少什么？有哪些利弊？它能避免什么？如果不做B会怎样？不做B会有什么影响？你会做什么来替代？在过去B有过哪些结果？
结果 （C）	

讲义 8

更有效的思考和行动

学会引导你的思考和行动可以提高思考和行动的有效性，从而可以更成功地实现你想要达成的目标。我们已经发现，**反刍通常是指那些不能引发有益行动的思考**——学会更有效的思考可以减少反刍。

还要记住，我们已经发现你可以用不同的方式思考问题：

1. 有时，对问题的思考是有用的，它能够解决问题，也会让你感觉更好。	2. 有时，你会陷入困境，不停地反刍，这会让你感到更糟糕而不会取得任何进展。

我们将重点讨论如何从自己的经验中学习，在增加有用思考的同时减少无用的思考，并减少反刍。

> 提高效率的关键在于利用自己的经验来学习什么是有效的，然后改变自己的思考和行为方式，使之变得更好。

从你自己的经验中学习

变得更有效意味着要学习什么是有效的，什么是无效的。要变得更有效，我们就要尽可能多地从我们的自身经验中学习——关注在过去哪些有效，哪些无效，并注意到这些情景之间的差异。

我们都会从自己的经验中学习，从而变得更有效。请你回顾自己的一生，想想你有哪些技能已经变得更好了。想想你是如何从自己的成功和失败中学到经验的。

抑郁和反刍会降低从经验中学习的能力。当人们抑郁时，他们往往不会注意到变化，并且会认为一切都是一成不变和无法改善的，因此很难从成功和失败中学习到经验。同样地，反刍也是一种会在不同的情境中看到相似之处，在不同的事件中看到共同、一般的抽象主题的倾向，而这些主题往往与个人的不足有关，如"我是一个失败者"。在反刍过程中，一个负面的想法或记忆往往会与其他的负面记忆联系在一起，迅速导致负面记忆的数量螺旋式上升。

为了变得更有效，你需要一种系统的方法来对抗抑郁和反刍的影响。我们称这种方法为"功能分析"，这也是你会一直与干预师共同练习的一种方法。

功能分析的重要方面

关注变化：关注不同情景之间的差异以及事物如何随时间发生变化。

注意到我们有时会成功，有时会失败，并寻找成功与失败之间的不同之处，是改变我们思考和行为以取得更大成功的关键一步。有意识地关注情景和行动的变化，对于克服由抑郁带来的"一切都不会改变"的感觉非常重要。

例如，想象一下，吉尔想完成一些重要的书写工作（处理账单、补写信件、继续工作等），但发现自己很难开始，于是一直拖着。然后，吉尔开始纠结于没能完成工作，对自己感到很失望，并且想"为什么我做不到呢？"。

为了提高效率，吉尔可以回顾自己在不同场合下完成书写工作的能力之间是否存在差异。事实上，在她的记忆中，有的时候她的书写进展相当顺利，而有的时候她则觉得比较困难。

看看这两种情景之间的差异，我们可以发现以下几点：

书写顺利	书写困难
吉尔有一个远离干扰的整洁空间。	吉尔的写作区域一团糟。
吉尔专注于她正在做的事情的每一步细节。	吉尔专注于评估自己做得如何——写得够好吗？

因此，为了让书写变得更容易，吉尔可能需要计划在一个不受干扰的、整洁的地方工作，并且一次只专注于她正在处理的一个项目，而不是检查自己的表现如何。

我们周围世界的差异、人们思考问题的方式以及人们正在做的事情，都会决定思考问题是有益的（解决问题）还是无益的（反刍）。想想当你开始思考问题时会发生什么。

请想一下，你曾在什么时候思考过一个问题，并在15分钟内迅速做出了计划或决定。尽可能生动地回忆当时的情景。记下你当时在做什么、在想什么、在哪里以及是如何处理问题的。

_____

_____

现在，请想一下，你曾经在思考一个问题时，发现很难达成计划或决定，你反反复复思考了几个小时都没有成功。尽可能生动地回忆当时的情景。记下你当时在做什么、在想什么、在哪里以及你是如何处理问题的。

_____

_____

这两种情景有什么不同？遇到的问题有什么不同？你对他们的思考方式是否不同？你能从中学到什么？

_____

_____

367

关注每种情景的独特之处：注意特定的环境

每一次思考和行动的尝试都是在不同的背景和环境下进行的——你做什么、怎么做、什么时间做、在什么地点做、为什么做、还有谁参与其中、你的身体和精神状态、你做这件事的条件，这些内容存在独特而不同的组合。充分描述所有这些因素对于了解哪些因素会影响成功至关重要。

例如，吉尔需要记住她每次尝试书写时候的细节，以便发现她书写有效和无效之间可能存在的差异。

快速回顾一些有用的问题：

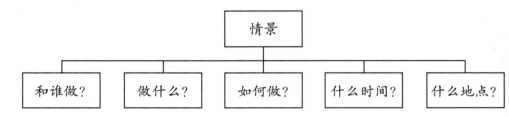

对于吉尔来说，可以用以下的信息填充对应的问题：

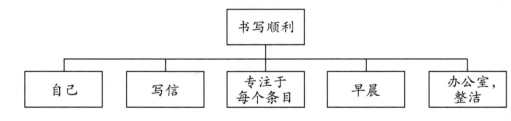

关注某一情境特殊的、独特的方面，可以阻止将一种情境概括为多种情境的反刍倾向。认为"我失败了是因为我累了，没有准备好"比认为"我是个失败者"更有用。对于特定情境信息不那么笼统的解释，提供了下次如何改进表现的线索。

关注所有行动的结果

行动是否有任何能够增加再次采取该行动可能性的回报或者好处？该行动的目的是什么？了解行动的结果可以确定该行动是否有用（它能否达到我想要的目

的？)，以及是否有其他的选择（是否有其他方法能达到同样的目的？）。

例如，对于吉尔来说，推迟书写可能是一种避免自我评价的方式。为了重新开始书写，吉尔可能需要找到一种不必总是评价自己的书写方法。然而，当吉尔开始书写时，她开始感觉更有掌控感，更有效率。

练习功能分析

针对每种情景，思考差异、特定情景和后果，有助于对可能发生的情景形成更有用的看法，减少反刍，并指导未来的计划。

我们有一个专门的表格——更有效的思考和行动表。讲义9就是一张空白表格的示例。请阅读该表格，并思考如何使用它。你的干预师会与你讨论如何每天使用这份表格。

随着时间的推移，收集到的这些表格将会提供有关什么会增加有益思考和有益行动机会的信息。这些信息可以帮助你将来制订更好的计划。

要点

1. 变得更有效意味着要学习什么是有效的，什么是无效的。

2. 我们都会从自己的经验中学习，从而提高效率。

3. 抑郁和反刍会降低从经验中学习的能力。

4. 因此，为了变得更有效，你需要一种系统的方法来对抗抑郁和反刍的影响。我们称这种方法为"功能分析"。

5. 功能分析的重要方面有：

关注变化——关注不同情景之间的差异以及事物如何随时间发生变化。

关注每种情景的独特之处——注意特定的环境。

关注所有行动的结果。

练习

1. 定期填写更有效的思考和行动表，以应对反刍和回避的预警信号和困境。

2. 在完成这些表格的过程中回顾所学到的知识。哪些方法比其他方法更有帮助？根据这些信息调整你的处理方式。

更有效的思考和行动表[①]

在每次成功或失败后填写本表。使用表格下方的问题填写每一栏，然后记下你的计划/决定。

详细的问题	当前情况[a] （成功/失败） （例如，打算做某事并完成了）	结果相反的类似情况[b] （失败/成功） （例如，打算做某事但没有完成）
什么事？ 包括目标、事件、行动、感觉、身体状态、结果		
什么地点？ 位置、场合、情境		
什么时间？ 时间，日期，这种情况之前发生了什么		

---

① 摘自爱德华·R. 沃特金斯《以反刍为中心的抑郁症认知行为疗法》。版权属于吉尔福德出版社（The Guil-ford Press）。本书的购买者可复印此讲义供个人使用或与个别患者一起使用。购买者可以下载此讲义的放大版。

详细的问题	当前情况[a] （成功/失败） （例如，打算做某事并完成了）	结果相反的类似情况[b] （失败/成功） （例如，打算做某事但没有完成）
如何做？ 事件如何一步一步地展开，在这种情景下你的方法是什么		
和谁一起？		

a. 这种情况有什么独特之处？针对每个问题，详细描述事件的背景。这次活动是成功还是失败？

b. 描述本周或本周早些时候发生的具有不同结果（如成功或失败）的类似情况或任务。情况有什么不同？你能从中学到什么？

对未来的计划/决定：

讲义 10

以具体的方式生活①

与体验脱节

你既在那里，又不在那里！

抑郁常常会让人很难与体验充分联系在一起，也很难完全投入生活。你可能在做一些你平时会喜欢的事情，但没有任何感觉，或者感觉与周围失去联系。你可能身体在场，但精神和情感不在场。例如，你可以和朋友聊天或和孩子玩耍，但没有任何感觉。你既在那里，又不在那里——你没有完全投入或无法与体验联系在一起。

请花一些时间想一下那些你没有全神贯注于你正在做的事情的时刻——那些你不完全在那里的时刻。在这些时刻，你可能会感觉有点麻木，或者感觉有点恍惚，或者感觉有点疏远，又或者感觉自己只是跟着动作在走过场。请在下面的横线上写下一些你没有完全体验到你正在做的事情的例子。

---

① 摘自爱德华·R. 沃特金斯《以反刍为中心的抑郁症认知行为疗法》。版权属于吉尔福德出版社（The Guil-ford Press）。本书的购买者可复印本讲义供个人使用或与个别患者一起使用。购买者可以下载此讲义的放大版。

请尽可能具体和详细：

_____

_____

与体验脱节的影响

让我们先来看看你自己没有全身心投入活动或和其他人互动的经历。花一些时间反思这些经历对你的影响，并记下你对以下问题的回答。

它使你感觉更好还是更差？　　　　　　　□ 更好　□ 更差

它使你的精力增加了还是降低了？　　　　□ 增加　□ 降低

它使你投入自己计划和活动的机会增加了还是减少了？

　　　　　　　　　　　　　　　　　　　□ 增加　□ 减少

抑郁与体验脱节

与体验脱节主要通过两种方式导致抑郁：

● 如果你与体验脱节了，那么你就无法从一些令人愉快的事情中获益——你可以做一些平时会让你有成就感或愉悦感的事情，但它并不会让你感觉更好。因此，无论你做什么，你的情绪都不会改善。

● 如果你与体验脱节了，你就无法注意到周围发生的事情，无法注意到任何变化，也无法从成功和失败中吸取教训。你很可能一而再、再而三地重复同样的错误，因为你无法意识到自己还可以采取什么不同的做法。

抽象思维与体验脱节

反刍和过度泛化都会导致无法与体验直接联系起来。当一个人在反刍时，她的头脑中充满了关于自己问题的各种想法，而她并没有真正关注自己正在做的事情本身。同样地，当一个人从一件事中得出了结论，并思考这个结论对他的未来和他自己可能意味着什么的时候（过度泛化），他就远离了对正在发生的事情的直接体验，而进入了对体验的抽象思考。过多的抽象思维会阻止你与体验建立联系，使你无法从与周围世界直接联系中获得益处。

回避与体验脱节

我们也可能因为试图回避思考令人心烦的或情绪化的事件，回避不愉快的感觉，或回避新的挑战及风险，而与我们的直接体验脱节。为了回避威胁或可能的失败，我们往往会减少自己的活动，从而也减少了积极的体验。为了避免失败的风险，你可能也会停止做那些至少有机会成功或学到新东西的事情。因此，回避的情况会越来越多，直到只剩下了极少数能让人感到有活力或充实的活动，这进一步助长了抑郁情绪。

回避会让生活变得封闭，会让人失去充分体验生活的机会。虽然这可能是降低体验到更多痛苦的风险的一种方式，但它也会使人难以充分享受生活中的一切美好事物。为了减少抑郁，你需要放开你的选择和可能性，并增加做令人兴奋和有意义的活动的机会——而回避会阻碍和限制这一点。

与体验重建联系

与体验重建联系的方法是直接关注你正在做的事情和你周围的世界。一个好的方法是把你的注意力集中在某个你觉得有趣的、可以完全投入的活动上。你可以通过一种心理练习来重新创造出一种专注于某项活动的体验。

你还可以通过有意识地增加你觉得有趣和有吸引力的活动，重新与体验建立联系。在抑郁的时候，人们往往会放弃那些能让他们情绪兴奋和精力投入的活动，而继续做他们认为自己应该要做的杂事和职责内的事。而这样做的后果是，你最终可能会做所有你觉得累人和耗费精力的、枯燥乏味的事情，却一点也不去做那些能让你感觉更好、更有活力的和有趣的活动了。在琐事和职责内的事与积极的活动之间获得平衡非常重要，因为前者会消耗你的能量，而后者则会为你充电。这也意味着，如果你做的杂事太多，而有趣和有吸引力的活动不够多，你会把自己累垮。

令人沉浸其中的活动

我们所寻找的这种体验是指，你感觉到自己全神贯注、沉浸其中，或者完全被所做事情的过程和细节吸引；你失去了所有对自我和时间的意识；你体验到事情自然而然地发生了，不需要太多有意识的思考；你可以毫不费力地深入参与到活动中，完全专注于当下的感觉，将行动、意识和自己融为一体。这种全神贯注的体验有时被称为"心流"体验或高峰体验——体育运动专业的人称之为"进入状态"。重要的是，这种体验涉及具体性思考，因为当你专注于正在发生的事情的过程和顺序时，注意力会集中在任务的细节和感官的体验上。更重要的是，这种体验对反刍、过度泛化和不参与活动有很强的矫正作用，它是一种强有力的抗抑郁剂。

不同的人对不同的活动有不同的沉浸感。令人沉浸其中的活动可以包括做一些有创意的事情、音乐或艺术活动，关注自然世界，参与体育、舞蹈或其他具有挑战性的身体方面的活动，以及参加有关智力刺激和学习的活动。

具体例子包括攀岩、潜水、骑马、冲浪或高空跳水等感觉寻求的、肾上腺素较高的活动。在这些活动中，你会完全专注于你所做事情的体验（例如，在攀岩时专注于你的手下一步该放在哪里）。

令人沉浸其中的活动也可以是绘画等创造性活动。在这种活动中，你会专注于色彩明暗的变化、画布上颜色和纹理的差异，以及下一步画笔应该落在哪里。

你能沉浸其中的活动

全神贯注的方式没有对错之分。试着回想一下你曾全身心投入某项活动的情景。请在下面的横线上写下几个你专注于正在做的事情的例子。**请尽可能具体和详细：**

1. _____
2. _____
3. _____
4. _____

5. _____

6. _____

令人沉浸其中的活动的共同主题

看一看这些不同的例子，你可能会发现它们之间有一些共同点。在特定的条件下，积极的沉浸更有可能发生，而其中许多条件是你可以控制的：

● 任务的挑战性（难度和机会）与你的技能之间需要保持平衡——如果任务太难，你就很难全神贯注，但如果任务太容易，你又会感到无聊。理想情况是，你需要尝试一下那些在你的技能范围内，同时又需要你稍微努力一下的任务。

● 你的注意力要集中在手头的任务上——你越能直接关注你正在做的事情，你就越会全神贯注，越有联结感。

● 活动需要对时间进行小范围的聚焦——你的注意力要集中在眼前、当下，集中在此时此刻正在发生的事情上，而不是过去和未来。

● 需要有明确的目标、规则和即时的反馈。当你知道自己正在做什么时，你就更容易全神贯注，而且你的每一个动作也都会得到即时的、直接的回应——例如，在演奏乐器时，你会立即听到演奏的是什么音符；在绘画时，你可以直接看到画笔在画布上的效果。

● 活动本身就是有价值的——你所做的事情本身就是有价值的，因为做这件事的过程很有趣，而不是因为做这件事的结果怎么样。例如，当你进行一项体育运动时可能感觉很好是因为你身体的感觉，而不是因为你输或者赢。

● 活动的重点是探索、学习和成长——你参与活动是出于好奇心，是想看看会发生什么，或者是为了学习和提高。

● 活动与你的价值是一致的——活动表明了对你来说什么东西是重要的和有意义的。例如，如果你欣赏自然世界，那么你可能会觉得在郊外散步和关注大自然很让人投入。如果你重视学习和好奇心，你就会觉得有关学习的活动更令人专注，比如学习如何演奏乐器。

你自己的沉浸活动的例子是一个重要的开始

你在上面所列举的例子为你提供了一些记忆，你可以用这些记忆来**进行有关想象和重现令人沉浸的活动的心理练习**。在这些心理自助练习中，你要尽可能生动、具体地想象其中一个令人专注的情境。你想象自己此时此刻就在现场，看着外面的风景，你用自己的眼睛去观察，用自己的身体去感受，用所有的感官来充分感知自己此刻的体验。你可以通过这些练习让自己进入一种与体验更直接相连的心境，从而锻炼这项技能，并以此来充分体验你正在做的事情。此外，当你全神贯注时，你的精神状态会让你更有动力去做事，让你更容易充分体验你正在做的事情，并从中获得更多乐趣。因此，在开始一项活动之前进行专注练习，让你自己进入正确的心境中，对增加开始活动的机会和提高活动的乐趣很有帮助。

你的例子也为你提供了活动的线索，让你觉得这些活动既有吸引力又有益处。请回顾你所列举的例子。在这些活动中，有多少你已经不进行了，或者进行得不那么频繁了？请在下面写出你希望哪些活动可以更经常地进行：

1. ＿＿＿＿＿＿＿＿＿＿＿＿＿＿＿＿＿＿＿＿＿＿＿＿＿＿＿＿＿

2. ＿＿＿＿＿＿＿＿＿＿＿＿＿＿＿＿＿＿＿＿＿＿＿＿＿＿＿＿＿

3. ＿＿＿＿＿＿＿＿＿＿＿＿＿＿＿＿＿＿＿＿＿＿＿＿＿＿＿＿＿

请你从这些活动中选择一项，并计划一下如何能在未来几周内重新开始做这项活动。请记下你计划的每一步：

第1步：＿＿＿＿＿＿＿＿＿＿＿＿＿＿＿＿＿＿＿＿＿＿＿＿＿＿＿

第2步：＿＿＿＿＿＿＿＿＿＿＿＿＿＿＿＿＿＿＿＿＿＿＿＿＿＿＿

第3步：＿＿＿＿＿＿＿＿＿＿＿＿＿＿＿＿＿＿＿＿＿＿＿＿＿＿＿

第4步：＿＿＿＿＿＿＿＿＿＿＿＿＿＿＿＿＿＿＿＿＿＿＿＿＿＿＿

人们通常会发现，做出书面承诺会增加他们做一件事情的可能性。你愿意对自己的计划做出承诺吗？

　　　　我，（姓名）_____，承诺在（日期）____年____月____日的（时间）____时，进行（活动名称）_____。

　　　　　　签名：_____　　日期：_____

　　你可以在下次干预的时候和你的干预师讨论这个计划。

致谢

正如科学是通过站在巨人的肩膀上前进的，心理干预领域中也不可能创造出完全新颖的东西。因此，在反刍干预20多年的临床实践和研究过程中，我对很多人深表感激。

自始至终，苏珊·诺伦·霍克西玛、约翰·蒂斯岱和露丝·威廉斯三位人士对反刍干预的诞生起到了至关重要的作用，每个人都以不同的方式激励着我，我对他们的感激之情难以言表。

如果没有苏珊·诺伦·霍克西玛的开创性工作，就不会有针对干预反刍的研究。苏珊发起了开创性的实验和纵向研究，将反刍作为主要导致抑郁的易感性因素引入了研究领域。对我个人而言，苏珊是一位鼓舞人心且深思熟虑的合作伙伴，我们有许多有趣的交流。她的过早离世让整个领域都感到遗憾。我希望这项工作能够迈出一步，实现她有效应对反刍的梦想。谨以此书纪念关于她的回忆与她的精神。

同样至关重要的是，反刍干预的发展离不开我的博士导师约翰·蒂斯岱和露丝·威廉斯的指导，他们帮助我建立并发展了构建这项工作所需的价值观与技能。约翰鼓励我对临床研究的热情，以及我职业生涯中对"解析"机制的关注，并在我的研究中注入了严谨、专注和清晰的精神。任何我实验研究中的好成果都要归功于约翰的严格与智慧。露丝以她独特的细致、关怀和人文精神，将我引进了认知行为疗法。反刍干预的核心追求正是这些：露丝可以为这项干预中涌现出的最好的成果而骄傲。与他们的专业知识同样重要的是，约翰和露丝都具有温暖、幽默、诚实和谦逊的品质。能够得到他们的指导，我感到非常荣幸。对您二位我深怀感激。

当然，干预方法的开发并不是个人的努力，团队成员对此至关重要。在这个旅程开始时，我非常幸运地拥有了最好的博士后研究员尼克·莫伯利和米歇尔·莫德斯，他们推动了反刍研究的进展。无法想象我能找到比尼克或米歇尔更聪明、更有活力或更有能力的人，他们各自以不同的方式为我带来了极大的帮助。看到他们取得自己独立的成功并继续与如此出色的同事合作，真是一种乐趣。谢谢你们，尼克和米歇尔。

特别感谢简·斯科特，她在首次测试反刍干预的关键阶段提供了有益的指导，并一直是这项工作出色的支持者。同样重要的是，反刍干预实验中的研究人员和干预师们在有限的预算下的全身心投入，帮助完成了这项工作：谢谢凯瑟琳·里姆斯、赫伯特·斯坦纳、尼尔·巴瑟斯特、雷切尔·伊斯曼、珍妮特·温格罗夫、桑德拉·肯尼尔-韦伯和亚尼·马利亚里斯。反刍干预还得益于全球优秀的合作伙伴，包括托马斯·埃林、莫里斯·托普、莫滕·赫维内加拉德、斯泰恩·穆勒、莫滕·基斯特鲁普、史蒂文·林顿、玛丽亚·提尔弗斯、温妮·马克和帕特里克·梁，我希望他们能够书写好反刍干预发展的下一步。

没有大规模的资金支持，这项工作是不可能完成的。我感谢威康信托基金会和英国医学研究委员会为支持反刍干预的实验科学提供资金，以及国家精神分裂症和抑郁症研究联盟为初始反刍干预实验提供资金。

我还从与抑郁症和认知行为疗法领域的同事们进行的许多丰富的探讨中受益。这是一个充满合作和支持的美好社群，所以我无法列出所有影响我思维并启发本书的人。然而，值得提及的包括保罗·吉尔伯特和克里斯托弗·马特尔，特别感谢他们分别对关怀和行为激活的热情和见解，以及马克·威廉斯、马克·弗里斯顿、汤姆·博尔科维奇、戴维·M.克拉克、史蒂文·霍伦、罗布·德鲁贝斯、葆拉·赫特尔、艾莉森·哈维、朱塔·约尔曼、科林·麦克劳德、安可·埃勒斯、科莉塔·赫希、菲利普·雷耶斯、埃米莉·福尔摩斯、德里克·赫尔曼斯、皮埃尔·菲利波·欧内斯特·科斯特、鲁迪·德雷特和克里斯托弗·费尔伯恩。

我还要永远感谢尤金·穆兰，他是一个出色的、给予帮助的同事，他的不懈乐观精神在我度过阴暗日子时给予了我帮助。即使在最困难的时刻，你仍然能够继续看到改善事物的机会，这对我们所有人来说都是宝贵的一课。

吉姆·纳若特，是吉尔福德出版社的高级编辑，是推动这本书问世的力量。谢谢你，吉姆，为了把这个项目汇聚在一起的愿景，以及你所有的支持和鼓励，还有你持续不断的优秀编辑判断，帮助塑造了一本更好的、更清晰的书。也感谢你为书的封面找到恰到好处的图像所做出的额外努力。高级助理编辑简·凯斯拉，高级制作编辑安娜·尼尔森，以及校对编辑罗莎莉·维德，他们都非常细致、严谨，但不过分拘谨，坚持不懈地提醒，但没有过分催促。

在所有努力中，最重要的是那些饱受反刍和抑郁之苦的人们，他们慷慨而勇敢地花费时间志愿参与我们的反刍干预研究，并愿意分享他们的经历和生活经验。这对于这项干预的开发来说是无价之宝。从那些深受反刍之苦的人听取他们视角的观点，与他们一起努力找出有效的方法，我学到了很多。我非常感激研究中所有的参与者和患者。我希望他们的无私奉献在某种程度上得到了回报，无论是通过个人的受益，还是为那些经历抑郁的其他人的康复做出贡献。

最后，以个人的角度来说，如果没有我家人的爱与支持，尤其是我的妻子乔，我无法完成所有这些。谢谢你，乔，你以惊人的耐心、宽容和幽默容忍着我，当我坐在桌前写作时，你还在照顾孩子们。每一天我都感到幸运，拥有一个如此美好的伴侣，和你在一起本身就是我所知道的最好的消除反刍的方法。